Carl-Auer

Zu diesem Buch gibt es ergänzendes Material online:
http://www.carl-auer.de/machbar/_bonbons_fuer_jungs

Bernhard Trenkle

3 Bonbons für 5 Jungs

Strategische Hypnotherapie in Fallbeispielen und Geschichten

2016

Themenreihe »Hypnose und Hypnotherapie«
hrsg. von Bernhard Trenkle
Umschlaggestaltung: Uwe Göbel
Umschlagfoto: Francesca Schellhaas/photocase.de
Satz: Drißner-Design u. DTP, Meßstetten
Printed in Germany
Druck und Bindung: CPI books GmbH, Leck

MIX
Papier aus verantwortungsvollen Quellen
FSC® C083411
www.fsc.org

Mehr Bäume. Weniger CO_2.
www.cpibooks.de/klimaneutral

Erste Auflage, 2016
ISBN 978-3-8497-0143-7 (Printausgabe)
ISBN 978-3-8497-8046-3 (ePUB)
ISBN 978-3-8497-8032-6 (PDF)

Bibliografische Information der Deutschen Nationalbibliothek:
Die Deutsche Nationalbibliothek verzeichnet diese Publikation in der Deutschen Nationalbibliografie; detaillierte bibliografische Daten sind im Internet über http://dnb.d-nb.de abrufbar.

Informationen zu unserem gesamten Programm, unseren Autoren und zum Verlag finden Sie unter: **www.carl-auer.de**.

Wenn Sie Interesse an unseren monatlichen Nachrichten aus der Vangerowstraße haben, können Sie unter http://www.carl-auer.de/newsletter den Newsletter abonnieren.

Carl-Auer Verlag GmbH
Vangerowstraße 14 · 69115 Heidelberg
Tel. +49 6221 6438-0 · Fax +49 6221 6438-22
www.carl-auer.de

Inhalt

Vorwort

Milton H. Erickson gilt als Vater der modernen Hypnotherapie. Er ist aber auch der Pionier der Kurzzeittherapie. Sowohl die strategische Familientherapie nach Haley und Madanes gründen in der Arbeit von Erickson als auch zu wesentlichen Teilen die Arbeit der Palo Alto Gruppe um Paul Watzlawick, John Weakland und Richard Fisch. Dies gilt auch für die lösungsorientierte Therapie der Gruppe um Steve de Shazer. Alles, was wir heute ressourcen- und potenzialorientiertes Arbeiten nennen, war schon früh in den Arbeiten von Milton Erickson angelegt. Auch das NLP ist maßgeblich aus seinen Ansätzen abgeleitet.

Dabei gibt es Therapeuten wie Paul Watzlawick oder R. Reid Wilson, die die strategischen Ansätze von Erickson nutzten, aber selbst selten oder nie Hypnose anwandten. Auch Haley und Madanes berichten in ihren Falldarstellungen nie von Hypnose. Und doch sagte Haley einmal, dass er eigentlich keine einzige Technik benutze, die nicht von Milton Erickson stamme. Andere, wie Ernest Rossi, arbeiten überwiegend mit Hypnotherapie, nutzen aber weniger die strategischen Ansätze. Auch die lösungsorientierten Therapeuten um de Shazer nutzten wenig bis kaum formelle Tranceinduktionen.

Betty Alice Erickson, Tochter von Milton Erickson, wurde einmal gefragt, wie sie den Ansatz ihres Vaters definieren würde. Sie antwortete: Das zu tun, was funktioniert. In gewisser Hinsicht ist das eine treffende Definition. Erickson war sehr flexibel und innovativ in seinen therapeutischen Interventionen. Er war gegen das Gründen von Therapieschulen, stattdessen sollte eher für jeden einzelnen Klienten eine neue Schule gegründet werden, und jeder Therapeut sollte seinen Fähigkeiten und seinem eigenen Stil entsprechend arbeiten.

Analysiert man Fallbeispiele von Milton Erickson zu bettnässenden Kindern und Jugendlichen, wie ich es im titelgebenden Artikel des Buches *Die Pupille des Bettnässers* getan habe, erkennt man, dass er in der Tat für jeden Klienten individuelle Techniken entwickelte. Darüber hinaus wird deutlich, dass Erickson seine Interventionen strategisch vorbereitete. Klienten bekamen Hausaufgaben, die erst im Verlauf der weiteren Therapie einen Sinn ergaben. Illustrative Geschichten bereiteten die Interventionen vor. Manchmal wurde bewusst auf Hypnose verzichtet und stattdessen mit strategischen Techniken wie der

Ordeal-Therapie gearbeitet. Entsprechend der Persönlichkeitsstruktur des Klienten arbeitete Erickson direkt oder indirekt. Mal übernahm er als Therapeut die suggestive Führung und ein anderes Mal machte er nur Angebote, um die eigenständige Lösungssuche des Klienten zu stimulieren. Bei einer Klientin, die grundsätzlich gegen jeden Vorschlag rebelliert, kann paradox gearbeitet werden. Das heißt, es wird ihr gesagt, sie solle etwas auf keinen Fall tun. Sie rebelliert gegen diese Suggestion und verhält sich so, wie es eigentlich gewünscht ist. In einem solchen Fall geht der Therapeut in eine Metaposition und trifft eine strategische Entscheidung. Im Kapitel »Anekdoten und Metaphern – Indirekte ericksonsche Techniken in Psychotherapie, Medizin und Familientherapie« berichte ich von einem solchen Fall.

Erickson war in manchen Fällen der Meinung, dass das bewusste Denken eines Klienten »privatideologische« Scheuklappen haben könne und wenn man gegen diese Scheuklappen verbal vorgehe, verstärke sich der Widerstand. Er hat dann indirekt über Geschichten und Metaphern versucht, diese Rigidität aufzulockern oder Hypnose und das Trancephänomen Amnesie eingesetzt. Dies habe ich ausführlich auch mit einem eigenen Fallbeispiel in meinem Buch *Die Löwen-Geschichte* dargestellt. Da stellt sich nun die Frage: Ist dieser strategische Schritt, sich über den Klienten zu stellen, die Regel in der ericksonschen Hypnotherapie? Die Antwort lautet: Im Jahr 2016 eher nicht.

Helm Stierlin hat ein Buch mit dem Titel *Die Demokratisierung der Psychotherapie* verfasst. Darin beschreibt er, wie zur Zeit des Kaiserreichs mit einer starken hierarchischen Gliederung der Gesellschaft auch die Persönlichkeitsmodelle hierarchisch gegliedert waren: Ich, Es, Über-Ich. Und in der Zeit der Demokratisierung sprechen wir vom inneren Parlament mit wechselnden Mehrheiten. Das kann jeder an sich selbst erleben. Noch vor 50 Jahren hat man im Fall einer Erkrankung das gemacht, was der Arzt sagte. Heute hört man sich die Meinung des Mediziners an, geht erst mal im Wartezimmer via Smartphone ins Internet und informiert sich, verlässt die Praxis und telefoniert mit einem anderen Arzt, um eine zweite Meinung einzuholen, und dann treffe *ich* die Entscheidung, ob dieser Eingriff gemacht wird oder nicht. Da es Ericksons Anspruch war, den jeweiligen Klienten in seinem Weltbild abzuholen, waren seine therapeutischen Techniken 1930 oder 1950 natürlich andere, als sie es heute wären und als sie es für seine Schüler im neuen Jahrtausend sind.

Die Hypnotherapie nach Erickson hat den Anspruch, sich auf das jeweilige individuelle Weltbild eines Klienten einzuschwingen, den

Klienten dort abzuholen, wo er steht, und an den Zielen zu arbeiten, die der Klient definiert hat. Das ist dann meist Therapie auf Augenhöhe, wie Gunther Schmidt sie in seinem hypnosystemischen Modell postuliert. Im strategischen Arbeiten kann der Therapeut sich auch entscheiden, eine therapeutische Intervention über mehrere Schritte aufzubauen und vorzubereiten, auch ohne dass der Klient weiß, wohin das führen soll.

Das ist im Grunde auch nichts Neues, das machen Eltern in der Erziehung ihrer Kinder oder Frauen in der Erziehung ihrer Männer seit Jahrtausenden auch nicht anders. Neu und innovativ für die Psychotherapie ist das ericksonsche Utilisationsprinzip, mit dem Erickson alles, inklusive der Pathologie eines Klienten, zur Erreichung von Zielen einsetzt.

Ein kurzes Beispiel aus der Arbeit von Milton Erickson (vgl. Rossi 2015, S. 431 f.):

> Eine frühere Klientin ruft bei Erickson an: Ihre Tochter sei in der Pubertät sehr schnell gewachsen und glaube jetzt, sie habe lächerlich große Füße. Sie weigere sich, das Haus zu verlassen, und sei auch nicht zu einem Gespräch darüber bereit. Erickson schlägt vor, als Arzt zur Mutter zu kommen und die Tochter dabei assistieren zu lassen. So geschieht es. Erickson erklärt dem Mädchen, dass er ja als Mann alleine mit der Mama im Haus sei, und sie als Anstandsdame dabei bleiben müsse, und zusätzlich brauche er sie als Assistentin, weil er vielleicht während der Untersuchung der Mama einmal ein Handtuch oder Wasser brauchen werde. Während er die Mutter untersucht, beobachtet er auch das Mädchen. Schließlich steht das Mädchen wartend und assistierend mit einem Handtuch hinter Erickson. Scheinbar unabsichtlich macht er einen Schritt zurück und tritt dem Mädchen mit den Fersen schmerzhaft auf die großen Zehen. Das Mädchen schreit vor Schmerz auf. Erickson wendet sich blitzschnell an sie und sagt, scheinbar ärgerlich: »Wenn du dir die Füße hättest groß genug wachsen lassen, dass ich sie als Mann hätte sehen können, dann wäre ich jetzt nicht in dieser peinlichen Situation«. Dann untersucht Erickson die Mutter weiter. Später am Abend ruft die Mutter verwundert an und sagt, dass das Mädchen zum ersten Mal wieder außer Haus gegangen sei und sie das nicht verstehen könne, er habe doch gar nicht mit ihr gearbeitet.

Erickson meinte später dazu, dass er dem Mädchen eine Suggestion gegeben habe, die es gar nicht als Suggestion erkennen konnte. Die

Suggestion war: Deine Füße sind zu klein, sonst wäre mir das nicht passiert. Hier wird nicht hypnotisiert, es findet kein therapeutisches Gespräch statt, es wird dem Mädchen nichts erklärt – und doch war es in diesem Fall eine wirksame und dazu sehr kurze Therapie.

In diesem Sinne ging Erickson in seiner Arbeit schon früh über die klassische Hypnosetherapie hinaus. In klassischer Hypnose wird eine Trance induziert, dann werden Suggestionen gegeben und dann wird der Klient wieder auf das Wachbewusstsein reorientiert. Auch diese klassische Form der Hypnotherapie gehört in das Repertoire jedes Hypnosetherapeuten. Ericksonsche Hypnotherapie oder strategische Hypnotherapie beinhaltet jedoch ein großes Repertoire an weiteren Ansätzen und Techniken, die je nach Situation und stets unter Würdigung der Individualität eines Klienten genutzt werden.

Wer diese strategischen Aspekte vertieft studieren will, dem seien die Bücher von Jay Haley empfohlen. Mit *Die Psychotherapie Milton Ericksons*, das 1973 unter dem Titel *Uncommon Therapy* auf Englisch erschien, begann das große internationale Interesse an Erickson und die große Renaissance der Hypnotherapie. Haley hat später noch viele Vorträge zur Arbeit von Erickson gehalten, die in seinem Buch *Typisch Erickson* zusammengefasst sind.

Wie man hier in meinem Buch sehen wird, ist meine Arbeit durch diese strategischen Arbeiten von Erickson und Haley beeinflusst. Im Gegensatz zu vielen Kollegen im hypnotherapeutischen Feld, die nur strategisch oder lösungsorientiert arbeiten, aber keine Trancearbeit in ihre Praxis integriert haben, habe ich immer auch viel mit Hypnose und expliziter Trance gearbeitet. Im Gegensatz zu vielen Kollegen im hypnotherapeutischen Feld, die bei jedem Klienten mit expliziter Hypnose arbeiten, habe ich auch oft auf die Nutzung von Tranceinduktionen und Trancearbeit verzichtet und nur mit strategischen oder lösungsorientierten Ansätzen gearbeitet. Die Entscheidung, was bei welchem Klienten zu welchem Zeitpunkt angebracht ist, ist eine strategische Entscheidung. In diesem Buch stelle ich also Ansätze vor, die man als strategische Hypnotherapie bezeichnen kann.

Strategische Hypnotherapie besagt darüber hinaus, dass sowohl bei der Trancearbeit als auch bei strategischen Ansätzen oft analog zum Schachspiel über mehrere Züge im Voraus eine therapeutische Maßnahme strategisch vorbereitet wird. Wie schon gesagt, Milton Erickson war gegen das Gründen von Therapieschulen. Mithin könnte man über dieses Buch auch sagen: Das ist ericksonsche Hypnotherapie im Stile des Autors – jeweils abgestimmt auf die Situation und die Ressourcen des individuellen Klienten.

Was Sie in diesem Buch erwartet

Das Buch beginnt mit dem Fall, der ihm den Titel gab. Über dieses erste Fallbeispiel wird einführend praktisch erklärt, wie sich der Begriff »strategische Hypnotherapie« verstehen lässt. Weiterhin trägt dieser Band Artikel zusammen, die zu unterschiedlichen Zeitpunkten über die vergangenen 35 Jahre hinweg entstanden sind.

1983 verfassten Gunther Schmidt und ich gemeinsam unser erstes Werk im Feld der ericksonschen Hypnotherapie. Gunther Schmidt hat der Wiederveröffentlichung dieser Arbeit zugestimmt. Die interessante Vorgeschichte zu diesem gemeinsamen Erstlingswerk ist ebenfalls in diesem Buch enthalten (Seite 286–290). Bevor wir diesen Artikel schrieben, verliefen unsere Werdegänge zwischen 1975 und 1982 weitgehend parallel im Umfeld von Helm Stierlin. Gemeinsam besuchten wir erste Hypnotherapie-Seminare und gemeinsam begannen wir, in Heidelberg die führenden Erickson-Schüler einzuladen, um von ihnen zu lernen. Schon in diesem ersten Artikel deuten sich die unterschiedlichen therapeutischen Vorgehensweisen an, die in unseren gemeinsamen Ausbildungsgruppen in Heidelberg und Rottweil die Teilnehmerinnen und Teilnehmer manchmal in kleinere oder größere kognitive Dissonanzen stürzen ließen. Gunther Schmidt wurde zum Begründer des hypnosystemischen Ansatzes, den er in unserem Erstlingswerk schon früh erstaunlich komplex präsentierte. Ich selbst blieb vielleicht etwas näher am Original Milton Erickson, obwohl ich ihn nie persönlich kennenlernen durfte.

Es folgt mein Beitrag zum ersten deutschsprachigen Kongress für Ericksonsche Hypnose und Psychotherapie 1984 in München. Auch dieser Artikel enthält viele Fallbeispiele, mit denen sich sowohl strategische als auch hypnotherapeutische Vorgehensweisen beleuchten lassen.

Nach meinem Studium arbeitete ich von 1982 bis 1986 an der Stimm- und Sprachabteilung des Universitätsklinikums Heidelberg. Meine Patienten waren Stotterer oder hatten als Lehrer oder Sänger Probleme mit ihrer Stimme. Teil 2 führt mehrere Artikel zusammen, die meine Arbeit in diesem Feld illustrieren. Darunter sind auch sehr ungewöhnliche Fallgeschichten wie etwa die Arbeit mit einem Patienten, der einen Gaumensegeltremor und schwere chronifizierte

Gesichtsschmerzen hatte. Dieser Fall wurde in mehreren Sprachen publiziert. Mehr als zehn Jahre nach Ende der Therapie meldete sich dieser Patient überraschend telefonisch und teilte mir eine wesentliche neue Information mit, die den Fall noch mal in einem völlig anderen Licht erscheinen ließ. Diese überraschende Wendung ist im vorliegenden Band zum ersten Mal publiziert. Im Artikel »Macht des Therapeuten – Macht der Systeme« habe ich selbst katamnestische Nachuntersuchungen bzw. Recherchen veranlasst, die ebenfalls die Sachverhalte in neuem Licht erscheinen ließen.

Darauf folgt eine der – aus meiner eigenen Sicht – wichtigsten Arbeiten, die ich verfasst habe. Es geht um die Rehabilitation mit Hypnose nach Schlaganfällen oder Hirn-Operationen. In diesem Artikel berichte ich über die erfolgreiche hypnotherapeutische Arbeit in diesem Feld. Der Artikel schlägt aber auch einen weiten Bogen zur Arbeit mittelalterlicher persischer Ärzte wie Rhases und Avicenna sowie zu sportpsychologischen Forschungen aus dem Mentaltraining. Dabei wird dargelegt, dass Erickson einen wichtigen Unterschied machte zwischen der Arbeit mit Imaginationen und der Arbeit mit realen sensorischen Erinnerungen. Es wird außerdem deutlich, dass dieser Unterschied auch in der Psychotherapie relevant ist.

Dieser Artikel zur Rehabilitation von Schluck- und Zungenlähmungen gehört einerseits zu meiner Arbeit am Universitätsklinikum Heidelberg. Andererseits leitet er auch den Übergang zu einigen Arbeiten aus dem Bereich der medizinischen Hypnose ein. Es folgt der Fall der rätselhaften Heilung eines lange chronifizierten Hornhautrisses. Diese Heilung trat nach nur einer abendlichen Hypnosesitzung über Nacht ein. Die junge Klientin wurde dazu für eine Fernsehsendung interviewt. Daraufhin meldeten sich weitere Patienten mit Augenerkrankungen, sodass der ursprünglich publizierte Fall in diesem Buch durch eine zweite Fallschilderung ergänzt wird. Danach folgt ein kurzer Artikel zu meiner Arbeit mit Klienten, die in der Nacht mit den Zähnen knirschen.

Ich selbst habe unterdessen ziemlich viel eigene Erfahrung mit Hypnose in medizinischen und zahnmedizinischen Situationen. Diese Erfahrungen reflektiere ich in einem weiteren Artikel aus der Doppelperspektive des Patienten und Hypnoseexperten.

Teil 5 enthält schließlich verschiedene Arbeiten, die nicht klar einem einzigen Anwendungsfeld zuzuordnen sind. Als Otto Kernberg mit den Hamburger Kollegen Dulz und Eckert ein Buch mit dem

Titel *WIR: Psychotherapeuten über sich und ihren unmöglichen Beruf* herausgab, wurde ich aufgefordert, einen humorvollen Artikel dazu beizusteuern. Im Artikel »Humor, Hoffnung und Hypnose« habe ich also über Zusammenhänge zwischen Hoffnung, positiver Erwartungshaltung und Humor nachgedacht, aber auch darüber, in welchem Verhältnis Humor und Hypnose zueinander stehen. Daran schließt ein Artikel zu Gemeinsamkeiten und Unterschieden von Carl Rogers und Milton Erickson an. Man könnte denken, das sei der maximal denkbare Unterschied in der therapeutischen Haltung – doch lassen Sie sich überraschen!

Der Artikel zum Thema Ordeal-Therapie zeigt noch einmal abschließend das Leitthema des Buches: strategische Hypnotherapie. Diese von Erickson entwickelte und von Haley benannte Technik zeigt auf, dass ein strategischer Hypnotherapeut sich in einer Therapie aus guten Gründen gegen die Nutzung von Hypnose und Trance entscheiden und stattdessen auf andere wirksame Strategien setzen kann.

Zusätzliche Artikel, die das Thema strategische Hypnotherapie aus weiteren Blickwinkeln betrachten, finden sich online.*

Literatur

Haley, J. (1978): Die Psychotherapie Milton Ericksons. München (Pfeiffer).

Haley, J. (1996): Typisch Erickson: Muster seiner Arbeit. Paderborn (Junfermann).

Kernberg, O., B. Dulz u. J. Eckert (Hrsg.) (2006): WIR – Psychotherapeuten über sich und ihren »unmöglichen« Beruf. Stuttgart (Schattauer).

Mrochen, S., K. L. Holtz u. B. Trenkle (Hrsg.) (2015): Die Pupille des Bettnässers. Hypnotherapeutische Arbeit mit Kindern und Jugendlichen. Heidelberg (Carl-Auer), 8. Aufl.

Rossi, E. L. (Hrsg.) (2015): Gesammelte Schriften von Milton H. Erickson, Bd. 3: Die Veränderung sensorischer, perzeptueller und psychophysiologischer Prozesse durch Hypnose. Heidelberg (Carl-Auer).

Stierlin, H. (2003): Die Demokratisierung der Psychotherapie: Anstöße und Herausforderungen. Stuttgart (Klett-Cotta).

Trenkle, B. (2016): Die Löwen-Geschichte. Hypnotisch-metaphorische Kommunikation und Selbsthypnosetraining. Heidelberg (Carl-Auer), 7. Aufl.

* http://www.carl-auer.de/machbar/_bonbons_fuer_jungs.

3 Bonbons für 5 Jungs – Strategische Hypnotherapie

Am Anfang meiner Laufbahn als Psychologe hörte ich etwa 1985 auf einer kleinen Tagung in der Schweiz einen Vortrag eines ärztlichen Psychotherapeuten. Den Namen dieses Kollegen konnte ich leider nicht mehr herausfinden, obwohl er mein strategisches Denken über Psychotherapie mit diesem Vortrag sehr beeinflusst hat. Ich erinnere mich, dass der vortragende Arzt berichtete, er habe als junger Therapeut beim Beobachten eines alten erfahrenen Therapeuten den folgenden Eindruck gewonnen: Erfahrene Therapeuten intervenieren weniger, sie machen viel weniger als die jungen Therapeuten, aber das Wenige, was sie machen, bereiten sie viel besser vor. Er hat damals davon gesprochen, dass man ein Bühnenbild für die Intervention brauche. Man müsse die Bühne vorbereiten, auf der das Stück dann gespielt wird.

Wenn ich nun zurückblicke, hat das Studium der Strategien von Milton Erickson in Verbindung mit dieser Idee des Bühnenbildes meine therapeutische Entwicklung geprägt. Vielleicht war ich am Anfang meiner Laufbahn innovativer mit meinen Interventionen. Über die Jahre, mit wachsender Therapieerfahrung, wurde jedoch meine strategische Vorbereitung der Interventionen komplexer. Dabei spielten auch die Denkansätze und Vorträge von Jeff Zeig eine Rolle. Er hat immer wieder mit Filmfachleuten diskutiert und deren Ideen und Konzepte für gelungenes Storytelling und Dramaturgie genutzt, um therapeutische Strategien besser zu verstehen und zu optimieren.

Ericksonsche Therapeuten sprechen von Seeding, also dem Säen von Ideen, die Sozialpsychologen nennen das Priming, die Theaterwissenschaftler »foreshadowing«. Ein bekannter Ausspruch, der dem Dramatiker Anton Tschechow zugeschrieben wird, illustriert das treffend:

> »Wenn im ersten Akt ein Gewehr an der Wand hängt, dann wird es im letzten Akt abgefeuert.«

Die späteren Themen werden also dramaturgisch vorbereitet.

Und nun zu dem Fall, der mich zum Titel dieses Buches inspirierte:

Eine Mutter meldet sich in der Praxis wegen ihrer Tochter. Die Tochter Anette ist elf Jahre alt und stottert. Das Stottern sei nicht das unmittelbare Problem, denn eigentlich sei Anette sehr mutig und frech. Außerdem habe sie sich bisher durch ihr Stottern nicht sonderlich beeinflussen lassen; sie habe sogar in der Kirche vorgelesen.

Jetzt seien da aber einige Jungen an der Schule, die angefangen hätten, sie zu ärgern. Dabei gehe es auch nicht ausschließlich um das Stottern, sondern um das leichte Übergewicht des Mädchens. Am Beginn der Pubertät sei der Doppelangriff auf das Sprechen und ihre äußerliche Erscheinung wohl zu viel. Anette komme seit einiger Zeit oft weinend nach Hause und wolle auch in der Kirche nicht mehr vorlesen.

Da Eile geboten zu sein scheint, gebe ich der Familie mit Tochter sofort einen Beratungstermin. Bei dieser ersten Sitzung zeigt sich Anette in der Tat sehr fröhlich und selbstbewusst. Als das Gespräch allerdings auf die Hänseleien kommt, treten ihr sofort Tränen in die Augen. Ich kann spüren, wie sehr diese Hänseleien sie verletzen. Auch die Eltern zeigen sich von diesem plötzlichen Stimmungsumschwung in der Sitzung sehr betroffen. Anette erzählt, dass es sich immer um dieselben vier oder fünf Jungen handele, die sie hänseln. Am schlimmsten sei es, wenn sie ihr auf dem Schulhof »Anananette, dicke Fettette« nachrufen.

Während sie erzählt fallen mir spontan zwei Anekdoten über Milton Erickson ein, die ich noch nie therapeutisch genutzt habe. Zudem habe ich das Gefühl, ich sollte das Mädchen wieder mehr mit seinem frechen schlagfertigen proaktiven Teil in Kontakt bringen und diese Ressource therapeutisch utilisieren. Also erzähle ich Anette:

»Es gab einmal einen Mann, der war immer sehr neugierig und experimentierfreudig. Vor allem liebte er es, die Reaktion der Leute zu beobachten, wenn er sich komisch und unerwartet verhielt, wenn er etwas tat, womit keiner gerechnet hatte.

Einmal im Flugzeug saß ein Mann neben ihm, der hatte eine ungewöhnliche Armbanduhr. Der Mann griff nach dem Arm seines Sitznachbarn und hob ihn hoch: ›Sie haben aber eine interessante Uhr, kommt die aus der Schweiz?‹ Er verstrickte den Mann in ein so interessantes Gespräch, dass dieser zehn Minuten später den Arm immer noch in der erhobenen Position in der Luft hatte.«

Dabei demonstriere ich den erhobenen Arm. Das Mädchen kichert darüber, dass jemand vergessen kann, seinen Arm wieder runterzunehmen. Die Eltern sehen mich etwas irritiert an, als ob sie sagen wollten: Weiß unser Therapeut noch, was das Problem ist und weswegen wir hier sind?

Dann folgt schon die zweite Anekdote:

»Einmal hatte es dieser Mann sehr eilig. Er bog um eine Hausecke und lief voll in einen anderen Passanten hinein. Normalerweise hätte er sich entschuldigen müssen, wie jeder andere in dieser Situation es getan hätte. Doch der Mann tat etwas ganz anderes: Anstelle eines ›Es tut mir leid, habe ich Ihnen wehgetan?‹, schaute er sehr bedeutungsvoll auf seine Armbanduhr und sagte: ›Ja, es ist genau 15.10 Uhr!‹, dann ging er einfach weiter. In Wirklichkeit war es 17.30 Uhr. Nach einigen Schritten drehte er sich um, um zu sehen, was mit dem anderen Fußgänger passierte. Dieser stand noch immer starr, regungslos und grübelnd an dem Platz, an dem er angerempelt worden war, weil er nicht so schnell einordnen konnte, was gerade geschehen war.«

Anette beginnt zu kichern, als wüsste sie intuitiv, worauf ich hinauswill. Die Eltern hingegen sind sehr irritiert und verstehen offensichtlich gar nicht, was das mit dem Problem zu tun hat.

Ich wende mich an Anette: »Wäre das nicht irre, wenn dir auch so was Verrücktes einfallen würde? Etwas, womit diese Kerle niemals rechnen würden und von dem sie so überrascht wären, dass sie starr wie Salzsäulen stehen blieben?« Anette ist begeistert von dieser Idee, und wir beginnen, herumzublödeln und die verrücktesten Ideen zu entwickeln, wie man mit den Jungen verfahren sollte. Schließlich kommen wir auf folgende Idee: Sobald die Jungen wieder anfangen »Ananantte, dicke Fettette« zu rufen, soll sie einfach auf die Jungs zugehen, in ihre Tasche greifen, drei Bonbons herausziehen und diese verteilen. Da es aber drei Bonbons und fünf Jungen sind, ist natürlich klar, dass nicht jeder eines bekommen kann. Sie wird also die drei Bonbons willkürlich verteilen und sagen: »Mehr gibt's heute aber nicht!« Dann soll sie sich umdrehen und in aller Ruhe einige Schritte gehen. Nach 10 bis 15 Metern kann sie sich dann umdrehen und nachschauen, was passiert, ob die Jungen noch immer wie gelähmt mit einem Bonbon in der ausgestreckten Hand dastehen. Anette sitzt da und kichert und strahlt, die Traumatisierung scheint aufgelöst. Plötzlich ist sie kein passives Opfer mehr, sondern greift aktiv in das Geschehen ein. Da wir alle sehr gespannt auf das Ergebnis des Versuchs sind, gebe ich Anette schon zehn Tage später einen weiteren Termin. Was sie bei diesem Folgetermin erzählt, ist überraschend:

Die Jungen haben sie während der ganzen Zeit kein einziges Mal gehänselt. Anette ist sogar etwas enttäuscht, weil sie die Bonbons nicht losgeworden ist. Sie hat offensichtlich viel zu frech aus der Wäsche geschaut, als dass sich irgendjemand auf eine Konfrontation mit ihr eingelassen hätte. Also gebe ich ihr 20 Minuten lang gute Ratschläge, wie sie sich verhalten solle, damit die Jungen wieder mit dem Hänseln anfangen. Die Idee erscheint uns einfach viel zu gut, als dass man sie unerprobt lassen könnte. Wir üben, wie Anette auf den Boden schauen, dem Blick der Jungen ausweichen, zögernd und unsicher über den Schulhof gehen könnte usw. Doch es hilft alles nichts. Die Jungen hänseln sie – »leider« – nie wieder.

Anette kam danach noch ein Jahr lang zu einer regulären Stottertherapie zu mir. Von ihrem Mut, ihrer Intelligenz und ihrem schlagfertigen Humor war ich immer wieder beeindruckt.

Ein halbes Jahr später kommt ein neunjähriger Junge in Therapie, der ebenfalls wegen seines Stotterns von einem Klassenkameraden gehänselt wird. Dem Jungen erzähle ich die Geschichte von Anette und, dass wir leider immer noch nicht wissen, ob dieser Trick funktionieren würde. Der Junge besitzt eine Stoppuhr. Deshalb bekommt er die Aufgabe, ein Bonbon auszugeben und zu sagen: »Du bekommst heute aber nur eins«, und dann die Stoppuhr zu drücken, damit wir herausfinden können, wie lange jemand braucht, um sich wieder bewegen zu können. Drei Wochen später kommt der Junge wieder und teilt uns das Ergebnis mit: 40 Sekunden lang habe der andere bewegungslos dagestanden.

»Dann hast du ihm also ein Bonbon gegeben?!«, frage ich erstaunt. Zu meiner Verwunderung höre ich, dass er das Bonbon nicht verschenkt hat. Als guter, sparsamer Schwabe hat er die Aufgabenstellung etwas abgewandelt. Er hat dem anderen lediglich von Weitem zugerufen: »Nächstes Mal bekommst du ein Gutsele (schwäbisch für Bonbon)!« Dann hat er die Stoppuhr gedrückt.

Ich habe diese Technik später noch einmal bei einem Zehnjährigen ausprobiert. Dieser war allerdings zu schüchtern, um so etwas zu wagen.

In den beschriebenen Fällen kommt vor allem der strategische Aspekt des ericksonschen Vorgehens zum Tragen. Die Intervention hat jeweils einen mehrstufigen Aufbau, die Schritte werden wie im Schachspiel vorausgedacht und geplant. Zuerst eine Anekdote, die mit dem Problem scheinbar nichts zu tun hat, aber lustig und unterhaltsam ist.

Humor ist ein gutes Mittel gegen Hilflosigkeit und Schamgefühle. Anschließend wird ein Aspekt der Geschichte auf den Problemkontext übertragen (»Wäre das nicht irre, wenn dir auch so was Verrücktes einfallen würde?«). Nachdem die Jungen in Anettes Fall aufgehört hatten zu hänseln, bekam sie – unter dem Vorwand, die Jungen wieder zum Hänseln zu bewegen – Informationen darüber, wie sie selbst durch nonverbales Verhalten das Hänseln auslösen oder eben auch verhindern könnte. Die Intervention war rein lösungsorientiert. Begleitende oder mitverursachende Aspekte wie die Familiendynamik oder eine Vulnerabilität für diese Reaktion blieben unberücksichtigt. Es wurde sofort in Richtung Lösung gearbeitet, ohne weitergehende Ursachen zu beleuchten. Humor und Mut des Mädchens wurden »utilisiert«, und das traumatisierende Muster wurde bei ihr und auch bei den hänselnden Jungen unterbrochen. Letztere hatten es interessanterweise nicht einmal mitbekommen.

Entscheidend für den Erfolg ist die gute strategische Vorbereitung. Ohne die beiden Geschichten über Milton Erickson hätte ich niemals direkt dem Mädchen vorschlagen können, drei Bonbons an fünf Jungs zu verteilen. Welche Geschichte oder Geschichten hätte man zur Vorbereitung dieser Intervention noch benutzen können? Solche Fragen können sich die Leser bei der Lektüre dieses Buches immer wieder stellen, um das eigene strategische Denken zu schulen und um bessere »Bühnenbilder« für das eigene therapeutische Handeln zu entwerfen.

Welche Geschichte hätte sich noch geeignet? Vielleicht hätte ich dem Mädchen auch – oder vielleicht noch besser – Folgendes erzählen können:

> *»Kennst du die Sendung* Verstehen Sie Spaß? *Da gab es einmal eine Sendung, da wurde kurz vor Weihnachten in Garmisch-Partenkirchen vor dem Hauptpostamt gedreht. Die Leute haben kurz mit dem Auto angehalten und schnell ihre Weihnachtspost aufgegeben. Als sie wenige Minuten später auf ihr Auto zuliefen – ja, da war plötzlich ein Skiständer mit vier Paar Ski auf dem Dach! Das Fernsehteam hatte die Ski ganz schnell aufs Dach montiert. Und dann haben sie gefilmt, wie die Leute reagiert haben. Einer kam aus der Post und ging auf sein Auto zu. Er sah den Skiständer mit den vier Paar Ski und blieb wie angewurzelt stehen, starr mit offenem Mund. Sie haben ihn über eine Minute lang gezeigt, wie er regungslos dastand und einfach nur auf sein Auto starrte. In der Sendung wurde gesagt, er sei fast fünf Minuten lang*

so starr gestanden. Nun, wäre es nicht irre, wenn du, wenn die Jungs wieder rufen ›Ananànette, dicke Fettettete‹, so etwas Verrücktes und Unerwartetes machen würdest, so verrückt wie plötzlich ein Skiständer auf dem Dach eines Autos – und diese Jungs würden lange einfach regungslos wie Salzsäulen auf dem Schulhof stehen?«

Strategische Hypnotherapie beinhaltet sowohl die strategische Vorbereitung von therapeutischen Maßnahmen als auch das strategische Auswählen, welche Technik grundsätzlich zum Einsatz kommt.

Jeff Zeig, der Direktor der Milton Erickson Foundation, der 1978 die Praxis von Milton Erickson übernahm und das Archiv der Milton Erickson Foundation verwaltet, sagte in einem Workshop in Freiburg vor wenigen Jahren, dass Milton Erickson höchstens in 20 % seiner Zeit und bei 20 % seiner Patienten mit Hypnose gearbeitet habe. Bei 80 % habe er es für strategisch günstiger gehalten, mit anderen therapeutischen Techniken zu arbeiten.

Über die Fallbeispiele in diesem Buch wird die Bandbreite der ericksonschen Interventionsebenen für verschiedene psychotherapeutische und medizinische Anwendungsfelder sichtbar. Hypnotherapeuten in der Tradition von Milton Erickson arbeiten nicht nur mit Hypnose. Oder: Wer einen Hammer als einziges Werkzeug hat, für den sieht alles nach einem Nagel aus. Es gibt zu diesem bekannten Satz übrigens auch eine tiefenpsychologische Variante: Wer einen Schraubenschlüssel als einziges Werkzeug hat, für den sieht alles nach Muttern aus.

Literatur

Holtz, K. L., S. Mrochen, P. Nemetschek u. B. Trenkle (Hrsg.) (2016): Neugierig aufs Großwerden – Praxis der Hypnotherapie mit Kindern und Jugendlichen. Heidelberg (Carl-Auer), 4. Aufl.

1 Erickson und Familientherapie

Ericksonsche Psychotherapie und Familientherapie – Möglichkeiten der Integration

mit Gunther Schmidt

Einleitung

In den 1970er-Jahren stießen familientherapeutische Konzepte in Deutschland auf zunehmendes Interesse. Stierlin, Boszormenyi-Nagy, Wynne, Singer, Bateson, Lidz, Minuchin, Paul und Selvini Palazzoli sind Namen, die mit neuen Sichtweisen auf Patienten, Probleme und Symptome verbunden sind. Wir stimmen mit Stierlin et al. (1980, S. 13) überein:

> »Die Familientherapie ist ein neues Paradigma – ein Bezugssystem, das auf signifikante Weise Daten enthüllt und neu ordnet, neue Bedeutungen schafft und neue wesentliche Perspektiven eröffnet.«

Ebenso stimmen wir Haley und Hoffman (1967, p. V) zu:

> »Die Behandlungseinheit ist nicht mehr länger die Person, auch wenn nur mit einer einzelnen Person gesprochen wird; es ist das Netz von Beziehungen, in welches die Person eingebettet ist« (Übers.: B. T.).

Mit dem Erscheinen von Haleys *Die Psychotherapie Milton Ericksons* (1978a) tat sich eine weitere Dimension auf. Ericksons Ideen und Methoden inspirierten uns, beispielsweise mit den folgenden Techniken zu experimentieren: Geschichten und Metaphern erzählen, zu Widerstand und zu Rückfällen ermutigen und Ressourcen nutzen. Je mehr wir Ericksons Ideen aufgriffen, desto klarer wurde für uns: Ähnlich wie das Systemdenken ein neues Paradigma für die Theorie darstellt, sind die Behandlungsstrategien und -techniken von Erickson ein Durchbruch für die therapeutische Praxis.

Lange Zeit waren Familientherapie und ericksonsche Therapie zwei Welten mit wenigen Verbindungspunkten. Wenn wir zum Beispiel von einem neuen familiendynamischen Konzept hörten oder lasen, brachte das oft unmittelbar überraschende Einsichten und

Möglichkeiten, Begegnungen mit Familien neu zu ordnen und zu strukturieren. Eine Falldarstellung oder ein Videoband von Erickson zu studieren, war eine andersartige Erfahrung, ähnlich der, ein Bild von Picasso zu sehen oder ein Musikstück eines modernen Komponisten zu hören: Ein mehrfaches Wiederholen der Erfahrung ist notwendig, um von einer spontanen Faszination zu einem tieferen Verständnis zu gelangen.

In familientherapeutischen Seminaren von Therapeuten wie Stierlin, Boszormenyi-Nagy oder Paul wurde die Familiendynamik im Detail diskutiert, und wir wurden dann ausgebildet, in komplexen Mehrgenerationenzusammenhängen zu denken. In diesen Jahren hatte die Erörterung von therapeutischen Interventionen wenig Gewicht. Obwohl wir oft gekonnte familientherapeutische Demonstrationen sahen, stand das Verhalten des Therapeuten nicht im Mittelpunkt des Interesses. Es wurde in eher allgemeinen Begriffen wie »Empathie«, »Kognitive Stabilität« oder »Allparteilichkeit« erfasst (vgl. Stierlin et al. 1980).

In ericksonschen Trainingsworkshops hingegen lag der Schwerpunkt auf effektiver therapeutischer Kommunikation. Der Fokus war auf die Interaktion zwischen Klient und Therapeut gerichtet. Psychodynamik und Familiendynamik der Klienten waren sekundär, die Betonung lag auf vielfältigen kommunikativen Möglichkeiten und dem Maßschneidern von therapeutischen Strategien für die besondere Einzigartigkeit der Klienten. Dies kann auch anhand ericksonscher Falldarstellungen weiter illustriert werden (siehe z. B. Erickson u. Rossi 1981). Dort nimmt die Beschreibung des Klienten oder seines Problems nur wenig Platz ein im Verhältnis zu den Erörterungen von Ericksons therapeutischer Kommunikation und den Reaktionen des Klienten. Ein anderes Beispiel ist Ericksons Bericht über die Induktion einer experimentellen Neurose (Erickson 2015a). Er verfasste dort beispielsweise mehrere Zeilen »erklärende Bemerkungen«, um die Bedeutung eines einzigen Wortes in der Therapie zu erklären.

Betrachten wir im Vergleich dazu Therapieberichte in *Unsichtbare Bindungen* (Boszormenyi-Nagy u. Spark 1981), so finden wir dort mehrere teils seitenlange Transkripte allein der Gespräche der Familienangehörigen untereinander. Auch in den jeweils folgenden brillanten Analysen der Familiendynamik fehlt nahezu jeder Hinweis auf die Kommunikation und die Interventionen des Therapeuten.

Wir wollen damit ausdrücken, dass wir beide Vorgehensweisen schätzen. Von beiden Ansätzen lässt sich viel lernen, und in den folgenden beiden Teilen beschreiben wir den Versuch einer Synthese. Der erste Teil schildert die Verbindung verschiedener familientherapeutischer Konzepte mit ericksonschen Behandlungsprinzipien und -techniken. Dabei werden u. a. Möglichkeiten aufgezeigt, wie für jede spezielle Familie individuelle »maßgeschneiderte« Behandlungsstrategien entwickelt werden können. Der zweite Teil beschreibt verschiedene Wege, ericksonsche Techniken mit dem systemischen Ansatz des Mailänder Teams (Selvini Palazzoli, Boscolo, Cecchin, Prata) zu integrieren.

Teil 1: Ericksonsche Therapie und Familientherapie – Versuch einer Synthese

Bernhard Trenkle

Um das Denken über den therapeutischen Prozess zu strukturieren, benutzen wir die Formel FD x X = Z. Dabei repräsentiert »FD« die Beschreibung der Familie oder Familiendynamik; »X« ist das Repertoire von therapeutischen Interventionen und »Z« umfasst die therapeutischen Ziele. Oder anders ausgedrückt: »FD« ist eine Beschreibung der Familie vor der Therapie, »Z« beschreibt die Lage nach erfolgreichen Interventionen und »X« ist die Serie von therapeutischer Interaktion, Kommunikation und Intervention, die zum angestrebten Zustand »Z« führt.

Diese Formel stellt natürlich eine erhebliche Reduktion oder Abstraktion des komplexen zirkulären und vielfältig verflochtenen familientherapeutischen Prozesses dar.

Wir benutzen diese Formel als Grundmodell, um die enorme Menge der im therapeutischen Prozess zu verarbeitenden Daten zu strukturieren – insbesondere für die Behandlungsplanung und Supervision.

»FD«: Diagnose und Familiendynamik

Der »FD«-Operant enthält eine Beschreibung des familiären Beziehungsnetzes, so kurz gefasst und genau, wie sich dies sowohl mittels unserer Alltagssprache als auch mithilfe der familientherapeutischen Terminologie darstellen lässt.

Im Prozess der Informationsgewinnung und -darstellung sind folgende epistemologische Gesichtspunkte von Bedeutung:

- Ebenso wie die Kenntnis bestimmter familiendynamischer Konzepte die Wahrnehmung des familiären Geschehens formt (vgl. die sog. Sapir-Whorf-Hypothese; Whorf 2008), kann durch die Beobachtung einer Familie die Verwendung eines bestimmten familiendynamischen Konzepts stimuliert werden.
- »Konzepte lassen sich mit den »Grundeinstellungen« eines Teleskops vergleichen, die sich zwar überschneiden, jedoch jeweils andere Aspekte der zwischenmenschlichen Realität erfassen« (Stierlin et al. 1980, S. 22).
- »Die Landkarte ist nicht die Landschaft« (Korzybski 1933). Damit meinen wir: Die in Worte gefasste Familiendiagnose ist nicht die Familie, genauso wie ein noch so gutes Porträtfoto nicht mit der Person gleichzusetzen ist.
- Ein gutes Porträtfoto zeigt manchmal Aspekte, die leicht übersehen werden.
- »In der Psychotherapie hörst du zu, was die Patienten sagen; du gebrauchst ihre Worte und du kannst diese Worte verstehen. Du kannst deine eigenen Bedeutungen in diesen Worten unterbringen, aber es ist wirklich die Frage, welche Bedeutung hat der Patient in diesen Worten untergebracht. Das kannst du nicht wissen, weil du den Standpunkt *(frame of reference)* des Patienten nicht kennst« (Erickson a. Rossi 1981, p. 255; Übers.: B. T.).
- Eines der ericksonschen Grundprinzipien lautet, dass jede Person ein einzigartiges Individuum ist. Es ist wichtig, ein Bild von der Einzigartigkeit jeder Familie und jedes Familienangehörigen zu gewinnen.

Bevor verschiedene Ebenen des »FD«-Operanten dargestellt werden, soll auf ein weiteres Behandlungsprinzip von Erickson hingewiesen werden, nämlich das Identifizieren und Stärken von persönlichen Ressourcen. Erickson hatte eine brillante Fähigkeit, scheinbar überwältigende Handicaps in Ressourcen umzuwandeln, die das Leben der Klienten veränderten. Diese Strategie haben auch Stierlin et al. (1980, S. 46) hervorgehoben:

> »Allgemein gilt: Positive Kräfte, Ressourcen und Wachstumspotenziale in der Familie sind besonders dort zu suchen, wo sie anscheinend fehlen, also bei dem ›kranken‹, ›schwachen‹ oder ›verrückten‹ Indexpatienten, in destruktiven Verhaltensweisen, bei einem kleinen, schweigsamen,

aber aufmerksam beobachtenden Kind, in der symbiotischen ›Einigkeit‹ der Familie oder bei einem abwesenden Familienmitglied.«

Im Erstinterview wie im weiteren Verlauf der Behandlung liegen folgende diagnostische Ebenen im Blickfeld der Aufmerksamkeit. Es gibt viele andere Faktoren, die im Einzelfall zu berücksichtigen sind. Die folgenden fünf Ebenen halten wir als therapeutische Ausgangspunkte für besonders wertvoll und für Familientherapeuten für sinnvoll.

Ebenen des »FD«-Operanten

1. die fünf Perspektiven des Heidelberger familiendynamischen Konzeptes (Stierlin et al. 1980): bezogene Individuation, Interaktionsmodi von Bindung und Ausstoßung, Delegation, Mehrgenerationenperspektive von Vermächtnis und Verdienst, Status der Gegenseitigkeit
2. das »Circumplex-Modell« von Olson et al. (1979): Kohäsion, Adaptabilität
3. Stadium des familiären Lebenszyklus
4. Ressourcen, Potenziale
5. Symptome, Probleme

»Z«: die Ziele

Die Ziele werden von der Familie ebenso definiert wie vom Therapeuten. Ziele können sich teilweise von den diagnostischen Konzepten und von den bei einer Familie wahrgenommenen Ressourcen herleiten. Bezeichnet man »FD« als Istzustand, könnte man »Z« auch als Sollzustand definieren.

Die folgenden sechs Ebenen von Zielen wollen wir hervorheben:

Ebenen des »Z«-Operanten

1. Ziele, die von Familienmitgliedern definiert werden
2. Ziele, die sich aus den fünf Perspektiven des Heidelberger familiendynamischen Konzeptes herleiten
3. Ziele, die sich aus dem »Circumplex-Modell« herleiten
4. Ziele, die sich daran ausrichten, das nächste Stadium des familiären Lebenszyklus zu erreichen
5. Ziele, die sich aufgrund des Vorhandenseins einer Ressource anbieten

6. Ziele, die Problemlösungen oder Symptomveränderungen betreffen.

»X«: Kommunikation, Interventionen, Techniken

Mit »FD« und »Z« ausgerüstet, bleibt die Aufgabe, die Operationen zu finden, die es möglich machen, von »FD« ausgehend zu »Z« zu gelangen. Bleiben wir in der mathematischen Metapher, so gilt: Wenn ein Operant und das Resultat feststehen, so muss der Multiplikator gefunden werden, der die Gleichung erfüllt. Auf dieser Ebene der therapeutischen Interaktion ist Ericksons Einfluss von eminenter Bedeutung. Ericksonsche Interventionsstrategien beinhalten beispielsweise Geschichten erzählen, Metaphern, Paradoxa, Symptomverschreibungen, indirekte Suggestionen, die Nutzung hypnotischer Phänomene als Ressource, Aufgaben, die Benutzung von Symbolen, Mehrebenenkommunikation und Umdeuten (Reframing).

Ebenen des »X«-Operanten

Familientherapeutische Techniken:

- den Dialog initiieren
- aktives Umstrukturieren
- Einsicht und Versöhnung anstreben
- überfällige Trauerarbeit initiieren
- Familienskulpturen
- paradoxe Verschreibungen, Rituale
- Hausaufgaben
- zirkuläres Fragen

Ericksonsche Techniken:

- Geschichten erzählen, Metaphern, Anekdoten, Symbole, mehrfach eingebettete Metaphern
- Paradoxa, Binds, Symptomverschreibungen
- Umdeuten und Umdefinieren (Reframing)
- Verhaltensgewohnheiten abschwächen, Humor, Schock, Überraschung, Konfusion
- Ja-Haltung (Yes-Set)
- Aufgaben
- »Bestrafung und Prüfungen« (Ordeal-Techniken)
- Ressourcen finden und ausbauen

Familientherapeutische Techniken sind oft vage formuliert. Erfahrene Familientherapeuten benutzen nach unserer Beobachtung unbewusst »ericksonsche« Techniken, ohne dies explizit zu machen.

Allerdings, nicht Ericksons brillantes Interventionsrepertoire stellt den Kern seines therapeutischen Genies dar, brillant war vielmehr sein besonderer Stil, die Bedürfnisse des jeweiligen Individuums einzigartig zu treffen. Therapeuten steht es gut an, eher das Maßschneidern der Behandlungen auf die jeweiligen Klienten zu betonen, als danach zu streben, bestimmte Techniken zu anzuwenden. Zeig (1980b) diskutiert diagnostische Parameter dafür und beschreibt vier wichtige Faktoren: Absorption, Antwortbereitschaft oder Empfänglichkeit *(responsiveness)*, Aufmerksamkeit *(attentiveness)* und Kontrolle. Er stellt fest, dass die hypnotischen und psychotherapeutischen Techniken für eine subdominante *(one-down)*, nach außen orientierte Person, die stark auf direkte Suggestionen reagiert, anders sein sollten als die therapeutischen Techniken für eine dominante *(one-up)*, nach innen gewandte Person, die mehr auf indirekte Suggestionen reagiert. Wir versuchen, ähnliche diagnostische Kategorien zu verwenden, um unsere Interventionen und die therapeutische Kommunikation maßzuschneidern und um die individuellen Bedürfnisse jeder Familie zu treffen.[1]

Betrachten wir wieder die Metapher mit der mathematischen Gleichung, so halten wir es für sinnvoll, diese diagnostischen Aspekte nicht von vorneherein in diesem Rahmen darzustellen. Wir benutzen diese vielmehr wie elegante Rechenoperationen, wie etwa das Kürzen beim Bruchrechnen, das beträchtlich an Zeit und Rechenarbeit spart, sofern man seine Kenntnisse der Primzahlen und des großen und kleinen Einmaleins hierfür benutzt. Die eigentliche Arbeit konzentriert sich dadurch auf das Wesentliche.

Bevor wir »ericksonsche Primzahlen« auflisten, diskutieren wir die gesamte Gleichung im Kontext des Circumplex-Modells (Olson et al. 1979). Wir verwenden dazu ein hypothetisches Beispiel, das wir aus der Ebene »Kohäsion« ableiten. Wir gehen von einer »enmeshed family« (symbiotisch verschmolzene Familie) aus und arbeiten in Richtung einer »connected family« (gebundene Familie). Für dieses Beispiel beschränken wir unsere Analyse auf die Unterebenen »Raum« und »Zeit« der Kohäsionsdimension.

1 Siehe »Diagnostische Kriterien von J. K. Zeig«, Arbeitsblatt, Fuschl, 1983.

In unserer Formel lautet die Gleichung:

»FD«	x	»X«	=	»Z«
symbiotisch verschmolzene Familie		Techniken (diagnostizierte Primfaktoren)		mehr Privatheit in Raum und Zeit

»FD« ergibt in Verbindung mit den Techniken, die in Abhängigkeit von den diagnostizierten Besonderheiten der Familie stehen, schließlich das Ziel »Z«.

Der Versuch, für ein individuelles Familienmitglied mehr »Raum« zu schaffen, kann davon abhängen, wie die Familie »Raum« definiert. In Abhängigkeit vom Repräsentationssystem (vgl. Bandler a. Grinder 1976), das primär benutzt wird, kann dies heißen: »Niemand kann mich sehen« oder »Niemand kann mich hören«. Manche brauchen nur eine geschlossene Tür für Privatsphäre, andere 1000 km Abstand, um dieses Gefühl aufrechterhalten zu können. Familien unterscheiden sich auch bezüglich ihres Tempos. Einige bevorzugen schnelle und dramatische Veränderungen; andere langsame, sanfte Veränderungsprozesse. Einige Familien sind der Meinung, dass der Therapeut sich mehrere Stunden mit ihnen beschäftigen muss, bevor er sie wirklich verstehen kann. Andere dagegen erwarten Diagnose nebst Lösungsvorschlag nach 20 Minuten.

Symbiotisch verschmolzene Familien können ihren Widerstand entweder durch übertriebene Kooperation oder durch Verweigerung der Kooperation äußern. Bei kooperativen Familien arbeiten wir stärker mit direkten Suggestionen und Aufgaben. Unkooperative Familien ziehen größeren Gewinn aus paradoxen (vgl. Papp 1980) oder aus indirekten Methoden (z. B. Geschichten, indirekte Suggestionen usw.).

Das Circumplex-Modell unterscheidet in der Dimension Anpassungsfähigkeit zwischen »chaotischen« und »rigiden« Familien. Im letzteren Fall benutzen wir oft Konfusionstechniken, um festgefahrene rigide Denkmuster zu überladen und zu unterbrechen, um dann anschließend die Idee »Privatraum« einzustreuen. In »chaotischen« Familien versuchen wir zuerst einmal, die Aufmerksamkeit zu fokussieren, um dann präzise und wiederholt über die Entwicklung von Privatraum zu sprechen.

Einige Familien sind gut im Analysieren oder Denken; andere haben einen ausgezeichneten Zugang zu ihren Gefühlen; wieder andere sind gut im Tun, im praktischen Anpacken von Dingen. Wir können diese Fähigkeiten als Ressourcen nutzen, um einen weniger entwickelten Aspekt im Hinblick auf das Ziel »Privatraum« bzw. »private Zeit« auszubauen. Aber wir können einen überentwickelten Aspekt auch verschreiben oder strikt verbieten, einen unterentwickelten auszubauen. Bei einer Familie, die ihre Probleme endlos analysiert, jedoch nichts praktisch anpackt, verschreiben wir ein noch intensiveres gemeinsames Nachdenken und untersagen strikt jegliche praktische Veränderung. In einem anderen Fall verschreiben wir ein Ritual mit mehr oder minder sinnlosen hektischen Aktivitäten und verbieten strikt jegliches Denken über Sinn und Zweck familiärer Aktivitäten.

Für eine Mutter, die in ihrem *Aufmerksamkeitsstil* nach außen gerichtet ist, kann es akzeptabler sein zu vertreten, dass ein Kind mehr Raum und Zeit für sich braucht, um seine Sinne zu entwickeln. Während ein Vater, der eher nach innen gerichtet ist, leichter die Idee aufgreifen würde, sein Kind benötige Zeit und einen Platz zum Tagträumen und zur Entwicklung seiner Fantasiewelt.

Familien unterscheiden sich hinsichtlich ihrer Muster des *Gebens* und *Nehmens*. Wenn Eltern sich z. B. schuldig fühlen, nicht genügend für ihre Kinder getan zu haben, halten sie diese oft eng an sich gebunden, um das wiedergutmachen zu können. Ein eigenes Zimmer für ein solches Kind als immenses – z. B. finanzielles – Opfer zu definieren, kann für solche Eltern Grund sein, diesem Zimmer zuzustimmen. Der Therapeut kann auch die Lebensphilosophie oder religiöse Einstellung für dieses Ziel nutzen. Einer Familie, die an östlichen Philosophien oder an Meditation interessiert ist, kann man vorschlagen, über den Text »Von der Ehe« (Gibran 1979) zu meditieren:

> »Singet und tanzet zusammen und seid fröhlich, doch lasst jeden von euch alleine sein.
>
> Gleich wie die Saiten einer Laute alleine sind, erbeben sie auch von derselben Musik …
>
> Und stehet beieinander … doch nicht zu nahe beieinander:
>
> Denn die Säulen des Tempels stehen einzeln, und Eichbaum und Zypresse wachsen nicht im gegenseitigen Schatten.«

Für Familien mit betont christlicher Orientierung bewährte sich die Aufgabe, über beide Teile des Satzes »Liebe deinen Nächsten, wie dich selbst« nachzudenken. Der Spruch »Jeder denkt an sich, so ist an jeden gedacht« zeigt nicht nur für Familien mit humorvoller Einstellung in die therapeutisch gewünschte Richtung.

Bei *dominanten* Personen ziehen wir es vor, indirekte Techniken zu benutzen; mit *subdominanten* Personen können wir direkter arbeiten.

Ausgehend von den diagnostischen Kategorien Zeigs betrachten wir folgende »Primfaktoren« für ein »Maßschneidern« der Behandlung als besonders wesentlich:

- kooperativ/unkooperativ
- Repräsentationssysteme
- Umgang mit dem Faktor Zeit und Raum
- chaotisch/rigide
- denken/fühlen/handeln
- externe vs. interne Aufmerksamkeit
- geben/nehmen
- Lebensphilosophie/Religion
- dominant/subdominant

Bei der Erörterung dieser »Primfaktoren« haben wir Aspekte ericksonscher Therapie berührt, die an anderer Stelle unter folgenden Überschriften abgehandelt werden: »Triff die Klienten auf der Ebene ihres Weltbildes« (Lankton a. Lankton 1983, p. 18; Übers. B. T.), »Pacing and Leading« (Bandler a. Grinder 1975) und »Utilisation« (Erickson 2015b).

Wir benutzen die Gleichung als ein Hilfsmittel, um den therapeutischen Kommunikationsprozess und die Interventionen zu analysieren, zu planen und zu strukturieren. Wie Gilligan (1982, p. 93) sind auch wir der Meinung

> »ein effizienter ericksonscher Hypnotherapeut denkt vor und nach klinischen Sitzungen jeweils lang und intensiv nach; während er jedoch tatsächlich mit einem Klienten arbeitet, lässt er sein Unbewusstes die Früchte dieses Nachsinnens ernten« (Übers.: B. T.).

Auf neue Art zuhören lernen
Ein 33 Jahre alter Mann kommt wegen seines schweren Stotterns in Begleitung seiner Eltern in Therapie. Die Beziehung zwischen Mutter und Sohn kann mit den Begriffen »hohe Kohäsion« und »niedriges Niveau an bezogener Individuation« beschrieben werden. Der Sohn ist dazu delegiert, die Verantwortung für das Restaurant zu übernehmen, das seit Generationen im Besitz der Familie ist. Im Mehrgenerationenvermächtnis der Familie ist es ihm nicht erlaubt, seine eigenen Wege zu gehen, ähnlich wie die Mutter ihren Eltern gegenüber gehorsam war und ist. Der Sohn hatte noch nie eine Beziehung zu einer Frau. Er verbringt seine Zeit ausschließlich damit, zusammen mit seiner Mutter und den Großeltern im Restaurant zu arbeiten.

Nach wenigen Sitzungen wird es offensichtlich, wie schwierig es für die Mutter ist, ihren Sohn für sich selbst sprechen zu lassen. Wann immer der Sohn selbst auf eine Frage antwortet oder mit einem eigenen Gedanken kommt, hört sie auf, ihn anzuschauen, und geht einen Moment mit ihrer Aufmerksamkeit nach »innen«. Sie hört scheinbar nicht mehr zu, hat ihn ausgeblendet. Dann springt oder gleitet sie zu anderen Themen, verlässt den zuvor geteilten Aufmerksamkeits- und Themenfokus, wie es Wynne und Singer (1966) und Singer (1978) beschrieben haben. Der Sohn – und nicht selten die Therapeuten – schauen verwirrt.

Das therapeutische Ziel besteht darin, eine strukturiertere Kommunikation zu erreichen, ein höheres Maß an bezogener Individuation und eine schwächere Kohäsion. Wir beenden die Sitzung mit einer Geschichte und einer darauf bezogenen Aufgabe:

»Kürzlich hatte ich einen Mann in Therapie, der so etwa Mitte 30 war. Er sah gut aus und war beruflich sehr erfolgreich. Allerdings wollte er Suizid begehen. Und zwar, weil er nach einer Tumoroperation am Gehirn seine Stimme verloren hatte. Als ich ihn kennenlernte, hatte er bereits gelernt, auch ohne seine normale Stimme zu sprechen. Die Logopädin verstand jedes Wort. Ich verstand nur die ersten vier oder fünf Worte, dann verlor ich jeweils den Faden. Es war schwer herauszufinden, warum. Schließlich erkannte ich, dass ich auf eine neue Art zuhören lernen musste. Ich verstand, dass ich, wenn ich sehr engagiert war oder jemanden ganz besonders mochte, in Gefahr war, über Möglichkeiten nachzudenken, wie ich ihm helfen könnte, nach innen zu gehen und nachzudenken, was ich dazu sagen könnte …«

Ich diskutiere dann ausführlich, wie man gleichzeitig hören und denken kann und wie diese Prozesse unbewusst und automatisch gesteuert werden. Wiederholt streue ich dabei **»auf eine neue Art zuhören lernen«** ein.

»... ich hatte wohl gelernt, gleichzeitig zu hören und zu denken, aber nicht, gleichzeitig zu sehen und denken. So sagte ich zu mir: ›Du hast **anderen auf eine neue Art zuhören** zu lernen. **Und: ich sage das zu Ihnen,** da ich weiß, wie sehr Sie sich für Ihren Sohn einbringen und wie sehr Sie ihn lieben. Und weil dies so ist, ist meine Vermutung, dass Sie ebenfalls recht schnell nach »innen« gehen, um ihm zu helfen. Und dann verpassen Sie, was er sagt.

Und deshalb bekommen Sie die folgende Hausaufgabe: Finden Sie heraus, wie viele Worte er sagt, an die Sie sich erinnern können, bevor Sie beginnen, darüber nachzudenken, wie Sie ihm helfen können, weil Sie ihn so sehr lieben. Und in der nächsten Stunde berichten Sie uns davon.«

Die hervorgehobenen Worte in der obigen Geschichte wurden mit einer anderen Betonung suggestiv gesprochen: **»auf eine neue Art zuhören lernen«.**

Zur nächsten Sitzung kommt die Mutter offensichtlich geschockt und berichtet, dass sie meistens nicht in der Lage gewesen sei, sich auch nur an ein einziges Wort zu erinnern, das ihr Sohn gesagt habe. Dies ist ein wichtiger Schritt. Wir, die Therapeuten, führen aus, wie wichtig ihre – der Eltern – Hilfe sei, weil es für Stotterer darauf ankomme, dass andere während des Sprechens wirklich zuhören.

Immer seltener war es von therapeutischer Seite notwendig, die Kommunikation zu strukturieren, indem wir auf diese Geschichte nebst Aufgabe Bezug nahmen.

Unter den verschiedenen ericksonschen Techniken, die wir in dieser Therapie verwendeten, fanden sich:

- Geschichten erzählen und Metaphern benutzen
- Einstreutechnik, um neues Verhalten zu »säen« und zu suggerieren
- über das bewusste und das unbewusste Denken kommunizieren
- eindringendes Kommunikationsverhalten in Liebe und Sorge umdeuten und dies als Ressource nutzen
- ein unbewusstes Verhaltensmuster mithilfe einer Aufgabe durchbrechen
- eine Verhaltenssequenz, die in einem Zustand nach innen gerichteter Aufmerksamkeit endet, so verändern, dass die Verhaltenssequenz in nach außen gerichteter Aufmerksamkeit endet.

Teil 2: Der ericksonsche Ansatz in der systemischen Familientherapie

Gunther Schmidt

Unter den verschiedenen familientherapeutischen Konzepten hat der Ansatz der Mailänder Gruppe (Selvini, Boscolo, Cecchin, Prata) ab Mitte der 1970er-Jahre großen Einfluss gewonnen. Dieser auch als »systemisch« bezeichnete Ansatz baut konsequent auf Theorien von Bateson und auf der allgemeinen Systemtheorie auf. Diese Theorien werden mehr und mehr als die epistemologische Grundlage der Familientherapie akzeptiert. Neben den Publikationen der Mailänder Gruppe selbst (z. B. Selvini et al. 1977, 1981) lassen sich als weitere wichtige Beiträge, die unterschiedliche Aspekte dieses Ansatzes herausarbeiten, Arbeiten von Penn (1982), Hoffman (1982) sowie von Tomm (1984) nennen. Hier werden auch die Möglichkeiten des »zirkulären Fragens« herausgearbeitet. Das sogenannte »zirkuläre Fragen« ist das wichtigste Instrument der Mailänder Gruppe für die Durchführung des therapeutischen Familieninterviews.

Das Konzept der systemischen Familientherapie basiert, wie erwähnt, auf Batesons Theorien, besonders auf den Prinzipien der Zirkularität, der Koevolution und der doppelten Beschreibung (Penn 1982). Ebenfalls sehr wichtig ist das darin enthaltene Verständnis des Begriffs »Information«. Orientiert an Bateson wird darunter verstanden, dass jedes Wissen über äußere Ereignisse von deren Beziehung zueinander abhängt. Menschen denken in Begriffen von Beziehungen; Informationen sind Botschaften über Unterscheidungen, über Unterschiede, und ein Unterschied ist eine Information (Selvini et al. 1981).

Ein Hauptinstrument des Interviewprozesses besteht deshalb darin, ständig Fragen zu stellen nach Unterschieden in den Beziehungen und deren Veränderungen über die Zeit hinweg. Meist wird bei diesem Frageprozess ein Familienmitglied über die Beziehung von zwei oder mehreren anderen Mitgliedern befragt (dies geschieht fast immer in deren Anwesenheit). Es ist auch möglich, strategische Fragen über nicht anwesende signifikante dritte Personen im Interview zu stellen; diese Aspekte sollen hier aber nicht diskutiert werden. Ein solcher Frageprozess wird mit jedem Familienmitglied durchgeführt. Die so gewonnenen Informationen werden dann dazu benutzt, eine sorgfältig gestaltete Intervention am Schluss der Sitzung zu entwickeln (Selvini et al. 1981).

Eine solche Intervention enthält üblicherweise die positive Konnotation aller Verhaltensweisen aller Familienmitglieder; manchmal werden Rituale verschrieben und »paradoxe« Umdefinitionen (Reframing) vorgenommen; weiter sind die langen Intervalle zwischen den Sitzungen sehr wichtig (üblicherweise ca. vier Wochen, siehe Selvini u. Prata 1985).

Orientiert an diesem Konzept arbeiten wir seit einigen Jahren mit gutem Erfolg. In der ersten Zeit gingen wir (wie das Mailänder Team auch) von der Annahme aus, dass der Hauptzweck des Interviews darin bestünde, das Wissen der Therapeuten über das System zu vermehren.

> »Der Therapeut wird auf diesem Wissen seine therapeutischen Interventionen, Kommentare und verschiedenen Verschreibungen am Ende der Sitzung aufbauen« (Selvini et al. 1981).

Hoffman (1982) weist darauf hin, dass das Mailänder Team und ebenfalls sie selbst davon ausgehen, dass dieser Prozess des zirkulären Fragens keine Instruktionen, Antworten und Interpretationen gibt, er besteht ja nur aus Fragen. Sie erwähnt aber auch, dass das zirkuläre Fragen selbst offensichtlich schon einen verändernden Effekt zu haben scheint. In der Arbeit mit dem Mailänder Ansatz sahen wir im Laufe der Zeit mehr und mehr, dass diese Auffassungen zu verkürzt sind. Wir bemerkten, dass der Prozess des zirkulären Fragens selbst ein außerordentlich nützliches therapeutisches Instrument sein kann, in vielerlei Hinsicht sogar effektiver als Verschreibungen und positive Konnotationen am Ende der Sitzung. Aus unserer Sicht werden die therapeutischen Möglichkeiten in unnötiger Weise eingeengt durch die Vorstellung, dass der Interviewprozess in erster Linie dazu dienen soll, das Wissen aufseiten der Therapeuten zu vermehren. Inzwischen haben wir diese Auffassung aufgegeben. Wir sehen nun die Hauptaufgabe des Interviews darin – und zwar von Beginn an – der Familie relevante Informationen zu geben. So wollen wir Assoziationsmuster, Verhaltenspotenziale und Einstellungen hervorrufen, die von den Familienmitgliedern für die Lösung der eingebrachten Probleme genutzt werden können. Natürlich wollen wir nicht sagen, dass es unwichtig ist, Informationen zu bekommen. Jede Information, die das Bild der Organisationsmuster des Systems klärt, kann den Therapeuten helfen, ihre Hypothesen zu überprüfen und ihre Strategien im Interesse besserer Effekte zu modifizieren. Aber wir sehen das Gewinnen und das Geben von Informationen als einen synchronen Prozess an, und in vielen Fällen scheint uns das Geben von Informationen durch Fragen eine viel bedeutsamere Wirkung zu haben als das Gewinnen von Informationen.

Fragen nach Informationen nutzen wir hauptsächlich als ein Vehikel für das Feedback von Informationen und für ein intensives »Säen von neuen Ideen«. Interessanterweise scheint ein Teil des früheren Mailänder Teams (Selvini, Prata) das ursprüngliche Konzept nun zu modifizieren. In der Diskussion einer Standardverschreibung, die sie Eltern von psychotischen Indexpatienten geben, bemerken sie:

> »Die Verschreibung scheint das laufende Spiel zu unterbrechen, ohne dass es notwendig für die Therapie wäre, vorher zu verstehen, um welches Spiel es gegangen ist (...) früher sagten wir, dass das Schlüsselelement bei der Durchführung kompetenter Sitzungen mit unserem Ansatz das Sammeln signifikanter Informationen ist (...) aber trotz aller Anstrengungen, die wir unternehmen, ist es nur die Verschreibung, die die schizophrenen Familien dazu veranlasst, uns Informationen zu geben. Dies ist ein weiterer Beweis dafür, falls dieser Beweis noch notwendig gewesen sein sollte, dass es effektiv ist, die Familie zum Handeln zu bringen, anstatt sie zum Reden zu bringen« (Selvini u. Prata 1985).

Wir finden diese Auffassung sehr nützlich; sie scheint auch unsere Annahme zu bestätigen, dass das Entscheidende der Prozess ist, neue Informationen in das System einzugeben. Sie beschränkt sich jedoch auf den Effekt der Verschreibung, sie schließt nicht den gesamten Interviewprozess ein (jedenfalls nicht explizit, denn wir denken, dass eine Menge wichtiger Interaktionsprozesse während des Interviews notwendig sind, um eine Familie dazu zu bringen, die vorgeschriebene Aufgabe wirklich durchzuführen. Über diese Prozesse wird leider in der zitierten Arbeit nichts gesagt).

Wir fassen nun das gesamte Interview als einen Rahmen für ständige indirekte hypnotherapeutische Strategien auf. Hierfür können Milton H. Ericksons Verständnis des therapeutischen Prozesses und des therapeutischen Wandels und seine meisterhaften Techniken sehr gut kombiniert werden mit den Vorteilen eines systemischen Konzepts und der geradezu genialen Methode des zirkulären Fragens, durch die alle Elemente eines relevanten Systems einbezogen werden können. Jede Sitzung entwickelt sich so zu einer indirekten Hypnotherapie, ohne dass dies jemals erwähnt werden müsste.

Zur Erläuterung für die folgenden Ausführungen wollen wir kurz an eine grobe Schematisierung einer Tranceinduktion im ericksonschen Stil erinnern:

- Erfassen und Aufrechterhalten der Aufmerksamkeit der Klienten
- Fokussieren der Aufmerksamkeit auf einige wichtige innere Wirklichkeiten (Gefühle, Fähigkeiten, Erinnerungen usw.)
- Außerkraftsetzen der gewohnten Denk- und Erfahrungsmuster durch Ablenkung, Konfusion, Zweifel usw.
- Aktivieren unbewusster Prozesse durch das Hervorrufen persönlicher Assoziationen, Gedankensequenzen, Suchprozesse usw.
- Hypnotische Reaktionen als Ergebnisse dieser hervorgerufenen Erfahrungsmuster, die die Klienten als autonom auftretend erleben (Erickson u. Rossi 1981).

Nach unserer Meinung enthält schon der ursprüngliche Mailänder Ansatz eine Menge indirekter hypnotherapeutischer Elemente, obgleich dies nicht das Ziel des Konzepts war. In mehreren persönlichen Diskussionen mit Boscolo und Cecchin bestätigten sie auch, dass sie nicht darauf abgezielt hatten. Auch in der Literatur werden diese Aspekte nicht erwähnt.

Hier einige Beispiele für typische Elemente indirekter Hypnotherapie im Mailänder Ansatz:

1. Die Therapeuten strukturieren den Verlauf der Sitzung sehr aktiv; die Familie wird durch ständiges zirkuläres Fragen in eine Komplementärposition gebracht (siehe Haley 1978b). Dieser Prozess findet statt, ohne dass dies verbal kommentiert werden müsste. Die Therapeuten übernehmen die Führung im Ablauf der Sitzung (oder tun das wenigstens üblicherweise, wenn sie konsequent zirkulär fragen und so reagieren, dass sie die angebotenen Kommunikationen nutzen). Ihr Verhalten drückt diese Führung als Vorannahme aus und ist deshalb nicht diskutierbar.
2. Der ständige Fragefluss resultiert in einer starken Fixierung der Aufmerksamkeit; dies ist auch ein Effekt der Tatsache, dass niemand in der Familie je sicher sein kann, wann und wie

Fragen an ihn gerichtet werden könnten. Man braucht keine offene Aufforderung, die Aufmerksamkeit zu fokussieren, die Situation enthält in sich selbst dieses gewisse Maß an Unsicherheit, das dazu verhilft, dass die Position und die Äußerung der Therapeuten für die Familienmitglieder sehr wichtig werden.

3. Häufig werden »Schlüsselworte« der Familie aufgegriffen. Sie werden als wichtige Hinweise auf das »Familienparadigma« aufgefasst und durch Fragen nach Unterschieden in den Kontext der ganzen Familie eingespannt. Dieses Aufgreifen und Umdefinieren in den familiären Kontext ist eine wirksame Utilisationsstrategie (siehe z. B. Erickson u. Rossi 1981) mit Pacing (Aufgreifen der Schlüsselworte) und Leading (Schlüsselworte überleiten in den Familienkontext).[2] So kann der Rapport verstärkt werden und gleichzeitig können neue Ideen eingegeben werden, ohne dass ein dyadischer Empathieaustausch notwendig wäre, welcher als einseitige Koalition mit einem Familienmitglied aufgefasst werden könnte. (Wenn z. B. der Therapeut ausdrücklich seine Empathie mit einer weinenden Mutter ausdrücken würde, die sich über ihren Mann beklagt.) Rapport und Neutralität sind so gut miteinander vereinbar.
4. Beinahe alle Fragen werden in zirkulärer Weise gestellt (Selvini et al. 1981; Penn 1982; Hoffman 1982). Die Struktur der Fragen zeigt eine hohe Isomorphie mit den Feedbackschleifen in der Familie. Jede dieser Fragen ist im Grunde eine indirekte Suggestion, eine Vorannahme, die suggeriert, dass es überhaupt zirkuläre Beziehungsmuster in den Interaktionen zwischen den Beteiligten gibt und dass sie offensichtlich eine wichtige Rolle in dieser Familie spielen. Die meisten Familien, die zur Therapie kommen, orientieren sich an einer linearen Epistemologie als Organisationselement ihrer Wahrnehmung und ihrer Erklärungen über die Welt. Man kann davon ausgehen, dass üblicherweise diese lineare Weitsicht das familiäre Problem stabilisiert (siehe z. B. Watzlawick et al. 1967; Watzlawick et al. 1974). Nun bekommt in der Sitzung durch das zirkuläre Fragen die Familie beinahe ohne Pause indirekte Suggestionen dafür, Beziehungen in zirkulärer Weise zu sehen. Dies erfolgt aber ohne manifestes Infragestellen der linearen Epistemologie. Die Erfahrung zeigt, dass Familien-

2 Zum Konzept von Pacing und Leading siehe z. B. Gilligan 1982.

mitglieder nach einiger Zeit wie von selbst die angebotene neue Sichtweise übernehmen und sie in die autopoietische Organisation der Familie einbauen.[3] Dies bedeutet auch, dass sie oft neue und funktionalere Problemlösungen in selbsttätiger Weise entwickeln, ohne dass der spezifische Probleminhalt im Fokus einer therapeutischen Sitzung gewesen wäre.

5. Dieser Prozess weist eine interessante Kommunikation auf mehreren Ebenen auf. Die Fragen mit ihren komplizierten Aspekten und oft auch neuen Perspektiven absorbieren die bewusste Aufmerksamkeit in intensiver Weise. Gleichzeitig können die impliziten Botschaften, die Interaktion in zirkulärer Weise zu sehen, das bewusste Denken umgehen und direkt in die unbewusste Organisation der Wahrnehmung aufgenommen werden.
6. Die Fragen sind oft überraschend und komplex. Häufig führen sie ziemlich schnell zu einer *Überladung des bewussten Denkens* der Familienmitglieder. Das aktive Strukturieren der Therapeuten führt an sich schon oft zu einer wirksamen Unterbrechung der redundanten, problemstabilisierenden Verhaltenssequenzen der Familie. Die Überladung des bewussten Denkens verstärkt diesen Prozess noch. Die Klienten verlieren gewissermaßen ihre üblichen bewussten Muster aus den Augen (z. B. durch Fragen wie »Was denken Sie, was Ihre Mutter denkt, wenn Ihr Vater sich in Beziehung zu Ihrer Schwester in dieser oder jener Weise verhält?«). Daraus entwickelt sich oft eine wirklich elegant intuitive *Konfusionstechnik* (Erickson u. Rossi 1981). So überrascht es auch nicht, dass man häufig viele verschiedene Trancephänomene beobachten kann: praktisch immer werden Alltagstrance-Phänomene entwickelt, manchmal auch intensive Katalepsie, Dissoziationsphänomene, Zeitverzerrung, Altersregression, auch positive und negative Halluzinationen. Dies ist üblicherweise, wie Erickson oft gezeigt hat, ein sehr guter Moment, um nützliche Problemlöse-Suggestionen anzubieten, die im normalen Wachbewusstsein zurückgewiesen würden. Leider bleiben diese Gelegenheiten bei einer üblichen Durchführung eines zirkulären Interviews oft ungenutzt, da diese Kommunikationsprozesse nicht berücksichtigt werden.

---

3 Zum Begriff der Autopoiese siehe Maturana a. Varela 1980.

7. Das Mailänder Konzept geht mit »Widerstand« in ähnlicher Weise um, wie es Erickson zu tun pflegte. Die positive Konnotation allen Verhaltens, besonders im Hinblick auf den Problemkontext, ist, wie erwähnt, ein übliches Vorgehen. Dieses beruht auf der Prämisse, dass alle beobachteten Verhaltensweisen auf den gemeinsamen Zweck gerichtet sind, die Kohäsion und Einheit der Familiengruppe zu erhalten (Selvini et al. 1977). Auch solche positiven Konnotationen enthalten eine indirekte Suggestion, denn alle Familienmitglieder werden auf dieselbe (Wert-)Ebene gehoben. Daneben ist dies oft ein gutes Pacing, denn selten wird sich jemand gegen eine solche Stellungnahme wenden, wenn er sich dadurch selbst kritisieren würde. Tut er es trotzdem, was manchmal vorkommt, ist dies genau der erste Schritt zur Veränderung, aber er kommt von einem Familienmitglied selbst. Wenn das Verhalten positiv konnotiert wird und auch eine Symptomverschreibung gegeben wird, richtet sich der Fokus der Aufmerksamkeit natürlich indirekt auch auf Veränderung, aber in einer nicht bedrohlichen Weise. Außerdem dient die positive Konnotation als ein neuer »Kontextmarker« (Wilks 1982).
8. Auch die Art, wie im Mailänder Ansatz mit Familiengeheimnissen umgegangen wird, kann als eine Utilisationsstrategie aufgefasst werden. Der Therapeut geht von der Prämisse aus, dass der Inhalt des Geheimnisses nicht annähernd so wichtig ist wie die Beziehungsstruktur, die sich durch die Aufrechterhaltung des Geheimnisses bildet. Dementsprechend wird der Therapeut darum bitten, das Geheimnis zu wahren, während er ständig Fragen stellt wie z. B.: »Wer weiß etwas darüber, wer nicht? Wer würde gern etwas darüber wissen, wer nicht? Was empfinden die Personen, die nichts über das Geheimnis wissen angesichts dieser Tatsache?« usw. So löst sich die Funktion des Geheimnisses in vielen Fällen von selbst auf, ohne dass es notwendig gewesen wäre, jemanden dazu zu nötigen, darüber zu reden. Dieses Vorgehen ist ebenfalls ein starker Kontextmarker (Wilks 1982) – ein Verhalten, das »spontan« auftrat, wird unterbrochen; es ähnelt auch der Aufforderung »Denken Sie nicht an die Farbe Blau!«, die ja gerade dazu führt, dass man an Blau denkt.

Der Mailänder Ansatz enthält noch verschiedene andere interessante indirekte hypnotherapeutische Kommunikationsformen wie z. B. Verschreibungen und Rituale, Fragen, die neue Ideen einführen, Provokationen durch Fragen, welche das Wertsystem der Familie herausfordern, hypothetische Fragen. Aus Platzgründen kann darauf hier nicht ausführlich eingegangen werden (siehe hierzu z. B. Schmidt 2015).

Alle diese hypnotherapeutischen Prozesse führen ohne Verschreibung oder Aufgabe dazu, dass Muster von Assoziationen, Wahrnehmungen, Verhalten und Erfahrungen hervorgerufen werden, die konstruktive und relevante Problemlösungen enthalten. Aber häufig geschieht dies eher intuitiv, unsystematisch. So lässt sich dann auch beobachten, dass schon hervorgerufene Prozesse wieder gestört werden durch Interventionen, die in entgegengesetzte Richtungen führen. Hypothetische Fragen z. B. wirken oft »spontan« als Einstreusuggestion (z. B. wenn der Therapeut fragt: »Nehmen wir an, X wird wieder aktiv und stellt befriedigende Kontakte her ...«). Ein Therapeut, der diesen Effekt nicht bemerkt, gerät leicht in die Gefahr, den so erzielten Erfolg zurückzunehmen, indem er Fragen stellt, die gegensätzliche Tendenzen einstreuen. Oft können wir solche Abläufe in der Supervision von Familientherapeuten beobachten, die mit dem Mailänder Ansatz arbeiten.

In unserer Arbeit gehen wir, orientiert an Erickson, davon aus, dass eine formelle Trance nicht notwendig ist, um effektiv Suggestionen zu vermitteln. Erickson wies darauf hin, dass eine »Reaktionsaufmerksamkeit« oder »Alltagstrance« ausreichend sei. Wir orientieren uns auch an dem Hinweis, dass schon Braid durch gezieltes Fragen hypnotische Phänomene bei Personen hervorrufen konnte, die scheinbar wach waren (Erickson a. Rossi 1981). Weiter lassen wir uns leiten von Sternbergs Erkenntnissen. Er beschreibt, dass das menschliche Gehirn auf unbewusster Ebene das ganze Gedächtnissystem durchforscht, wenn Fragen gestellt werden, sogar noch dann, wenn scheinbar zufriedenstellende Antworten auf bewusster Ebene gefunden worden sind (vgl. Erickson, Rossi u. Rossi 1978). So können weitergehende Prozesse in Richtung neuer konstruktiver Problemlösungen induziert werden. Auf der Grundlage dieses Verständnisses wenden wir Fragen und andere indirekte »Erickson-Techniken« in den verschiedenen Phasen des Therapieprozesses systematisch an. Aus Platzgründen müssen wir uns hier auf eine Auswahl der Möglichkeiten beschränken. Am Ende der Arbeit werden wir einige Hinweise auf die zahlreichen anderen Möglichkeiten geben.

Aufbau von Rapport und Definieren des Kontextes

Natürlich ist es ein primäres Ziel für uns, mit der ganzen Familie Rapport herzustellen und sie auf einen therapeutischen Kontext hin zu orientieren. Häufig arbeiten wir als Team mit Einwegscheibe und Videogerät. Schon die Erklärung dieses Settings bietet viele Möglichkeiten für indirekte Suggestionen, so zum Beispiel: »Bevor wir zusammen klären, welche Probleme und Lösungsmöglichkeiten es in der Familie gibt, wollen wir die Einrichtung des Raumes erklären«, oder: »Bevor wir in einen offenen Austausch über die relevanten Themen eintreten, wollen wir Ihnen den Raum erklären …«.

Einige Klienten lassen sich am Anfang von der Einwegscheibe irritieren. Wir versuchen antizipatorisch, hierfür schon ein Pacing und Leading einzusetzen, etwa folgendermaßen: »Dies ist eine Einwegscheibe. Dahinter beobachten uns einige andere erfahrene Mitglieder unseres Teams. Unsere Erfahrung ist es, dass mehrere Leute einfach mehr relevante Informationen wahrnehmen und mehr Ideen haben, die der Familie helfen können. Die Scheibe irritiert manchmal einige Leute am Anfang kurz, bevor sie sie vergessen und sich auf die wichtigen Fragen konzentrieren.«

Die Intervalle zwischen den Sitzungen betragen auch bei uns üblicherweise ca. vier Wochen. Wir nutzen die Erklärung dieser Struktur zum Beispiel so: »In diesen Sitzungen werden viele für die Familie wichtige Themen besprochen und bewusst oder unbewusst neue Erkenntnisse gewonnen, die bewusst oder unbewusst neue Perspektiven und Lösungsmöglichkeiten auslösen können.« (Manchmal fügen wir hier eine längere Erklärung der Begriffe bewusst/unbewusst hinzu, ähnlich, wie Erickson dies tat. Diese Erklärungen selbst sind natürlich wieder mit zahlreichen indirekten Suggestionen versehen. Deren Inhalt hängt davon ab, welche Zielvorstellung wir für diese Familie für sinnvoll halten.) Dann fahren wir fort: »Die Familien, so zeigt unsere Erfahrung, brauchen einfach diese Zeit, um diese Prozesse in organischer Weise zu verarbeiten und um sie in konstruktiver Weise zu nutzen.«

In der Familientherapie kommt es häufig vor, dass ihr einige Familienmitglieder eher skeptisch gegenüberstehen, während ein anderer Teil der Familie oder eine überweisende Person (z. B. aus dem Gesundheitssystem) sie nützlich findet. Deshalb stellen wir am Anfang viele Fragen zu den Vorstellungen und Absichten der Personen, die die Überweisungsinitiative hatten. Wir zeigen uns dabei oft eher überrascht oder zweifelnd oder skeptisch. Oft hat dies den Effekt, dass wir die Zweifel widerspiegeln (Pacing) und gleichzeitig die Familie dazu bringen, weitere Argumente für die Therapie zu entwickeln. Die Positionen kehren sich damit um, wir müssen überzeugt werden, nicht die Familie. Da die Erwartungen in der Familie üblicherweise eher umgekehrt sind, entsteht dadurch oft Konfusion, die wieder genutzt werden kann.

Möglichkeiten der Ko-Therapie

Ko-Therapie (zwei Therapeuten, die das Interview führen) bietet viele Möglichkeiten für indirekte Utilisationen. Zum Beispiel kann der Therapeut, der die Fragen stellt, auf verschiedenen Ebenen auch auf die Person eingehen (Pacing), die gefragt wird. Gleichzeitig kann der Ko-Therapeut auf die übrigen Familienmitglieder eingehen. Nach unserer Erfahrung bewirkt dies eine Verstärkung des unbewussten Rapports.

In einigen Fällen halten wir es für nützlich, dass die Therapeuten Meinungsverschiedenheiten während der Sitzung oder im Kommentar/in der Verschreibung am Ende der Sitzung offen zeigen (Splitting). So können wir mit Ambivalenz in isomorpher Weise umgehen. Dies ist sehr hilfreich in Familien mit starken Spaltungstendenzen, z. B. in schizopräsenten Familien (Stierlin 1983). Ein Therapeut vertritt die Position eines Teils der Familienepistemologie, der andere den anderen Teil. Wenn ein Therapeut auch noch den »hässlichen« Anteil übernimmt, also eine unpopuläre und ungeliebte Position, absorbiert er so üblicherweise die ganze familiäre Zurückweisung mit seiner Stellungnahme, und es wird für den anderen Therapeuten viel leichter, wichtige Botschaften einzuführen. Dies nutzen wir auch am Ende der Sitzung, wenn wir der Familie eine Aufgabe oder eine Interpretation geben. Der »böse« Therapeut schlägt die schlechtere Alternative vor, der »gute« bietet die Alternative an, von der wir uns tatsächlich wünschen, dass sie akzeptiert wird. Wenn etwa das Verhalten eines Familienmitglieds von einigen anderen in der Familie als Zeichen von Krankheit angesehen wird, während ein anderer Teil der Familie es als Zeichen von Faulheit ansieht, übernimmt der »böse« Therapeut die Definition der Krankheit, während der »gute« die Definition der Faulheit übernimmt.

Wir nutzen diese Vorgehensweisen auch in der Phase, in der wir den Überweisungskontext abklären. Der eine Therapeut vertritt die zweifelnde Position, während der andere neutral bleibt oder Empathie für die motivierte Fraktion in der Familie zeigt. So können wir beide Polaritäten in der Familie widerspiegeln (Pacing). Durch dieses Vorgehen erhalten wir viele wichtige Informationen über das Überweisungssystem und darüber, welche Bedeutung Familientherapie für die Familie hat. Therapie zu empfehlen, dies dürfte bekannt sein, wird häufig so erlebt, als ob die Therapeuten eine Koalition mit einer Seite in der Familie eingehen wollen, mit der Folge, dass sie dadurch ihre Neutralität verlieren und sich Widerstand entwickeln kann. Das beschriebene Vorgehen ruft in den meisten Fällen auch mehr Motivation für die Therapie hervor.

Es gibt noch viele andere Möglichkeiten, die Ko-Therapie-Situation zu nutzen. Zum Beispiel kann man indirekt kommunizieren, indem der Therapeut in einer Art Seitengespräch in Anwesenheit der Familienmitglieder mit dem Ko-Therapeuten spricht und auf diese Weise Botschaften an die Klienten übermittelt.

Der Gebrauch von Ankern und Einstreusuggestionen

Der Gebrauch von Ankern und Einstreusuggestionen erweist sich immer mehr als eines der effektivsten therapeutischen Elemente in unserer Arbeit.

So bauen wir z. B. zunächst systematisch eine Ja-Haltung und eine Nein-Haltung auf.[4] Hierfür lassen sich in jeder Sitzung viele Möglichkeiten finden. Wenn wir in der Anfangsphase nach allen möglichen Dingen fragen, verbinden wir die jeweiligen Antworten mit bestimmten Körperhaltungen, Stimmlagen usw. Oft wiederholen wir dabei die Antworten der Familienmitglieder. Als besonders nützlich erweisen sich dabei Antworten, die mit hoher emotionaler Intensität gegeben werden. So können wir beispielsweise die Ja-Antworten verknüpfen mit einer leichten Körperneigung nach rechts und einer spezifischen subtil weicheren und dunkleren Stimmlage oder einer leichten, einem zustimmenden Kopfnicken entsprechenden Bewegung mit der rechten Hand. Die Nein-Antworten können wir verknüpfen mit einer leichten Körperneigung nach links, einer anderen Stimmlage und/oder einer leichten, einem Kopfschütteln ähnlichen Handbewegung. Das zirkuläre Fragen ist nun eine schöne Gelegenheit, Einstreusuggestionen in Form von Fragen einzubringen, wobei wir die Suggestionen in nonverbaler Weise markieren. Wir stellen

4 Zur Ja-Haltung siehe z. B. Erickson u. Rossi 1981.

hierzu hypothetische Fragen wie im ursprünglichen Mailänder Ansatz, aber wir formulieren sie nicht im Konjunktiv, sondern im Indikativ. Zum Beispiel: »Nehmen wir an, *X wird sich so und so verhalten,* wie wird der Vater reagieren?« Dies verbinden wir mit dem Anker der Ja-Haltung, wenn wir es suggerieren wollen. Wir erwarten nun eine höhere Wahrscheinlichkeit dessen, dass die so nonverbal mit der Ja-Haltung verbundene Suggestion akzeptiert wird. Üblicherweise beschränken wir uns nicht auf diese einfache und unspezifische Form, sondern integrieren so viele kommunikative Elemente wie möglich (die wir in Teil 1 als »Primfaktoren« bezeichnet haben). Das heißt, wir beziehen in die Fragen verschiedene kommunikative Signale mit ein, die wir in der gegebenen Situation wahrnehmen. Dazu gehören auch die spezifischen Zugangskanäle *(accessing cues)*. Für eine Person mit einer nach innen orientierten, diffusen, mosaikartigen Wahrnehmungsstruktur mit einem starken visuellen Zugangskanal könnte dies z. B. so lauten: »Nehmen wir an, X wird irgendwann in den nächsten Tagen oder Wochen irgendwo sitzen, und wann das sein wird, wird er vielleicht nicht einmal bewusst wissen im Moment, und er wird z. B. in einem Stuhl sitzen (wir wählen diese Formulierung so aus, dass sie die Sitzposition der betreffenden Person im Moment widerspiegelt), und er lässt seine Gedanken so dahintreiben, all die unterschiedlichen Gedanken, die in ihm aufsteigen, und langsam beginnt er, dies oder das zu sehen, das ihn erinnert an seine Fähigkeit, dieses Problem auf seine Art konstruktiv zu lösen, und es kann sein, dass er auch sieht, dass es nun Zeit ist für ihn, und er macht dann z. B. das und das (das gewünschte Verhalten) oder etwas anderes, das sogar noch passender ist für ihn, wie wird er sich dann fühlen? (Falls es angezeigt erscheint, ein anderes Repräsentationssystem miteinzuschalten.) Und wie wird der Vater dann die Situation sehen? Was wird er dabei empfinden? Und wird er diese Entwicklung am Anfang überhaupt bemerken? Was werden die Zeichen sein für ihn, die ihm eine Veränderung anzeigen? Und was wird er dann tun? Wird es akzeptabel sein für ihn? Was wird er brauchen, um es akzeptieren zu können?«

Wir versuchen, so viele Aspekte der Erfahrung wie möglich einzubeziehen und dies dabei auch subtil genug anzubieten, damit die Suggestionen nicht zu direkt sind. Eine gute Hilfe dafür, nicht zu direkt zu sein, ist es, wenn die Fragen nicht explizit an die Person gerichtet sind, für die sie spezifisch gedacht sind, sondern an andere Mitglieder der Familie. Ein weiterer Vorteil bei diesem Vorgehen ist es, dass dabei auch das ganze System mit all seinen alten Ankern für das pathologische Verhalten einbezogen werden kann. Üblicherweise können wir bei diesem Prozess schnell Alltagstrance-Phänomene beobachten, und zwar bei der ganzen Familie. Der Ablauf ähnelt der Methode der geleiteten Fantasie auf indirekte Weise.

Wir formulieren diese Fragen entweder mit verschiedenen indirekten und offenen Suggestionen für Suchprozesse und für das Auffinden neuer Lösungen, oder so, dass wir versuchen, Ressourcen zu aktivieren, die schon in der Vergangenheit von den Betreffenden genutzt wurden. Da wir wissen, wie stark üblicherweise als Anker dienende Kommunikationssignale anderer Familienmitglieder als Auslöser des alten dysfunktionalen Spiels dienen können, versuchen wir auch, sie in die Fragen miteinzubeziehen. Ritterman (1980) hat aufgezeigt, wie der Indexpatient durch andere Familienmitglieder in hypnotischer Weise zu einem symptomatischen Verhalten geleitet werden kann. Wir wollen hier allerdings hinzufügen, dass dies natürlich auch ein zirkulärer Prozess ist, in dem der Indexpatient die anderen Familienmitglieder in hypnotischer Weise ebenso zu deren dysfunktionalem Verhalten veranlasst.[5] Mit unseren Fragen versuchen wir, Erfahrungsmuster zu modellieren, in denen die anderen Familienmitglieder sich auch funktional verhalten könnten. Wir formulieren dann diese Fragen in spezifischer Weise so, dass Auslöser, die bisher zu dysfunktionalem Verhalten geführt haben, als Auslöser für funktionales Verhalten umgepolt werden können. Wenn wir Anker aufbauen können, die als eine Art von posthypnotischen Symbolen dienen können, halten wir die Wahrscheinlichkeit für viel höher, dass das gewünschte Verhalten auftreten und aufrechterhalten werden kann. Dann verlieren die alten Kontextmarker ihre Wirkung, und sie können entweder durch neue ersetzt werden oder bekommen selbst sogar eine funktionalere Bedeutung.

5 Zu der sonst sehr verdienstvollen Arbeit von Ritterman muss hier doch kritisch angemerkt werden, dass ihr Ansatz implizit einige linear-kausale Prämissen enthält, die problematische Konsequenzen haben können. In ihren Darstellungen erscheinen die Indexpatienten manchmal so, als seien sie eher Opfer der anderen Familienmitglieder und nicht in der Lage, sich gegen deren Induktionsschritte abzugrenzen. Schuldzuweisungen liegen dann nahe. Diese aber könnten maligne Clinch-Situationen anheizen. Weiter stellt sich die Frage, ob Hypnoseinduktionen für einzelne Familienmitglieder im Beisein der anderen wünschenswert sind. Auch wenn die anderen auf diese Weise indirekt eine Induktion angeboten bekommen, bedeutet dieses Vorgehen doch auch eine heikle Beziehungsdefinition. Es kann so aufgefasst werden, dass eben einer in der Familie doch mehr das Problem ist als die anderen, dass er als Individuum defizitär und gestört ist (nämlich der, mit dem die offizielle Trancearbeit gemacht wird). Dies kann als Botschaft für Pathologiedefinitionen wirken, die dem Ziel familientherapeutischer Arbeit eher entgegenwirkt.

Wenn möglich, versuchen wir Metaphern einzuführen oder aufzugreifen, um die homöostatischen Abläufe zu illustrieren. Der Gebrauch und die Effektivität von Metaphern werden unter Erickson-Therapeuten so ausführlich diskutiert (z. B. Erickson 1980, Gordon 1978, Lankton a. Lankton 1983; Zeig 1980b), dass wir dieses Thema hier nicht weiter ausführen werden (vgl. auch das Kapitel »Anekdoten und Metaphern« in diesem Band). Wir wollen an dieser Stelle nur darauf hinweisen, dass wir Metaphern häufig benutzen, um alle Familienmitglieder in analoger Weise auf dieselbe Wertebene zu bringen. Die Gestaltung der Metapher zeigt die gleichwertige Teilnahme und Verantwortlichkeit aller Elemente des Systems auf. Sie wirkt ebenfalls als starker Kontextmarker, der in alte Schritte der pathologischen Sequenz eingebaut wird. Die Bedeutung eines Ereignisses kann dann einfach nicht die gleiche bleiben.

Interessanterweise reagieren die Familien manchmal zunächst metaphorisch, bevor sie die neu entwickelte Lösung bewusst erfassen. Mit einem Fallbeispiel wollen wir einige dieser Aspekte illustrieren.

Passivität und vermeintliche Unfähigkeit als »Kompetentes Arbeitsamt« zur Arbeitsbeschaffung für andere

Die betreffende Familie besteht aus Vater (50 Jahre), Mutter (46 Jahre), Tochter (24 Jahre), und Sohn (17 Jahre). Der Sohn ist der identifizierte Patient. Die Tochter ist verheiratet mit einem 25 Jahre alten Mann, der ebenfalls an der Sitzung teilnimmt. Der Indexpatient (IP) ist der zweite Sohn der Familie, der erste Sohn starb im Alter von zehn Monaten an einer Lungenentzündung. Die Eltern drücken noch immer starke Schuldgefühle über dieses Ereignis aus. Wir hören, dass sie in den 1950er-Jahren aus der DDR geflohen sind. Zum Zeitpunkt des Todes des ersten Sohnes befanden sie sich in einer sehr schwierigen finanziellen Situation und glauben nun, dass das Baby damals keine ausreichende Ernährung bekommen habe. Der IP selbst wäre im Alter von einem Jahr in seinem Bett zufällig fast erstickt. Seit dieser Zeit verhalten sich beide Eltern ihm gegenüber in sehr protektiver Weise, zum Zeitpunkt der Therapie behandeln sie ihn fast wie einen vielleicht neun oder zehn Jahre alten Knaben. Er selbst verhält sich in ganz entsprechender Weise oft wie ein kleiner Junge. Die Familie kommt zur Therapie, weil der IP verschiedene Dinge gestohlen hat, wie z. B. Hupen und Nebelscheinwerfer von Autos. Diese Dinge hatten für ihn keinen materiellen Nutzen. Er ist bei diesen Taten von der Polizei aufgegriffen worden. Die Eltern beschreiben ihn als scheu und depressiv, auch habe er keine gleichaltrigen Freunde. Sein einziger länger bestehender Kontakt außerhalb der Familie ist die Bekanntschaft mit einem 13-jährigen Jungen. Wir diagnostizieren die Familie als außerordentlich zentripetal und verfilzt (*enmeshment* im Sinne Minuchins). Diese Diagnose wird bestätigt durch die Tatsache, dass die Tochter mit ihrem Mann in einer Mietwohnung im gleichen Haus wie die Ursprungsfamilie lebt und praktisch keinen eigenen Haushalt führt.

In der dritten Sitzung stellen wir dem IP einige Fragen. Er zögert kurz mit einer Antwort, und sofort springt die Mutter ein und gibt die Antworten für ihn. Auch die Schwester und der Vater verhalten sich ähnlich. Alle in der Familie nehmen den Sohn offensichtlich als sehr schwach wahr. Wir fassen dies als eine typische redundante Sequenz auf, die eine wichtige Regelstruktur der Familie aufzeigt und greifen das folgendermaßen auf:

Therapeut A zu Therapeut B, der gerade Fragen stellt, die sich auf ein ganz anderes Problemfeld beziehen: »Hast du das gesehen? Das ist fantastisch. Ich bin wirklich sehr beeindruckt. Ich hätte wirklich nicht gedacht, dass er so geschickt ist (zeigt dabei auf den IP). Ich denke, ich werde ihn als Modell für mich selbst in einigen Situationen nehmen.« Therapeut A deckt dabei nicht auf, worüber er spricht, und spricht in einer ziemlich dramatischen Art. Die Familienmitglieder schauen überrascht, neugierig und verwirrt. Die Fixierung der Aufmerksamkeit ist intensiv. Dann stellt Therapeut A dem Vater, der Mutter, der Schwester und ihrem Mann die gleichen Fragen, die er auch an Therapeut B gerichtet hat, wobei er immer noch nicht erklärt, worüber er spricht. Sie werden noch unsicherer und wirken ziemlich hilflos.

Therapeut A (zur ganzen Familie): »Haben Sie wirklich nicht bemerkt, wie erfolgreich er darin ist, andere Leute in der Familie dazu zu bewegen, für ihn einzuspringen und Arbeit für ihn zu übernehmen?« (Therapeut A gibt einen kurzen Hinweis auf die gemeinte Interaktionssequenz.) »Er konkurriert wirklich sehr gut mit dem Arbeitsamt. Er ist ein ausgezeichneter Arbeitsvermittler für hilfsbereite Pressesprecher.« Dann (zum Mann der Tochter): »Wie macht er das so gut? Wen in der Familie bringt er denn üblicherweise am schnellsten dazu, diesen Job als sein Sprecher anzunehmen?« Der Schwiegersohn (nach einigem Nachdenken): »Die Mutter.« Therapeut A: »Wen dann?« Schwiegersohn: »Seine Schwester.« Therapeut A: »Wen dann?« Schwiegersohn: »Den Vater.« (In dieser Sequenz zeigen die anderen Familienmitglieder Anzeichen einer Alltagstrance.) Therapeut A (zum Schwiegersohn): »Wie bringt er die Mutter dazu? Wie telegrafiert er seine Botschaften, seine Arbeitsangebote?« Schwiegersohn: »Tja …« (schaut hilflos). Dann stellt Therapeut A die gleiche Frage der Schwester. Die Schwester: »Nun, er schaut irgendwie hilflos oder schaut unsicher zur Mutter hin.« Therapeut A: »Aha, das ist also seine Art, wie er Arbeitsangebote aussendet. Er hat wirklich ein erfolgreiches Arbeitsamt für Pressesprecher und für Sozialarbeiter. Er ist sehr erfolgreich auf diesem Gebiet.«

Wir arbeiten dann diese Metapher in verschiedene Richtungen aus, wobei wir beispielsweise fragen, was die Leute, die diese Arbeit annehmen, bezahlt bekommen vom IP, ob sie Rechnungen an ihn schicken oder nicht; wenn nicht, warum sie das nicht tun. Was würde passieren, wenn niemand den Job übernehmen würde? Was könnte die Mutter tun, um das Arbeitsangebot zurückzuweisen? Was wird sie dann aber anstelle dessen tun? Wie werden die anderen reagieren, wenn sie den Job nicht übernimmt? Würde ein anderer dann einspringen? Wenn ja, wer wäre das als Erster? Gibt es eine Konkurrenz um die betreffende Arbeit oder nicht? Wer wird der Nächste sein, der nach der Mutter den Job auch nicht übernehmen wird? Wie wird der Betreffende das tun? Und so weiter. Im Sinne einer doppelten Beschreibung (Penn 1982) fragen wir dann weiter, wie es wäre, wenn der IP entscheidet, sein Arbeitsamt zu schließen, wann er das tun wird, was ihn zu dieser Entscheidung bringen wird, wie die anderen denn damit umgehen werden, plötzlich arbeitslos zu sein, wie er diese Entscheidung aufrechterhalten und möglichen Nachfragen nach Arbeit widerstehen wird, was ihn eventuell dazu bringen könnte, diese Entscheidung wieder rückgängig zu machen, und so weiter. Wir fügen dann allgemeine indirekte Suggestionen hinzu, beispielsweise: »Manchmal beginnen Menschen, alte Gewohnheiten zu verändern, nachdem in einer bestimmten Weise darüber gesprochen worden ist« und »Man kann etwas auf die gewohnte Art tun (wobei wir den Nein-Anker benutzen) oder neue und interessante Umgangsmöglichkeiten entwickeln« (mit dem Ja-Anker versehen).

In Fällen, in denen Widerstand auftreten könnte, wenn die Interventionen bewusst erinnert würden, versuchen wir, eine strukturierte Amnesie zu induzieren. In diesem Fall gehen wir dabei so vor, dass Therapeut B ohne jeden Übergang wieder das alte Thema aufgreift, zu dem er vor der Unterbrechung durch Therapeut A gerade Fragen stellte; er verhält sich dabei so, als ob nichts geschehen wäre und keine Unterbrechung stattgefunden hätte. Zusätzlich geben wir üblicherweise einige allgemeine indirekte Suggestionen für Amnesie. Nach unserer Erfahrung entwickeln die Klienten in vielen Fällen dann eine Amnesie und das gewünschte Verhalten tritt auf. Auch mit dieser Familie ist dies der Fall.

In der nächsten Sitzung (vier Wochen später) berichtet die Mutter, dass sie den Vater überredet habe, mit ihr für ein Wochenende ans Meer zu fahren, und zwar ohne die Kinder. Seit der Geburt der Kinder war dies das erste Mal, dass die Eltern in dieser Weise etwas allein für sich unternommen haben. Der Sohn erscheint viel selbstsicherer und hat begonnen, mit einer Gruppe von Gleichaltrigen seine Freizeit zu verbringen. Die Tochter bringt plötzlich die Idee ein, mit ihrem Mann in einen anderen Teil der Stadt umzuziehen. Acht Wochen später tut sie das auch. Nach dem Umzug der Tochter greifen wir die Metapher wieder auf und bitten den Sohn, sein Arbeitsamt in einer Zeit solch intensiver Veränderungen zumindest vorübergehend wieder zu öffnen. Empört weist er diese unsinnige Idee zurück, wobei ihn die Eltern heftig unterstützen.

Andere Integrationsmöglichkeiten

Wir gehen davon aus, dass wir gerade eine Aufklärungsreise in ein Land begonnen haben, in dem noch viele lohnende Schätze zu finden sind. Hier einige der Möglichkeiten, mit denen wir Erfahrung sammeln:

- »Gruppen-Trance-Induktionen« für die Familie, indem Fragen gestellt werden, die ihre Aufmerksamkeit und Fantasie auf wichtige ungelöste Problemfelder oder auf notwendige Ressourcen lenken, wobei sie aufgefordert werden, die von uns gestellten Fragen jetzt nicht zu beantworten (eine Form von geleiteter Fantasie).
- der Gebrauch von »Rührei-Techniken« (*scramble-techniques*, Lankton a. Lankton 1983): Hierbei lassen wir die Familie die verschiedenen Schritte eines pathologischen Kreislaufs beschreiben. Daraufhin werden hypothetische Fragen gestellt, und diese beziehen sich in willkürlicher Reihenfolge auf jeweils verschiedene Teilaspekte der Sequenz des Problemverhaltens, bis eine hinreichend große Konfusion über die »tatsächliche« Sequenz entstanden ist, um das alte Muster zu unterbrechen.
- die Konstruktion symbolischer Symptomverschreibungen, die alle relevanten Systemmitglieder einschließt (jeweils für jede Familie individuell passend): Beispielsweise geben wir in Familien mit depressiven Mitgliedern manchmal die Aufgabe, dass sie eine Tragetasche mit Kohlebriketts füllen sollen (die Anzahl der Briketts entspricht dabei oft der Anzahl der Fami-

lienmitglieder). Dann soll jedes Familienmitglied eine Woche lang diese Tragetasche mit den Briketts mit sich herumtragen. Der IP soll damit beginnen, dann z. B. in der zweiten Woche der Ehemann des IP usw. (Solche symbolischen Symptomverschreibungen sind eine zirkuläre Weiterentwicklung symbolischer Verschreibungsmöglichkeiten, deren Anregung wir Jeff Zeig verdanken.[6])

- die systematische Konstruktion von Interventionen und Kommentaren am Schluss der Sitzung in Form von Trance-Induktionen
- die systematische Induktion und Nutzung von Trance-Phänomenen – Amnesie, Dissoziation usw. – zur Lösung von Problemen
- der Gebrauch von Provokation oder strategisch genutzten Übertreibungen (zur Kontextmarkierung), entweder in der Sitzung oder in Hausaufgaben.

Zusammenfassung

Zusammenfassend lässt sich sagen, dass ein Therapeut das zirkuläre Fragen sehr gut nutzen kann, um Informationen zu gewinnen und zu geben oder die Aufmerksamkeit zu fokussieren, selbst wenn er nicht primär mit dem systemischen Ansatz arbeitet. Selbst wenn sie nicht beantwortet werden kann, hat eine komplizierte Frage einige der oben beschriebenen Effekte: Überladung des bewussten Denkens, Fixierung der Aufmerksamkeit etc. Ein an Erickson orientierter Familientherapeut kann solche Techniken auf verschiedene Art nutzen, z. B. als Eröffnungsschritt für eine therapeutische Metapher oder als eine Vertiefungstechnik.

Wenn Therapeuten primär mit dem systemischen Ansatz arbeiten, werden sie ihr Wissen über Familiendynamik nutzen, um passende Hypothesen aufzustellen und den Inhalt der Fragen zu bestimmen. Der Prozess des Informationgebens durch zirkuläre Fragen oder durch Interventionen am Schluss einer Sitzung (»paradoxe« Verschreibungen, Rituale, Hausaufgaben usw.) wird bestimmt durch die von den Therapeuten als sinnvoll angesehenen Ziele. Werden Interventionen auf die individuelle Familie spezifisch zugeschnitten, können sie da-

6 J. Zeig in einer persönlichen Mitteilung.

durch noch wesentlich effektiver sein; hierzu erweist es sich als sehr nützlich, die von uns als »Primfaktoren« bezeichneten Kriterien zu berücksichtigen.

Literatur

Bandler, R. a. J. Grinder (1975): Patterns of the Hypnotic Techniques of Milton H. Erickson, Vol. 1. Cupertino (Meta Publications).

Bandler, R. a. J. Grinder (1976): The Structure of Magic, Vol. 2. Cupertino (Meta Publications). [dt. (1982): Die Struktur der Magie. Paderborn (Junfermann).]

Boszormenyi-Nagy, I. u. G. Spark (1981): Unsichtbare Bindungen: Die Dynamik familiärer Systeme. Stuttgart (Klett-Cotta).

Erickson, M. H. (2015a): Studie einer hypnotisch induzierten experimentellen Neurose im Falle einer Ejaculatio praecox. In: Rossi, E. L. (Hrsg.): Gesammelte Schriften von Milton H. Erickson, Bd. 4: Untersuchung psychodynamischer Prozesse mittels Hypnose. Heidelberg (Carl-Auer), S. 400–420.

Erickson, M. H. (2015b): Ansätze zur Utilisation in der Hypnotherapie. In: Rossi, E. L. (Hrsg.): Gesammelte Schriften von Milton H. Erickson, Bd. 5: Innovative Hypnotherapie I. Heidelberg (Carl-Auer), S. 200–307.

Erickson, M. H. u. E. L. Rossi (1981): Hypnotherapie. München (Pfeiffer).

Erickson, M. H. a. E. L. Rossi (1981): Experiencing Hypnosis. New York (Irvington). [dt. (2011): Hypnose erleben. Veränderte Bewusstseinszustände therapeutisch nutzen. Stuttgart (Klett-Cotta).]

Erickson, M. H., E. L. Rossi u. S. L. Rossi (1978): Hypnose. München (Pfeiffer).

Gibran, K. (1979): Der Prophet. Freiburg (Walter).

Gilligan, S. (1982): Ericksonian Approaches to Clinical Hypnosis. In: J. K. Zeig (ed.): Ericksonian Approaches to Hypnosis and Psychotherapy. New York (Brunner/Mazel).

Gordon, D. (1978): Therapeutic Metaphors. Cupertino (Meta Publications). [dt. (1986): Therapeutische Metaphern. Paderborn (Junfermann).]

Haley, J. (1978a): Die Psychotherapie Milton H. Ericksons. München (Pfeiffer).

Haley, J. (1978b): Gemeinsamer Nenner Interaktion. München (Pfeiffer).

Haley, J. a. L. Hoffman (1967): Techniques of Family Therapy. New York (Basic Books).

Hoffman, L. (1982): A Coevolutionary Framework for Systemic Family Therapy. *Australian Journal of Family Therapy* 4 (1): 9–21.

Korzybski, A. (1933): Science and Sanity: An introduction to non-aristotelian systems and general semantics. Lancaster (The Science Press Printing Co.).

Lankton, S. a. C. Lankton (1983): The Answer Within. New York (Brunner/Mazel).

Maturana, H. a. F. Varela (1980): Autopoiesis and Cognition. Boston (Reidel).
Olson, D., D. Sprenkle a. E. Russell (1979): Circumplex Model of marital and family systems, I. Cohesion and adaptability dimensions, family types, and clinical applications. *Family Process* 18 (1): 3–28.
Papp, P. (1980): The Greek chorus and other techniques of paradoxical therapy. *Family Process* 19 (1): 45–57.
Penn, P. (1982): Circular questioning. *Family Process* 21 (1): 267–280.
Ritterman, M. (1980): Hypno-structural family therapy. In: A. Wolberg a. M. Aronson (eds.): Group and family therapy: An Overview. New York (Brunner/Mazel) [dt. (1985) in: *Hypnose und Kognition* 2 (1): 27–41.
Rossi, E. L. (ed.) (1980): The collected papers of Milton H. Erickson. Vol. I-IV. New York (Irvington). [dt. (2015): Gesammelte Schriften von Milton H. Erickson, Bd. 1–6. Heidelberg (Carl-Auer).]
Schmidt, G. (2015): Systemische Familientherapie als zirkuläre Hypnotherapie. In: G. Schmidt (Hrsg.): Liebesaffären zwischen Problem und Lösung – Hypnosystemisches Arbeiten in schwierigen Kontexten. Heidelberg (Carl-Auer), S. 155–178.
Selvini Palazzoli, M., L. Boscolo, G. Cecchin u. G. Prata (1977): Paradoxon und Gegenparadoxon. Stuttgart (Klett-Cotta).
Selvini Palazzoli, M., L. Boscolo, G. Cecchin u. G. Prata (1981): Hypothetisieren – Zirkularität – Neutralität: Drei Richtlinien für den Leiter der Sitzung. *Familiendynamik* 6 (2): 123–1 39.
Selvini Palazzoli, M. u. G. Prata (1985): Eine neue Methode zur Erforschung und Behandlung schizophrener Familien. In: H. Stierlin, L. C. Wynne u. M. Wirsching (Hrsg.): Psychotherapie und Sozialtherapie der Schizophrenie. Berlin (Springer).
Singer, M. (1978): Attentional processes in verbal behavior. In: L. Wynne, R. Cromwell a. S. Matthysse (eds.): The nature of schizophrenia. New York (John Wiley), pp. 329–336.
Stierlin, H., I. Rücker-Embden, N. Wetzel u. M. Wirsching (1980): Das erste Familiengespräch. Stuttgart (Klett-Cotta).
Stierlin, H. (1983): Reflections on the family therapy of schizo-present families. In: H. Stierlin, L. C. Wynne, u. M. Wirsching (Hrsg.): Psychosocial intervention in schizophrenia. Berlin, Heidelberg (Springer), pp. 191–198.
Tomm, K. (1984): One perspective on the Milan systemic approach, Part I. *Journal of Marital and Family Therapy* 10 (2): 113–126.
Watzlawick, P., J. Beavin a. D. Jackson (1967): Pragmatics of human communication. New York (Norton).
Watzlawick, P., J. Weakland a. R. Fisch (1974): Change: Principles of problem formation and problem resolution. New York (Norton).
Whorf, B. L. (2008): Sprache, Denken, Wirklichkeit. Beiträge zur Metalinguistik und Sprachphilosophie. Reinbek bei Hamburg (Rowohlt), 25. Aufl.

Wilks, J. (1982): Context and know-how: A model of Ericksonian psychotherapy. *Journal of Strategic and Systemic Therapies* 1: 2–20.
Wynne, I. a. M. Singer (1966): Schizophrenic impairment in sharing foci of attention. New Haven (Yale University Press).
Zeig, J. K. (1980a): Symptom prescription techniques: Clinical applications using elements of communication. *American Journal of Clinical Hypnosis* 23 (1): 23–33.
Zeig, J. K. (1980b): A teaching seminar with Milton H. Erickson. New York (Brunner/Mazel). [dt. (1995): Meine Stimme begleitet Sie überall hin. Stuttgart (Klett-Cotta).]

Anekdoten und Metaphern – Indirekte ericksonsche Techniken in Psychotherapie, Medizin und Familientherapie

Ende der 1970er-Jahre erzählte eine amerikanische Therapeutin am Rande eines Workshops ihre Erlebnisse aus einem Seminar mit Milton H. Erickson. Dieser habe, wie üblich, Fallgeschichten erzählt, und langsam sei ihr bewusst geworden, dass diese Geschichten auf ihre Brechphobie zielten, von der sie jedoch weder ihm noch einem anderen Teilnehmer des Seminars etwas gesagt hatte. Sie wisse bis heute nicht, woraus er diese diagnostiziert habe und noch weniger, wieso ihre Phobie fortan nicht mehr aufgetreten sei.

Damals stimulierte diese Begegnung mein ohnehin großes Interesse an ericksonscher Therapie. Die berufliche Perspektive eines Therapeuten, der im Behandlungszimmer sitzt, seine Klienten aufmerksam betrachtet und einige Geschichten erzählt, sodass die Klienten milde verwirrt das Behandlungszimmer verlassen, um sich einige Tage später etwas ratlos nach dem Verbleib ihrer Probleme zu erkundigen, reizte mich. Jahre später wurde die geschilderte Behandlung einer Phobie im Wortlaut publiziert (Rosen 1982, pp. 91–96), und ich begann die Komplexität des ericksonschen Vorgehens und das darin enthaltene systematische lebenslange Training noch besser zu erkennen.

Fallberichte wie der geschilderte sind weder Märchen noch Magie; es gibt tatsächlich eine »Struktur der Magie« – wie Bandler und Grinder (1975a; Grinder a. Bandler 1976) ihre erste Analyse der Kommunikation nannten –, wie sie therapeutische »Altmeister« wie Erickson, Satir und Perls anwandten. Eine Struktur, die verschiedene Techniken, Kommunikations- und Verhaltensprinzipien enthält.

Ich begann zu ahnen, wie Erickson aus der Interpretation des Zusammenspiels von verbalen und nonverbalen Botschaften, subtilen Körperregungen und mehrdeutigen Worten und Formulierungen überraschende Diagnosen zu fällen imstande war. Und ich merkte, aufgrund welcher persönlichen Einstellungen er so schnell und intensiv in vertrauensvollen Kontakt mit Menschen kam, sodass die sorgfältig strukturierten problemlösenden Informationen und Suggestionen jeweils aufmerksam verfolgt und bewusst oder unbewusst in Veränderungen umgesetzt werden konnten.

Ericksons Gebrauch von Geschichten und Metaphern

»Jeder ist ein einzigartiges Individuum« lautet einer der Kernsätze in Ericksons Denken. Deshalb wollte er Klienten nicht in ein theoretisches Prokrustesbett klemmen, sondern individuell auf sie eingehen und jeweils maßgeschneiderte therapeutische Lösungsstrategien entwickeln. Diese »atheoretische« Einstellung war einer der wesentlichen Gründe für die Vielzahl origineller Behandlungsmethoden, die in seinen Fallgeschichten dokumentiert sind. So verwundert es nicht, dass seine wichtigsten Schüler und Kollegen theoretisch sehr unterschiedlich orientiert sind.

Auch die Arbeiten über den ericksonschen Gebrauch von Geschichten und Metaphern spiegeln diese unterschiedlichen Ausgangspunkte und Betrachtungsweisen teilweise wider. Watzlawick (1977) geht von den unterschiedlichen Funktionsweisen der linken und rechten Hemisphäre des Gehirns aus und zeigt, wie Erickson mit seinen Geschichten und Metaphern über die »holistische« rechte Hemisphäre schneller und effektiver Veränderungsprozesse in Gang setzte als über das logisch rationale, lineare Denken der linken Hemisphäre. Gordon (1978) beschreibt, wie man eine therapeutische Geschichte konstruieren und von einer einfachen Analogie über viele Stufen so fortentwickeln kann, dass eine komplexe Isomorphie zur Problemsituation entsteht und eine Lösung für das Problem angeboten wird. Er definiert (Gordon 1982) eine therapeutische Metapher als eine Geschichte oder Anekdote, die im Hinblick auf den Zuhörer einen bestimmten Bereich inhaltlich beschreibt, ohne ihn ausdrücklich zu benennen, und eine neue sinnvollere Perspektive eröffnet. Die Analogien könnten auch offensichtlich sein, Erickson jedoch sei ein Meister darin gewesen, subtile, nicht zu offensichtliche Verbindungen herzustellen und auf diese sehr indirekte Art therapeutisch zu arbeiten.

Rosen (1982) hat eine Sammlung von Geschichten herausgegeben, die Erickson benutzt hatte, um therapeutische Grundprinzipien zu erläutern. Er vergleicht die Wirkung von Geschichten mit dem »Nachglühen« eines guten Films und gibt wertvolle Hintergrundinformationen zu diesen Geschichten, wenn er beispielsweise mitteilt, auf welche Fragen hin bzw. bei welchen Problembereichen Erickson eine bestimmte Geschichte erzählte.

Zeig (1980) gab die Aufzeichnung eines ganzen Lehrseminars aus dem Jahre 1979 heraus, in dem Erickson mithilfe von Fallgeschichten seine Behandlungsprinzipien und -strategien erläuterte und gleichzeitig auf einige Seminarteilnehmer persönlich einging. In der Einleitung zu diesem Buch skizziert Zeig beispielhaft die folgenden Bereiche, in denen Erickson Anekdoten therapeutisch eingesetzt hat:

1. über die Reaktionen der Klienten auf eine bestimmte Geschichte diagnostische Hinweise erhalten
2. in Kontakt kommen und Rapport herstellen
3. ein Thema illustrieren, sodass es wirkungsvoll in Erinnerung bleibt
4. Lösungen suggerieren, indem beispielsweise über mehrere parallele Geschichten eine neue Perspektive oder eine übersehene Lösungsmöglichkeit angeboten wird
5. Selbsterkenntnis fördern, indem man den Klienten mehr oder weniger direkt mit einem Aspekt der Realität konfrontiert
6. Ideen säen und Motivation erhöhen, indem man von ähnlichen Problemen erzählt, die schon gelöst wurden
7. die therapeutische Beziehung strukturieren und definieren
8. durch »eingebettete Suggestionen« Anweisungen geben
9. Widerstand verringern
10. Probleme umdefinieren.

Ericksons Meisterschaft bestand nicht zuletzt darin, ganze Serien miteinander verknüpfter Geschichten zu erzählen, die therapeutisch sinnvoll aufeinander aufbauten. Lankton und Lankton (1989) präsentieren ein Schema, mit dem dieses komplexe Unterfangen gegliedert und nachvollziehbar wird. Ihr Modell der »embedded metaphor structure« beginnt mit Metaphern, die sowohl die Problemsituation als auch die Klientenpersönlichkeit widerspiegeln. Anschließend folgen die Aktivierung von Ressourcen sowie die Stimulation und Verstärkung von Gefühls-, Verhaltens- und Denkmustern, die in der anschließenden Phase der direkten unmittelbaren Arbeit am Kernproblem benötigt werden. Schließlich werden diese Ressourcen und die Ergebnisse und Veränderungen in den Alltag, in den Lebenskontext des Klienten transferiert. Die gesamte Struktur der Geschichten ist so aufgebaut, dass darüber hinaus für therapeutisch relevante Teile eine Amnesie zu erwarten ist. Lankton und Lankton (ebd.) bieten eine Vielzahl praktischer Anregungen und Beispiele dafür an, wie mit einzelnen Metaphern oder mit Serien von Metaphern praktisch gearbeitet werden kann.

Hypnose und Geschichten

Tart beschreibt die Induktion von Hypnose als das Unterbrechen des normalen (*basic state of consciousness*) und das Ausformen eines alternativen Bewusstseinszustandes (vgl. Zeig 1980). Erickson benutzte Geschichten in vielfältiger Weise, um normale Bewusstseinsabläufe zu unterbrechen und Trancephänomene, wie zum Beispiel Altersregression, Zeitverzerrung, Dissoziation oder Halluzination, zu induzieren. Lankton und Lankton (1989, S. 211 ff.) geben einen Überblick darüber, mithilfe welcher Anekdoten bestimmte Trancephänomene induziert werden können und wie dies therapeutisch sinnvoll zu nutzen ist.

Zeig (1980) wiederum weist grundlegende strukturelle Ähnlichkeiten zwischen dem Erzählen von Geschichten und dem Hypnotisieren nach: Der Therapeut spricht jeweils zu einem passiven Subjekt und ist komplementär in einer überlegenen Position. Er versucht jeweils, Kräfte im Klienten zu entfalten, die zu einer Veränderung führen. In beiden Fällen bestimmt der Therapeut sein weiteres Vorgehen anhand minimaler Verhaltensweisen, die er beim Klienten beobachtet.

Weiter belegt Zeig (ebd.), wie Geschichten in allen Phasen einer Hypnosetherapie eingesetzt werden können. Beispielsweise lässt sich die Art der Hypnotisierbarkeit aus der Reaktion auf Geschichten diagnostizieren – hier sind Faktoren, wie Absorbiertheit, Reaktionsbereitschaft, Aufmerksamkeit und Kontrollverhalten wichtig. Wer zum Beispiel stark in einer Geschichte »aufgeht« und aufmerksam darauf reagiert, ist üblicherweise gut hypnotisierbar. Aus den Reaktionen und Kommentaren auf Geschichten lassen sich Schlüsse über das Kontroll- und Dominanzverhalten eines Klienten ziehen. Das Wissen um solche speziellen Persönlichkeitsmerkmale spielt in der ericksonschen Psychotherapie und Hypnotherapie eine zentrale Rolle beim »Maßschneidern« von Hypnoseinduktionen und therapeutischen Interventionen.

Elemente therapeutischer Geschichten

Erickson empfahl, gute Bücher bekannter Schriftsteller mit dem letzten Kapitel zu beginnen und zu spekulieren, was diesem Schluss vorausgegangen sein könnte; dann das vorletzte Kapitel zu lesen und nachzuschauen, was von den Spekulationen sich bestätigt und welche neuen Hypothesen sich ergeben. Indem man auf diese Art Kapitel für Kapitel rückwärts durch das Buch gehe, könne man lernen, wie man eine gute Geschichte aufbaut. Erickson war bekannt dafür, fesselnde Geschichten voller Spannung zu erzählen. Lankton und Lankton (1989, S. 86) beschreiben, auf Alfred Hitchcock Bezug nehmend, drei Grundtypen dramatischer Spannung: mysteriöses Geheimnis, Ungewissheit und Schock. Wenn etwas passiert, was sowohl die Personen in der Geschichte als auch das Publikum überrascht, wird ein Schock ausgelöst. Wenn das Publikum etwas weiß, was die Personen in der Geschichte nicht wissen, handelt es sich um Spannung vom Typ Ungewissheit. Um ein mysteriöses Geheimnis wiederum handelt es sich, wenn Personen in der Geschichte über Informationen verfügen, die dem Publikum fehlen.

Konfusion, Humor oder das Verwenden und Auslösen von Emotionen, wie zum Beispiel Aggressionen und Trauer, bieten andere Möglichkeiten. Es kann aber grundsätzlich alles, was Aufmerksamkeit, Spannung und Faszination erzeugt, Gestaltungselement einer therapeutischen Geschichte sein.

Erickson erzählte andererseits auch Geschichten, die sterbenslangweilig waren. Er setzte diese Vorgehensweisen ein, um beispielsweise starken Widerstand zu ermüden. Nachdem sein Klient oder Schüler schließlich gelangweilt und ermüdet aufgab, ihm bewusst zuhören zu wollen, gab er über eine relevante Geschichte oder eine anders strukturierte Suggestion jene Informationen und Botschaften, die er für therapeutisch sinnvoll ansah (vgl. Gilligan 1982).

Teile der therapeutischen Wirkung von Geschichten lassen sich über die Identifikation des Zuhörers mit einer bestimmten Figur der Geschichte erklären. Erickson war ein Meister darin, diese Identifikationsprozesse vorzubereiten und geschickt zu steuern. Er war nicht zuletzt dadurch in der Lage, auch wenig naheliegende Analogien therapeutisch wirksam werden zu lassen.

Geschichten im therapeutischen Kontext

Erickson soll einmal einen seiner Schüler gefragt haben, ob er immer noch glaube, dass Therapie nicht mehr sei als Geschichten erzählen. Neben den bereits geschilderten Aspekten ericksonscher Erzählkunst wird die Wirkungsweise einer therapeutischen Geschichte nur über den konkreten Kontext verständlich. Und eine therapeutische Veränderung erklärt sich meist nur aus dem Zusammenwirken mehrerer therapeutischer Faktoren und Techniken. Das »Wie« und das »Zu welchem Zweck« erklären die therapeutische Wirkung, nicht das bloße Erzählen einer Geschichte.

Die folgenden Fallgeschichten gliedern sich demgemäß entlang einiger Grundprinzipien und Techniken, wie sie für ericksonsche Psycho- und Hypnotherapie typisch sind.

Wie jeder Klient ist auch jeder Therapeut ein einzigartiges Individuum. Die Fallgeschichten spiegeln folglich nicht die ericksonsche Psychotherapie wider, sondern wie ich diese Techniken meinem persönlichen Stil angeglichen habe, abgesehen davon, dass gewisse Unterschiede zu der kunstvollen Komplexität des ericksonschen Vorgehens erkennbar sind.

Die therapeutische Nutzung von Trancephänomenen

Trancephänomene sind Alltagsphänomene, das heißt, sie treten immer wieder spontan auf. Sei es, dass jemand minutenlang »kataleptisch« mit erhobenem Arm sitzt und über eine heikle Formulierung im gerade zu schreibenden Brief grübelt oder dass jemand ein altes Spielzeug findet und für einen Moment über eine Altersregression in die Welt der Kindheit eintaucht. Geschichten bieten über Assoziationen und Erinnerungen eine hervorragende Möglichkeit, Trancephänomene zu induzieren, um sie dann therapeutisch zu nutzen.

So kann ein Therapeut über einen ersten Schultag erzählen und darüber eine Altersregression bei seinem Klienten einleiten. Im Verlauf der Geschichte wischt ein Lehrer vielleicht die Tafel aus, bevor der Schüler etwas abschreiben kann, »und gerade wusste er noch, was geschrieben stand, und er versucht, sich zu erinnern, und er hat ein Gefühl, wie wenn er morgens einen Traum festhalten will, der Versuch, sich zu erinnern …« etc. Auf diese oder ähnliche Weise kann der Therapeut versuchen, eine Amnesie für das zuvor Gesagte zu induzieren.

Lankton und Lankton (1989, S. 211 ff.) diskutieren ausführlich, wie mit Metaphern und Geschichten verschiedene Trancephänomene zu induzieren und wie sie therapeutisch zu nutzen sind. Im folgenden Fallbeispiel wird das Trancephänomen »negative Halluzination« verwendet, um eine Prüfungsangst zu behandeln. Im Gegensatz zu einer positiven Halluzination, bei der man etwas wahrnimmt, was nicht real vorhanden ist, spricht man von einer negativen Halluzination, wenn man etwas nicht wahrnimmt oder ausblendet, was real vorhanden ist.

Der unangenehme Professor
Eine junge Studentin verlangte nach einer Hypnosebehandlung, da sie jedes Mal geradezu paralysiert war, wenn sie an die Prüfung bei einem Professor dachte, der sie in den Seminaren schon immer »so unangenehm« angeschaut hat. Wenn sie ihm auf dem Unigelände begegnete, hatte sie regelmäßig große emotionale Schwierigkeiten. An die Prüfung wagte sie nicht zu denken, wenn sie ihn nur sah, konnte sie keinen geordneten Gedanken fassen. Die Prüfung sollte schon eine Woche später stattfinden; es ging ihr immer schlechter und sie war auf eine sehr gute Note angewiesen.

Nach einem vorwiegend diagnostisch orientierten Erstgespräch kommt sie zur zweiten Sitzung und erreicht aufgrund ihrer hohen Motivation schnell einen Trancezustand.

Ich erzähle ihr dann die Geschichte einer Patientin, die um eine Hypnosebehandlung bat, weil sie starke Schmerzen in einem Ohr hatte, für die kein Arzt eine Ursache ermitteln konnte. Dieser Patientin wiederum hatte ich die Geschichte von Milton Erickson erzählt, der sich als junger Medizinstudent wunderte, wie sich die Arbeiter einer Kesselfabrik bei ohrenbetäubendem Lärm unterhielten und verstanden. Er bat darum, für eine Nacht in all dem Lärm auf einer Matratze schlafen zu dürfen. Dies wurde ihm erlaubt, und am Morgen war er in der Lage, alles zu verstehen. Ich wusste nicht, welche Schlüsse das bewusste Denken der Patientin daraus ziehen würde, und ich wusste nicht, wie ihr unbewusstes Denken daraus lernen würde. Ich sagte der Patientin, dass ihr unbewusstes Denken wisse, was für das Hören gelte, gelte auch für das Fühlen. Und es war wirklich interessant, dass sie auf meine Nachfrage wenige Stunden später überrascht nur noch ein leichtes unangenehmes Jucken spüren konnte. Nach einer kurzen Pause schließe ich an: »Und Ihr unbewusstes Denken weiß, was für das Hören gilt, gilt für das Fühlen, und was für das Hören und das Fühlen gilt, gilt für das Sehen.«

Für mich überraschend kommt die Patientin aus ihrer Trance, steht auf, bedankt und verabschiedet sich. Obwohl ich noch zusätzlich andere therapeutische Schritte für sie vorgesehen hatte, akzeptiere ich diese Entscheidung ihres Unbewussten, das anscheinend die gebotenen Informationen als ausreichend ansieht.

Die Patientin ruft mich später unmittelbar nach der Prüfung ganz aufgeregt an und berichtet, es sei sehr merkwürdig gewesen, sie habe den Prüfer eigentlich gar nicht wahrgenommen. Sie will daraufhin wissen, ob dies etwas mit der Hypnose zu tun habe.

Ohne darüber nachzudenken, benutzt jeder tagtäglich diesen »Ausblendmechanismus«, das heißt negative Halluzinationen. Sei es, dass man die im Hintergrund laufende Musik ausblendet, oder über dem Arbeiten nicht wahrnimmt, dass unterdessen die Sonne scheint. »Man muss vom Bauernhof weggehen, um den Bauernhof zu riechen« beleuchtet diesen Mechanismus auf der olfaktorischen Ebene; solange ich auf dem Bauernhof bin, habe ich den Geruch ausgeblendet, wenn ich zurückkehre, bin ich für einige Zeit in der Lage, ihn wieder zu riechen.

In der Therapie werden dem unbewussten Denken der Klientin die Informationen vermittelt und der Auftrag erteilt, diese bekannten Ressourcen zur Problemlösung zu benutzen. Die Information wird dabei nicht direkt gegeben, vielmehr wird einfach erzählt, wie eine negative auditive Halluzination – die Erickson-Geschichte – benutzt wird, um ein kinästhetisches Problem zu lösen (in der Geschichte über die Kollegin). Der erfolgreiche Ausgang motiviert zusätzlich dazu, diese Strategie auf die visuelle Ebene zu übertragen.

Die Lösungsstrategie wird dabei nicht auf der visuellen Problemebene angeboten, sondern auf die auditive und kinästhetische verschoben. Dies verhindert das zweifelnde Eingreifen des bewussten Denkens, das mit großer Wahrscheinlichkeit diese Strategie als zu simpel und nicht praktikabel verworfen hätte, wenn sie direkter offeriert und damit dem bewussten Denken zugänglich gewesen wäre.

Utilisationsprinzip und Reframing

Utilisation (Erickson 1980, Vol. IV, pp. 147 ff.) und Reframing sind zwei zentrale Merkmale ericksonscher Therapie. Das Utilisationsprinzip besagt, dass wichtige Persönlichkeitsmerkmale eines Klienten nicht nur diagnostiziert und behandelt, sondern therapeutisch sinnvoll genutzt werden. So hat Erickson beispielsweise – eine viel zitierte Episode – einen psychotischen Patienten, der sich für Jesus hielt, mit den Worten angesprochen »Ich hörte, Sie haben Erfahrung als Zimmermann«, und ihn dann über Arbeitstherapie und Schreinern allmählich wieder in das normale Leben integriert. Reframing oder Umdeuten besagt, dass in einem Problem oder Symptom ein überraschender, neuer positiver Aspekt entdeckt wird, sodass das Ganze in einem neuen Rahmen (»frame«) erscheint. Reframing ist nicht ausschließlich für ericksonsche Therapie typisch, es gehört in das methodische

Repertoire vieler Therapierichtungen. Eines der schönsten Beispiele findet sich bei Peseschkian (1979, S. 19), der die »Frigidität« einer Klientin umdeutet in »die Fähigkeit, mit dem Körper ›Nein‹ zu sagen«.

Schlagartig stumm und gelähmt

Eine 20-jährige Leistungssportlerin in einer Kampfsportart bekam während eines Wettkampfes einen Schlag auf die Oberlippe und verlor daraufhin die Sprache. Einige Wochen später fiel sie beim Training von einem Übungsgerät auf den Rücken und war seit dieser Zeit querschnittsgelähmt. Sowohl für den Mutismus als auch für ihre Querschnittslähmung konnten keine organischen Ursachen festgestellt werden. Ich sah die Klientin – sie war zu der Zeit stationär auf einer psychotherapeutisch arbeitenden Psychiatriestation – an der Stimm- und Sprachabteilung am Universitätsklinikum in Heidelberg, weil man sich nach 1 ¾ Jahren unveränderter Symptomatik von einer logopädischen Behandlung Fortschritte erhoffte. Sie brachte einen Berg von Akten und Behandlungsberichten der unterschiedlichsten therapeutischen Institutionen mit. Den Berichten konnte ich entnehmen, dass die Klientin offensichtlich in der Lage war, ein erhebliches Maß an Ärger und Frustration auszulösen. Aus einer Klinik war sie entlassen worden, weil sie sich nicht an die Hausregeln gehalten hatte, ein anderer Bericht enthielt den Hinweis: »Tut grundsätzlich das Gegenteil von dem, was man ihr sagt.«

Ich nahm mir vor, diesen Interaktionsstil zu ihrem Nutzen zu verwenden.

In der ersten Stunde stelle ich Fragen zu ihrer Lebensgeschichte, und sie schreibt differenzierte und intelligente Antworten auf ein Blatt Papier. Es ist offensichtlich, dass ihre beruflichen Wünsche (Studium und Schriftstellerin) einerseits und ihre reale Situation als ungelernte Arbeiterin andererseits weit auseinanderklaffen.

Ich beginne zu erzählen, dass es ein bewusstes und ein unbewusstes Denken gibt, deren Ziele oft auseinanderklaffen. Dass der Volksmund nicht umsonst sagt: »Bei dem weiß die Rechte nicht, was die Linke tut«. Ich erzähle ihr vom Aufbau des Gehirns und die Geschichte eines Split-Brain-Patienten (bei dem nach Durchtrennung des Corpus callosum die beiden Hemisphären getrennt waren), der untypischerweise auch Sprachfähigkeiten in der rechten Hemisphäre hatte. Deshalb war er mittels eines Buchstabenkastens in der Lage, kontralateral auch mit der linken Hand verbale Antworten zu setzen. Man befragte ihn nach der Klinikentlassung nach seinen beruflichen Plänen. Er sprach über die linke Hemisphäre einen anderen Berufswunsch aus, als er rechtshemisphärisch mit der linken Hand setzte.

Ich wende mich dann direkt an die Klientin und sage, ich sei nicht der Meinung, dass sie sprechen solle, und auch nicht der Meinung, dass sie wieder gehen solle. Ich frage sie, ob es nicht eine unglaubliche Leistung ihres Unbewussten sei, ohne organische Ursache eine Querschnittslähmung produzieren zu können. Ich sei der Überzeugung, dass dies gute Gründe habe. Denn wenn sie wieder sprechen und gehen könnte, würde man sie aus dem Klinikum entlassen, und die Chance, in Ruhe und mit therapeutischer Unterstützung über ihr Leben und ihre Zukunft nachdenken zu können, wäre vorüber.

Mein Therapievorschlag lautet, ihr zu helfen herauszufinden, was sie wirklich will. Sie solle nicht sprechen und gehen. Ich verabschiede sie abschließend mit dem Vorschlag, sich ein Schild umzuhängen mit der Aufschrift: »Wegen Umbau vorübergehend geschlossen«, was sie belustigt zur Kenntnis nimmt. Zwei Tage später kommt ein Anruf aus der Psychiatrie, dass die Klientin erste Worte spreche.

Im zweiten Gespräch (vom sich abzeichnenden Erfolg und dem eigenen Narzissmus verführt) weiche ich von dieser Definition ab und strebe mehr oder weniger offen eine weitere Verbesserung der Symptomatik inklusive der Querschnittslähmung an. Das führt dazu, dass die Entwicklung stagniert.

Im dritten Gespräch – unterdessen hat auch eine Abstimmung mit dem behandelnden Therapeuten der Psychiatrie stattgefunden – komme ich auf die ursprüngliche Definition zurück und kläre über eine geleitete Fantasie ab, welche guten Gründe das unbewusste Denken haben könnte, die Symptomatik aufrechtzuerhalten. Die Klientin imaginiert dabei, wie die Dinge sich im schlechtesten Fall entwickeln könnten (wobei sie schließlich von einem Suizid berichtet) und im optimalen Fall (einem Zustand der Ruhe, in dem sie ohne Hektik wisse, was sie wolle). Nach dieser Stunde beginnt sie, fließend zu sprechen.

Ich sehe die Klientin in den folgenden Monaten in größeren Abständen, wobei ihr persönlicher »Umbau« und das Gehenlernen im Vordergrund stehen. Zur Zeit der Klinikentlassung hat sie schließlich ihre retardierten Beinmuskeln so weit trainiert, dass sie sich an Krücken mühsam aufrechthalten kann. Sie hat konkrete und finanziell abgesicherte Pläne, zunächst die mittlere Reife in Angriff zu nehmen.

Bei der Vielzahl parallel laufender Therapien – Psychotherapie, Gestaltungstherapie und Arbeitstherapie auf der psychiatrischen Station sowie einer logopädischen Behandlung und einer Therapie mit Geführtem Zeichnen nach Hippius und Graf Dürckheim in der Stimm-

und Sprachabteilung – ist es schwierig zu sagen, was letztlich der Klientin alles geholfen hat, die Weichen richtig zu stellen. Mir schien, dass das Umdefinieren des Therapiezieles in »Umbau« und die therapeutische Nutzung ihres renitenten, rebellierenden Teils den Fortgang zu ihrem Nutzen veränderten. Die Richtung ihres Opponierens wurde zu ihrem Vorteil kanalisiert. Der Vorschlag mit dem Schild um den Hals war griffig formuliert, sodass er in ihr arbeitete. Das Therapieziel »Umbau« implizierte eine Behandlungsdauer, die über das bloße Wiedererscheinen der blockierten Fähigkeiten hinausreichte, sodass sie nicht mehr vor den Alternativen stand: »Starpatientin mit ungewöhnlicher Symptomatik« oder »ungelernte und arbeitslose Arbeiterin«. Ihr wurde darüber hinaus die Chance geboten, an ihren beruflichen Träumen zu arbeiten.

»Schutzimpfen«

Mit »Schutzimpfen« bezeichne ich die Möglichkeit, über Geschichten im Kleinen eine Reaktion in Gang zu setzen, die verhindern soll, dass die Krankheit im Großen ausbricht.

Eine provokative Geschichte
Eine Mutter kommt mit ihrer zehnjährigen Tochter in Therapie, weil diese in der Schule an Nervosität und Konzentrationsschwäche leidet. Es zeigt sich, dass die Mutter mit dieser ihrer einzigen Tochter wenig abgegrenzt lebt; sie bespricht mit ihr Eheprobleme und es scheint, als sei die Tochter ihr einziger Gesprächspartner.

Ich schlage der Mutter vor, dass ich nicht der Tochter die vorgesehene Entspannungsmethode beibringe, sondern ihr, der Mutter, weil die Tochter sehr schüchtern sei, leicht unter Leistungsdruck gerate und dabei bestimmt eher noch nervöser als entspannt würde. Die Tochter könne zuschauen, wie die Mutter sich entspanne, und würde, ohne im Zentrum der Aufmerksamkeit zu stehen, mehr dabei lernen. Darüber hinaus wisse die Mutter dann aus eigenem Erleben, wie die Methode funktioniert, und könne sie dann ihrer Tochter vermitteln. Als die Mutter eine leichte Entspannungstrance erreicht hat, erzähle ich kurz die Geschichte eines über 30-jährigen Klienten, der samstags immer im Badewasser der Mutter baden musste und allenfalls etwas warmes Wasser nachlaufen lassen durfte.

Die Mutter äußert sich zufrieden über den Grad ihrer Entspannung, ist jedoch empört über diese Geschichte. Was ich ihr da unterstellen würde, gehe zu weit, ihr Verhältnis zu ihrer Tochter sei so eng schließlich nicht. Ich bestehe darauf, dass ich intuitiv etwas wahrgenommen haben müsse und dass mir deshalb diese Geschichte in den Sinn gekommen sei. Sie bleibt bei ihrer Empörung und ich auf meinem Standpunkt. Aus der Art ihrer Empörung schließe ich, dass ihr diese Geschichte noch lange im Gedächtnis bleiben und mit einiger Wahrscheinlichkeit noch in den Ablösephasen der Tochter ihre Wirksamkeit beweisen wird.

Eine milde provokative Geschichte als Schutzimpfung
Ein Ehemann kommt mit zur Paartherapie und schildert umfangreich, welche Probleme seine depressive Frau hat. Er ist bereit, alles zu tun, um ihr zu helfen. Ich erzähle die Geschichte einer Paartherapie, in der der Mann über Jahre hinweg alles tat, um seine depressive und suizidale Frau zu aktivieren und zu motivieren. Als sie schließlich aufblühte und sich sogar beruflich selbstständig machte, bekam er so unerträgliche Kopfschmerzen, dass der behandelnde Neurologe sofort ein Computertomogramm anordnete, das jedoch ohne Befund blieb. In der Therapie zeigte sich, dass er einfach große persönliche Schwierigkeiten hatte, mit der neuen Situation fertigzuwerden.

Nach dieser Geschichte empfehle ich der Ehefrau, sich mit ihrer persönlichen Entwicklung Zeit zu lassen. Ich prognostiziere, ihr Mann würde sehr lange brauchen, um sich auf diese neue Lage einzustellen. Dieser jedoch weist wiederholt und mit Nachdruck darauf hin, dass er meine Geschichte sowie meine Prognose, bezogen auf ihren Fall, für nicht angemessen hält.

In beiden Fallbeispielen werden die erzählten Geschichten als nicht adäquat und für die eigene Situation nicht stimmig abgelehnt. Sie wirken dadurch längere Zeit – nachhaltig wie eine Schutzimpfung – gegen ein Verhalten, das für die Beziehungspartner problematisch ist.

Weltbild erweitern

Capra beschreibt in seinem Buch *Die Wendezeit* (1983) den Übergang von einem linearen Weltbild, das am Ursache-Wirkung-Denken der newtonschen Mechanik ausgerichtet ist, zu einem systemischen, holistischen Denken. Letzteres entspricht den Denkmodellen der neuen Physik und betrachtet mehr das wechselseitige Aufeinanderbezogensein verschiedener Teile eines Ganzen. Mit beiden Modellen lassen sich jeweils bestimmte Aspekte des Geschehens erklären und bearbeiten, beide sind für bestimmte Bereiche der Realität gültig.

Ein Teil der therapeutischen Erfolge Ericksons lässt sich damit erklären, dass er geschickt das Problem so definierte, dass es therapeutisch handhabbar und lösbar wurde. So wie im obigen Beispiel mit dem Mann, der sich für Jesus hielt. Bei der Lösung familiärer Probleme hat das lineare Denken Grenzen, die einer raschen Lösung im Wege stehen können.

Nehmen wir beispielsweise ein Paargespräch, bei dem herausgearbeitet wurde, wann und über welche Interaktionssequenzen die Frau regelmäßig in eine Depression rutscht. Am Schluss der Stunde stellt der Partner dem Therapeuten die Frage, welche Medikamente die Frau nehmen und ob sie sich nicht besser in psychiatrische Behandlung begeben solle. Er springt damit aus der systemischen Betrachtungsweise, nimmt sich aus dem Ganzen heraus und definiert einen Teil des Systems als Problem. Der Therapeut ist hier unter anderem auch mit der Struktur unserer Sprache konfrontiert. Diese ist linear und sequenziell aufgebaut und bietet ungenügende Voraussetzungen, zirkuläre systemische Zusammenhänge, die ja auf vielen Ebenen simultan ablaufen, adäquat darzustellen. (Wer je ein Fußballspiel gesehen und gleichzeitig die auch noch so wortgewaltige Radioreportage damit verglichen hat, ahnt dieses Dilemma.) Dem Therapeuten als Fachmann wird eine Frage gestellt, die sich fachlich angemessen in unserer Sprache nur schwer kurz beantworten lässt, ohne mit dem Weltbild des Fragestellers offen in Konflikt zu geraten. Einen eleganten Ausweg bietet das Antworten mittels einer Geschichte. Geschichten bieten den Vorteil, auch mit den beschränkten Mitteln unserer Sprache Personen und ihr Handeln im Zusammenhang darstellen zu können.

Mit gutem Erfolg habe ich in derartigen Situationen folgendes Vorgehen gewählt: Ich erzähle beispielsweise eine Geschichte, die das Aufeinanderbezogensein von Personen in einem Familiensystem und meine therapeutischen Aufgaben in einem solchen Fall gut illustriert und darstellt. Unmittelbar im Anschluss gebe ich Aufgaben, therapeutische Verschreibungen oder was immer ich in diesem konkreten Fall als sinnvoll erachte.

Die folgende Sufi-Geschichte (vgl. Shah 1964) hat sich bei der Erläuterung der Zusammenhänge zwischen Körper und Psyche bei psychosomatischen Krankheiten in humorvoller Weise als genauso illustrativ erwiesen wie bei der Erklärung zirkulärer familiärer Zusammenhänge:

> *Mullah Nasrudin wanderte abends in der Dämmerung und sah, wie ihm drei Reiter entgegenkamen. Er begann, sich zu fürchten, und seine Fantasien wurden angsterfüllter: Die Reiter könnten ihn zum Militär einziehen oder ausrauben, verschleppen oder umbringen. In seiner Angst sprang er über eine Mauer und merkte, dass er sich auf dem Friedhof befand. Dies versetzte ihn vollends in eine derartige Panik, dass er regungslos liegen blieb. Die Reiter sahen von ihrer erhöhten Position aus, dass jemand über eine Mauer sprang und dort regungslos liegen blieb. Sie galoppierten heran, sprangen ab, halfen Nasrudin auf und fragten: »Was hat Sie in diese missliche Lage gebracht?« Nasrudin klopfte sich verlegen den Staub von den Kleidern, da bemerkte er, dass er sich in den Absichten der Reiter getäuscht hatte, und antwortete: »Sehen Sie, das ist schwieriger, als Sie denken. Sie, Sie sind meinetwegen hier, und ich, ich bin Ihretwegen hier.«*

Eine Patientin in einer psychosomatischen Klinik soll in einem Fragebogen unter anderem einschätzen, in welchem Grade ihre Krankheit psychisch und in welchem körperlich ist. Sie weigert sich mit der Begründung, ich müsse wissen, ob dies körperlich oder psychisch sei. Mehrfach versuche ich, die Patientin zu einer Antwort zu bewegen. Sie antwortet immer wieder ausweichend: »Ja, mein Hausarzt meint, es sei psychisch.« Als ich wiederum ihre eigene Meinung erfahren will, antwortet sie: »Das müssen Sie doch wissen – Sie arbeiten hier an einer psychosomatischen Klinik.«

Nach längerer vergeblicher Diskussion erzähle ich ihr die obige Geschichte. Sie lacht amüsiert, denkt kurz nach und beantwortet die Frage – ohne weiteren Kommentar.

Motivieren, Konfrontieren, Stimulierung der Lösungssuche

Klienten erleben ihre Umwelt bzw. den Problemkontext oft als unveränderlichen monolithischen Block. Offensichtliche Auswege und Veränderungsmöglichkeiten bleiben ausgeblendet, und der Klient verharrt in einem Zustand der Resignation. Die folgenden beiden Geschichten konfrontieren und motivieren zur Lösungssuche.

Die erste Geschichte benutzte Lawrence LeShan[7] in seinen Therapien mit Krebspatienten, sie eignet sich jedoch auch allgemein bei Klienten, die sich resignierend in ihr Schicksal fügen. LeShan arbeitete in den 1940er-Jahren in derselben Klinik wie Erickson[8]; in ihrer therapeutischen Philosophie und Praxis gibt es interessante Parallelen.

Wissen Sie, wie man einen Biber fängt? Das ist ganz einfach. Ein Biber geht immer den gleichen Weg von seinem Bau zum Wasser und immer auf dem gleichen Weg zurück. Tag für Tag. Niemals weicht ein Biber von seinem Weg ab. Man fängt einen Biber, indem man eine große Falle auf den Weg stellt, deren Tür in Richtung des Biberbaus geöffnet ist. Und morgens kommt der Biber aus seinem Bau und sieht die Falle. Und er weint und schluchzt, und er weint und schluchzt, während er seinen Weg geht.

Die zweite Geschichte, die diese gut ergänzt, verdanke ich einem Freund:

Während des Zweiten Weltkriegs wurde der Zoo in Münster/Westfalen bombardiert. Dabei wurden auch die Vogelvolieren getroffen. Die überlebenden großen Greifvögel flogen in Panik davon und kehrten nach einiger Zeit in ihre beschädigten durchlöcherten Käfige ohne Dächer zurück. Sie flogen so lange ihre alten Bahnen, bis die Käfige nach Tagen wieder repariert waren.

Wie diese Fallbeispiele zeigen, lassen sich therapeutische Geschichten sehr vielschichtig für Therapie und Beratung einsetzen. Abschließend kann man die Frage stellen, ob es auch Kontra-Indikationen für das Erzählen von Geschichten im therapeutischen Kontext gibt.

Kontraindikationen

Laut Zeig (1980) gibt es für den therapeutischen Einsatz von Anekdoten keine bekannten Kontraindikationen.

7 LeShan 1983 in einer persönlichen Mitteilung.
8 Laut einer persönlichen Mitteilung von LeShan, ebenfalls 1983.

Eine sehr unfreundliche Geschichte
Im Rahmen meiner Mitarbeit in einer Nervenarztpraxis behandelte ich den selektiven Mutismus eines elfjährigen Mädchens, das nur zu Hause sprach und außerhalb praktisch schwieg. Als Schlussintervention einer Familiensitzung erzählte ich eine längere Sufi-Geschichte (Shah 1970). Die Geschichte handelt von einer Auseinandersetzung zwischen einem König und einer seiner Töchter, die ihres Vaters Meinung nicht akzeptieren wollte, dass ihr Schicksal und ihre Zukunft von seinem Willen abhängig sei. Er ließ sie für Jahre einsperren, um ihr die Richtigkeit seiner Sicht der Dinge zu beweisen. Sie gab ihre Meinung nicht auf, und er ließ sie in der Wildnis aussetzen. Sie baute mit den Jahren dort ein blühendes Reich auf und wurde zur Königin gewählt. Ihr Vater besuchte schließlich dieses mysteriöse Reich, das inmitten der Wildnis entstanden war, näherte sich dem Thron und konnte seine Tochter die Worte murmeln hören: »Du siehst, Vater, jeder Mann und jede Frau haben ihr eigenes Schicksal.«

Diese Geschichte schien mir einige Aspekte des Verhältnisses von Vater und Tochter widerzuspiegeln. Mein Ziel damals war aufzuzeigen, dass die Tochter in ihrem Trotz eine Macht besitzt, die sich nicht so leicht brechen lässt, und vor allem, dass ich optimistisch war, dass sich die Dinge nicht zwangsläufig zum Nachteil der Tochter entwickeln müssten. In der darauf folgenden Sitzung war der Kontakt zum Vater erheblich beeinträchtigt, und er sprach die »unfreundliche« Geschichte auch an. Ich hatte Mühe, die Therapie wieder ins richtige Fahrwasser zu bekommen.

Ich lernte daraus, dass nicht meine Assoziationen und Interpretationen die wesentlichen sind, sondern diejenigen meiner Klienten. Und ich lernte, darauf zu achten, welche potenziellen Assoziationen – vielleicht nur durch einen Teilaspekt einer Geschichte oder durch eine ungenaue Formulierung – möglich sind, die den Therapiezielen abträglich sein könnten.

In diesem Fall hatte ich – wie ich in der Supervision erkannte – darüber hinaus unbewusst für die Tochter Partei ergriffen und das familientherapeutische Gebot der Allparteilichkeit verletzt. Lange Zeit betrachtete ich dies als ein Beispiel dafür, dass eine Geschichte besser nicht erzählt worden wäre.

Sicherlich gibt es Geschichten, die in bestimmten Situationen absolut kontraindiziert sind. Die Geschichte im obigen Beispiel, mit einer anderen Einstellung (den Vater augenzwinkernd freundlich provozierend und dabei Kontakt zu ihm haltend) erzählt, hätte aus heutiger Sicht wahrscheinlich ohne die negativen Nebenwirkungen eine Wirkung erzielt.

Ich möchte deshalb die Aussage von Zeig über die fehlenden Kontraindikationen ergänzen: Für den therapeutisch *richtigen* Einsatz von Geschichten gibt es keine Kontraindikationen, oder allgemein gesprochen: Für den *richtigen* Einsatz eines Heilmittels gibt es keine bekannten Kontraindikationen.

Um die Liste von Trivialweisheiten zu ergänzen, möchte ich auch nicht versäumen, an dieser Stelle Ingrid Steger aus der Sendung *Klimbim* zu zitieren: »Aus Fehlern wird man klug, drum ist einer nicht genug.«

Schlussbemerkung

Als Abschluss scheint mir eine Geschichte von Bateson (1981, S. 22) sinnvoll, die Rosen (1982) seinem Buch aus gutem Grund voranstellte:

> *»Ein Mann wollte wissen, wie es sich mit dem Geist verhält – nicht in der Natur, sondern in seinem eigenen großen Computer. Er fragte ihn (zweifellos in makelloser Programmiersprache):*
>
> *›Rechnest du damit, dass du jemals denken wirst wie ein menschliches Wesen?‹ Die Maschine machte sich daran, ihre eigenen Rechnergewohnheiten zu analysieren. Schließlich druckte sie ihre Antwort auf ein Stück Papier aus, wie dies solche Maschinen zu tun pflegen. Der Mann eilte hin, um die Antwort zu erfahren, und fand folgende sauber getippten Worte vor: ›Das erinnert mich an eine Geschichte‹.«*

Literatur

Bandler, R. a. J. Grinder (1975a): The structure of magic 1. Palo Alto (Science and Behavior Books). [dt. (1981): Metasprache und Psychotherapie: Die Struktur der Magie I. Paderborn (Junfermann).]

Bateson, G. (1981): Geist und Natur. Frankfurt (Suhrkamp).

Capra, F. (1983): Die Wendezeit. München (Scherz-Verlag).

Gilligan, S. (1982): Ericksonian Approaches to Clinical Hypnosis. In: J. K. Zeig (ed.): Ericksonian Approaches to Hypnosis and Psychotherapy. New York (Brunner/Mazel).

Gordon, D. (1978): Therapeutic Metaphors. Cupertino (Meta Publications). [dt. (1986): Therapeutische Metapher. Paderborn (Junfermann).]

Gordon, D. (1982): Ericksonian Anecdotal Therapy. In: J. K. Zeig (ed.): Ericksonian approaches to hypnosis and psychotherapy. New York (Brunner/Mazel), pp. 113–119.

Grinder, J. a. R. Bandler (1976): The structure of magic II. Palo Alto (Science and Behavior Books). [dt. (1982): Kommunikation und Veränderung. Die Struktur der Magie II. Paderborn (Junfermann).]

Lankton, St. a. C. Lankton (1989): Tales of enchantment – Goal-oriented metaphors for adults and children in therapy. New York (Brunner/Mazel). [dt. (1992): Geschichten mit Zauberkraft. München (Pfeiffer).]

Peseschkian, N. (1979): Der Kaufmann und der Papagei. Orientalische Geschichten als Medien in der Psychotherapie. Frankfurt (Fischer).

Rosen, S. (1982): My voice will go with you. The teaching tales of Milton H. Erickson. New York (Norton). [dt. (1985): Die Lehrgeschichten von Milton Erickson. Hamburg (iskopress).]

Rossi, E. L. (ed.) (1980): The collected papers of Milton H. Erickson, Vol. IV. New York (Irvington). [dt. (2015): Gesammelte Schriften von Milton H. Erickson, Bd. 5, 6: Innovative Hypnotherapie I, II. Heidelberg (Carl-Auer).]

Shah, I. (1964): Die Sufis. Stuttgart (Diederichs).

Shah, I. (1970): The tales of the dervishes. New York (Dutton).

Tart, Ch. (1975): States of consciousness. New York (Dutton).

Watzlawick, P. (1977): Die Möglichkeit des Andersseins. Stuttgart (Huber).

Zeig, J. K. (Ed.) (1980): A teaching seminar with Milton H. Erickson, M. D. New York (Brunner/Mazel). [dt. (1995): Meine Stimme begleitet sie überallhin. Stuttgart (Klett-Cotta).]

Hypnose und Familientherapie – Erfahrungen, Ideen, Möglichkeiten

Hypnose und Familientherapie – ja, geht das denn?

Oft werde ich gefragt: »Hypnose und Familientherapie – ja, geht das denn? Hypnotisierst du da die ganze Familie?« Ich fühle mich dann jedes Mal etwas hilflos und davon überfordert, zu erklären, was ich in Familiengesprächen mit »Hypnose« will. Meistens ziehe ich mich aus der Affäre, indem ich das als zu komplex für eine kurze Antwort definiere und dazu sage, dass wir für Seminare zu diesem Thema nur Teilnehmer mit zumindest einer dreitägigen Einführung in ericksonsche Hypnotherapie zulassen.

So ist dieser kleine Artikel auch für mich eine Chance und ein Versuch, diese Frage doch wenigstens ansatzweise zu beantworten.

Zur Geschichte

Es war wohl 1975 als ich im Rahmen einer Vorlesung von Helm Stierlin über die strategische Familientherapie von Jay Haley zum ersten Mal mit diesem Thema konfrontiert war. Ich erfuhr, dass Haleys Lehrer ein »Hypnotiseur« namens Milton H. Erickson gewesen sei. Stierlin trug drei Fälle von Erickson vor, die im überwiegend psychoanalytisch orientierten Hörsaal für einige Unruhe und Diskussionen sorgten. Es fielen Äußerungen wie »War der Mann mal Ausbilder bei den Ledernacken?«[9]. Auch Gunther Schmidt hielt damals dagegen und meinte: »Wer so oberflächlich therapiert wie dieser Erickson, der riskiert Symptomverschiebungen.« Helm Stierlin stand mit der Verteidigung Ericksons alleine da.

Spontan von diesem Therapieansatz fasziniert, war dies für mich der Ausgangspunkt für eine immer noch anhaltende Auseinandersetzung mit den so enorm vielfältigen Therapievarianten von Erickson.

Ich las alles, was ich darüber bekommen konnte, und lud zusammen mit Gunther Schmidt ab Ende der 1970er-Jahre viele der wichtigen jüngeren Schüler von Erickson zu Seminaren nach Heidelberg ein. In der Literatur über Erickson fand ich dann Bewertungen

9 Dies von meinem späteren Freund und Kollegen Prof. Wolf Ritscher.

wie »was Freud für die Theorie der Psychotherapie ist, ist Erickson für ihre Praxis«. In einer vom Computer ausgewerteten »Zitier-Hitparade« fand ich Jay Haley auf Platz 1 und Paul Watzlawick auf Platz 3. Ich wusste, dass sich beide auf Erickson beriefen und Haley gar einmal gesagt hatte, wenn er ehrlich sei, müsse er sagen, dass er keine therapeutische Technik benutze, die nicht von Erickson abgeleitet sei. Allmählich begann ich – trotz des gelegentlichen Lächelns einiger Kollegen – mich meines Engagements für diese therapeutischen Vorgehensweisen noch sicherer zu fühlen.

Anfangs interessierte mich allerdings das Thema Hypnose wenig. Die strategischen Ansätze und das Erzählen von therapeutischen Geschichten und Metaphern standen für mich mehr im Mittelpunkt. Nachdem wir auf den Seminaren die ersten praktischen Erfahrungen mit Hypnose machten, wurde sowohl Gunther Schmidt als auch mir klar, dass familientherapeutische Techniken wie das zirkuläre Fragen sehr viel mit Hypnose zu tun haben. Ich erinnere mich noch sehr gut an eine Familientherapiesitzung im Jahr 1980, bei der ich Ko-Therapeut von Gunthard Weber war und Luigi Boscolo und Gianfranco Cecchin hinter der Scheibe saßen. Sie riefen uns heraus und gaben uns einige Fragen, die wir stellen sollten. Mir war der Sinn der Fragen nicht völlig klar, und Gunthard stellte diese Fragen in recht hohem Tempo. Die sonst so redegewandte Familie wurde körperlich immer unbeweglicher, die Antworten kamen in gleichmäßigem Rhythmus, und ich bemerkte auch bei mir, wie ich durch das Nachdenken über Sinn und Implikationen der Fragen und Antworten immer mehr überfordert war. Ich fand mich bald in einem Zustand wieder, der mir von den Hypnose-Seminaren vertraut war. Auch die ganze Familie schien in diesem Zustand zu sein. Die Relevanz der Fragen war wohl auch für die Familie nicht auf den ersten Blick erkennbar, was intensive innere Suchprozesse ausgelöst hatte. Kaum war eine Frage gestellt, kam auch schon wieder die komplizierte nächste Frage: »Wenn Ihre Tochter wieder zunehmen würde, was denken Sie als Vater, was Mutter meint, wie es dann der ältesten Tochter geht?« Nach der Sitzung sprach ich Gunther Schmidt an und teilte ihm meinen Eindruck mit, dass diese Art des Fragens wie eine Tranceinduktion wirke, indem das bewusste Denken überladen werde und dabei intensive innere Suchprozesse ausgelöst würden. Er sagte, dass er diesen Eindruck auch habe, dass die »Mailänder« aber recht ablehnend reagieren würden, wenn er dies sage.

Inzwischen hat Gunther Schmidt dieses Thema ja ausführlich bearbeitet und der damals eher unbeabsichtigten systemischen Hypnotherapie viele interessante Facetten hinzugefügt (siehe Kap. »Ericksonsche Psychotherapie und Familientherapie – Möglichkeiten der Integration«; Schmidt 1985).

Mittlerweile ist diese Sichtweise etwas salonfähiger geworden, und auch die »Mailänder« interessieren sich wohl unterdessen mehr für die Ideen, die wahrscheinlich von Anfang an zu den Wurzeln ihres Ansatzes gehörten. Dies deshalb, weil sie Watzlawick und Bateson als Ausgangspunkt hatten, die beide von Ericksons Ideen beeinflusst waren. (Bateson und Erickson waren über Jahrzehnte befreundet.)

Jedenfalls überraschte es mich nicht, als auf der internationalen Familientherapie-Konferenz 1987 in Prag Salvador Minuchin in seinem Vortrag sagte, dass die Familientherapie mehr von der Hypnotherapie habe als sie ahne.

Vielleicht sollte man hinzufügen: von »ericksonscher Hypnotherapie«, da in der Familientherapie (genauso wie z. B. auch in Körpertherapien wie Feldenkrais oder Hakomi) das Stichwort Hypnose praktisch immer im Zusammenhang mit Erickson fällt. Sein enorm vielfältiges Interventionsrepertoire, seine Fähigkeit und Bereitschaft, individuelle Eigenschaften und Ressourcen der Klienten zu erkennen und konstruktiv zu nutzen (Utilisationsansatz), sein Wissen um verbale und nonverbale Kommunikationsformen und vieles andere mehr, finden sich in dieser innovativen und komplexen Ausprägung nur bei ihm und sind nicht typisch für die Hypnosetherapie vor Erickson.

So gibt es bis heute kein Buch, das behauptet »ericksonsche Therapie« umfassend darzustellen. Haley (1978) stellt vor allem die strategischen Aspekte der ericksonschen Arbeit in den Mittelpunkt und diskutiert dabei viele für die Familientherapie relevante Fragen. Rossi – als Lehranalytiker nach C. G. Jung – beleuchtet dann stärker das intrapsychische, es wird beispielsweise im Detail diskutiert, welche inneren Assoziationsprozesse mit Ericksons hypnotherapeutischen Kommunikationsformen verbunden sind (Erickson u. Rossi 1981). Grinder als Linguistikprofessor analysierte u. a. die therapeutische Sprache von Erickson (Bandler a. Grinder 1975). Andere beschäftigten sich mit der metaphorischen Arbeit von Erickson (Zeig 1980, Rosen 1982, Lankton a. Lankton 1983, Watzlawick 1982). Das Buch *Lösungen* (Watzlawick et al. 1979) ist von den paradoxen Elementen ericksonscher Arbeit beeinflusst. Seit Ende der 1980er-Jahre findet die

Arbeit des Teams um Steve de Shazer (1985), das sich mitunter auf die Ziel- und Ressourcenorientierung von Erickson bezieht, immer mehr Aufmerksamkeit. In dem Buch *Taproots* von Bill O'Hanlon (1987) werden diese verschiedenen Konzepte und Sichtweisen zusammengefasst dargestellt.

Grundkonzepte

Bevor ich einige Aspekte dessen diskutiere, wie ich hypnotherapeutische Vorgehensweisen in der Familientherapie nutze, möchte ich wenigstens stichwortartig einige Grundkonzepte erklären.

Hypnose ist ein Bewusstseinszustand, der sich sowohl vom Wachbewusstsein als auch vom Schlaf unterscheidet. Der Schöpfer des Begriffs »Hypnose«, der Engländer James Braid (1843), wollte die Bezeichnung dieses veränderten Bewusstseinszustandes selbst einige Jahre später wieder ändern und stattdessen »Monoideismus« (Einideeigkeit) einführen. Ganz allgemein und vereinfacht gesprochen, ist Hypnose ein Zustand erhöhter fokussierter Aufmerksamkeit, in dem bestimmte Aspekte der Wahrnehmung verstärkt und intensiviert und andere abgeschwächt bzw. ausgeblendet sind.

Hypnoseinduktionen sind Verfahren, die den allgemeinen Alltagsbewusstseinszustand auf irgendeine Art unterbrechen und einen alternativen Bewusstseinszustand ausformen (Tart 1970).

Dieser Wechsel von einem Bewusstseinszustand zum anderen geschieht auch immer wieder im Alltag auf verschiedenste Art und Weise. So zum Beispiel wenn ich im Kino oder in einem Konzert sitze und solchermaßen im Geschehen versunken bin, dass ich erst am Ende bewusst realisiere, dass mehrere Plätze neben mir nicht mehr besetzt sind. Und das, obwohl ich irgendwann aufgestanden sein muss, um diese Personen durchzulassen. Oder wenn mir jemand einen komplizierten Sachverhalt so schnell und verworren erklärt, dass ich sage: »Mal langsam, ich werde ja ganz wirr im Kopf.« (Das ist dann die vorhin beim zirkulären Fragen erwähnte »Overload-Technik« – das bewusste Denken wird bezüglich Kapazität und Verarbeitungsgeschwindigkeit überfordert bzw. »überladen«.) Manche kennen auch Situationen, in denen im Radio oder Fernsehen eine Nachricht über ihre Relevanz die Aufmerksamkeit so absorbiert, dass man erst nach einer gewissen Zeit hört, wie die eigene Frau ruft: »Hörst du denn nicht, dass das Telefon klingelt?« Vielleicht haben Sie auch schon einmal jemanden beobachtet, der völlig in Gedanken versunken in seinem Tee rührt und rührt und rührt – und es gibt im Tee eigentlich längst nichts mehr zu verrühren. Wer die Sendung *Verstehen Sie Spaß?* häufiger gesehen hat, kennt »Hypnoseinduktionen«, die auf den Elementen Humor, »Schock« und Konfusion beruhen. Ich erinnere mich noch an eine Episode, in der ein bekannter Schriftsteller aus dem Postamt von Garmisch heraustrat und auf dem Dach seines Autos plötzlich einen Skiständer mit vier Paar Ski entdeckte. Er stand minutenlang »wie vom Donner gerührt« kataleptisch da, und von seinem Gesicht konnte man ablesen, dass intensive innere Denk- und Suchprozesse abliefen, um diese Situation einordnen zu können.

Wer sich mit Hypnoseverfahren beschäftigt, bekommt mit der Zeit ein Auge für die subtilen nonverbalen Anzeichen derartiger Tranceprozesse. Gehen wir nun einmal davon aus, dass es Sinn ergibt, beispielsweise im Kino so vom Film gefesselt zu sein, dass wir die Wahrnehmung von der Umgebungsrealität Kinoraum wegschwenken, um so den Film intensiver erleben zu können. Gehen wir weiter davon aus, dass ein wertvoller, geistig hochproduktiver Bewusstseinszustand gegeben sein kann, während wir wie abwesend in unserem Kaffee rühren. Dann mag es auch interessant erscheinen, diese Zustände zu identifizieren (sofern sie spontan auftreten) oder gezielt zu induzieren. Dies, um dann die erhöhte Aufmerksamkeit, die intensivere Wahrnehmung, die größere Reaktionsbereitschaft etc. therapeutisch zu nutzen. Steve Lankton (1982) hat über eine Analyse von Videobändern verschiedener bekannter Therapeuten wie Carl Rogers aufgezeigt, wie auch in nicht hypnotherapeutischen Therapiesettings verschiedene Trancephänomene auftreten, induziert und genutzt werden.

Meines Erachtens ermöglichte das Erlernen von Hypnoseverfahren mir und anderen, die sich damit beschäftigt haben, verbale wie nonverbale Kommunikationsformen einerseits genauer wahrzunehmen und andererseits intensiver und präziser zu kommunizieren. Darüber wird eine verstärkte therapeutische Wirksamkeit erreicht. Eine »hypnotische« Intensität, die sich bei alten erfahrenen Therapeuten vielleicht über viel Erfahrung und Engagement allmählich herausgebildet hat. Und solange man nicht den Anspruch hat, die Therapie- und Lebenserfahrung, die Persönlichkeit und das therapeutische Genie eines Milton H. Erickson, einer Virginia Satir oder eines Carl Whitaker über ein paar hypnotische Kommunikationstricks kopieren zu wollen, kann es sehr fruchtbar sein, sich mit Hypnose und Familientherapie zu beschäftigen.

Nachstehend nun einige Fallskizzen, die einen Eindruck vermitteln sollen, wie sich mein Hypnosetraining – teils für mich selbst überraschend – in Familientherapien auswirkte.

Der Therapeut als Flegel
Eine Mutter ruft an und erzählt, dass ihr 16 Jahre alter Sohn Klaus stottere und bereits mehrere Therapien nach wenigen Stunden abgebrochen habe, jeweils mit den Worten, der Therapeut oder die Therapeutin sei nichts für ihn. Aber vor allem der Vater, der von der Familie getrennt lebe, sei der Meinung, dass nun endlich etwas geschehen müsse. Ich bestehe auf einem Familiengespräch. Bei dem Gespräch sind die Eltern, der junge Mann und seine beiden älteren Schwestern anwesend. Nach kurzer Zeit wird klar, dass bezüglich einer Stottertherapie alle außer dem »Patienten« bis in die Haarspitzen motiviert sind. Der Vater – beruflich spezialisiert auf Organisationsberatung und Projektentwicklung – checkt mich routiniert und wohlinformiert nach allen Regeln der Kunst durch, ob ich wohl der richtige »Macher« für das Projekt »Stottertherapie Sohn« bin.

Während der Sohn meist gelangweilt bis geistig abwesend dasitzt, versuche ich, durch Fragen nach den persönlichen Stärken von Klaus, dem Gespräch eine andere Richtung zu geben. Die Mutter erzählt, dass Klaus eine große Fähigkeit habe, die »Qualität« von Menschen intuitiv richtig zu beurteilen. Aber kurze Zeit später interviewt mich der Vater wieder weiter, um seinen »Beurteilungsbogen« zu komplettieren. Mir wird klar, dass das Gespräch in eine Richtung läuft, bei der ich nie zu einem adäquaten Kontakt und Therapievertrag mit dem vorgesehenen Patienten kommen werde.

In dieser Situation kommt mir kurz eine Fallschilderung von Erickson in den Sinn, wo Eltern einen sich wehrenden zwölfjährigen Bettnässer ins Therapiezimmer schleppten und Erickson die Eltern aus dem Zimmer »warf«, sich dann mit den Gefühlen des Kindes identifizierte, indem er erregt auf die Eltern schimpfend im Zimmer auf und ab lief und darüber Kontakt zu dem zuvor therapieunwilligen Jungen fand.

Als nun der Vater wieder eine sehr detaillierte fachkundige Frage zu der vorgesehenen Stottertherapie stellt, frage ich zurück: »Sie wollen das im Detail wissen?« Er antwortet mir recht markig: »Ja, natürlich.« Ich lasse mich wie ein pubertierender Flegel in den Sessel sacken und sage provozierend: »Das sage ich ihnen aber nicht.« Die Familie ist konsterniert, der gewohnte Alltagsbewusstseinsablauf deutlich unterbrochen. Der junge Stotterer wirkt zum ersten Mal wach und aufmerksam. Ich nutze diesen Moment der totalen Überraschung, setze mich wieder »anständig« hin und füge an: »Einer meiner Familientherapie-Lehrer hat einmal gesagt: ›Wenn einer in einer Familientherapie mehr Spaß hat als der Therapeut, dann läuft was schief.‹ Und im Verlaufe meiner Arbeit mit Stotterern habe ich festgestellt, wenn einer in der Therapie mehr Motivation als der Patient hat, dann läuft was völlig schief. Und hier im Raum haben einige Leute mehr Motivation als der Patient. Und ich mache diesen Fehler nicht mehr, mehr Motivation als der Patient zu haben.« An diesem Punkt wird Klaus zum ersten Mal aktiv. Recht stark stotternd sagt er, dass er schon auch Therapie wolle und für notwendig halte. Ich erwidere ihm, dass ich gerade kurz zuvor einige beeindruckende Beispiele dafür gehört habe, wie intuitiv richtig er Personen und Situationen einschätzen könne. Er habe mich hier erlebt und solle sich gründlich überlegen, ob ich der richtige Therapeut für ihn sei. Er solle mich in sieben Wochen, in der Woche nach Ostern, anrufen, und falls er einen Therapieplatz wolle, werde ich sehen, ob ich ihm einen der wenigen Therapieplätze anbieten könne.

Damit beende ich diese Stunde. Klaus meldet sich nach den vereinbarten sieben Wochen und wird nach zwei schwierigen Anfangsstunden zum motiviertesten Stotterer, mit dem ich bis dahin – in meinen mehr als vier Jahren in der Stimm- und Sprachabteilung des Universitätsklinikums Heidelberg – gearbeitet habe.

Noch einige Assoziationen zu diesem Fallausschnitt: Erickson war im Gegensatz zu seinem Schüler Haley sehr oft der Meinung, dass man den Einzelnen behandeln solle und die Familie schon flexibel genug sei, um sich auf die Veränderung einzustellen. Haley war umgekehrt der Ansicht, man solle eher die Familie, das System ändern, und darüber ändere sich der Symptomträger. Der geschilderte Fall ist ein Beispiel in ericksonschem Sinne: Eine einmalige Familiensitzung wurde genutzt, um dem Patienten eine eigenständige Entscheidung für oder gegen Einzeltherapie zu ermöglichen. Die Familie hatte aus verständlichem und anerkennenswertem Interesse am Sohn immer wieder alles unternommen, um ihn in Therapie zu bringen. Nur die Art, wie sie es tat, machte es diesem Sohn schwer, mit dem Therapeuten zu kooperieren. Durch meine provozierende und überraschende Aktion unterbrach ich die eingespielten Familieninteraktionen (Gunther Schmidt spricht oft von der Regeltrance – der Schaffung von familiären Realitäten durch Regeln) und nutzte den Moment der Konfusion, um Neues einzubringen.

Erickson unterrichtete überwiegend über das Erzählen von Fallgeschichten. Nachdem mir mehrfach in therapeutisch schwierigen Situationen seine Fallgeschichten eingefallen waren und ich, ähnlich wie hier, darüber analoge situationsangepasste Lösungen gefunden hatte, wurde mir diese Methode noch sympathischer.

Auch im nächsten Fall wird über eine überraschende »Aktion« der gewohnte Handlungsrahmen, das übliche Alltagsbewusstsein mit seinen alteingeschliffenen Interaktionsabläufen unterbrochen und der anschließend für Neues etwas offenere Bewusstseinsraum therapeutisch genutzt.

Auf neue Art zuhören lernen

Es handelt sich hier ebenfalls um einen Stotterer (33 Jahre alt), bei dem neben der Gruppentherapie auch Gespräche mit seiner Mutter stattfinden. Die beiden haben ein sehr enges, unabgegrenztes Verhältnis. Die Mutter antwortet beispielsweise regelmäßig auf Fragen, die dem Sohn gestellt werden. Während meine Ko-Therapeutin Monika Brunner versucht, mit Skulpturen und strukturalistischen Methoden mehr Abgrenzung und Individuation zu fördern, gebe ich einige Hausaufgaben. Die Wirkung scheint gleich Null. Auffallend ist, dass die Mutter, wenn der Sohn etwas sagt, gar nicht zuzuhören scheint. Zumindest sind ihre Erwiderungen und Gesprächsbeiträge meist recht unabhängig von dem, was der Sohn bzw. auch wir Therapeuten sagen.

Als Schlussintervention einer Sitzung beginne ich, eine Geschichte zu erzählen. Mein Ziel ist es, mir erst einmal die Aufmerksamkeit zu sichern, um dann mein therapeutisches Ziel anzusprechen und auf die dann folgende Aufgabe vorzubereiten. Das geschieht hier über **eingestreute Suggestionen**, die im Folgenden auch fett gedruckt sind. **Eingestreute Suggestionen** werden in anderem Tonfall gesprochen, sodass sie unbewusst als Sonderbotschaft erkannt und verarbeitet werden. Dies ist ebenfalls eine Vorgehensweise von Erickson, die hier in diesem Rahmen aber nicht weiter diskutiert werden kann.[10]

Ich erzähle, dass ich kürzlich einen Mann kennengelernt habe, der sehr gut aussehe und mir sehr sympathisch sei. Er sei offensichtlich sehr glücklich und erfolgreich, denn er habe mir Fotos von seiner attraktiven Frau, seiner kleinen, süßen, dreijährigen Tochter und von seinem tollen Haus gezeigt. Er habe in seinem Unternehmen von allen Mitarbeitern den höchsten Jahresumsatz erreicht und deshalb

10 Zum Themenbereich unterschwellige Wahrnehmung und kognitive Verarbeitung siehe Feldman 1985.

eine Fotosafari nach Afrika als Anerkennung gewonnen. Ich schildere die Traumkarriere sehr plastisch, und die Mutter hört mir mehr und mehr interessiert zu. Dann sage ich plötzlich, dass ich ihn kennengelernt habe, nachdem mir seine Logopädin gesagt hätte, dass der Mann sich umbringen wolle. (Über diese dramatische und schockierende Wende in der Geschichte ist nun die Aufmerksamkeit sehr fokussiert.) Ich erzähle von seinen ständigen Kopfschmerzen während der Fotosafari, der schnellen Tumoroperation nach der Rückkehr nach Deutschland, und der daraus resultierenden Kehlkopf- und Zungenlähmung, wodurch die berufliche Erfolgskarriere unterbrochen wurde. Aber interessant sei gewesen, dass ich immer nur die ersten drei bis vier Worte verstehen konnte, weil der Mann über seinen Luftröhrenschnitt nur undeutlich sprechen konnte. Die Logopädin sei in der Lage gewesen, alles gleichmäßig gut zu verstehen, ich hingegen nur die ersten Worte. Ich habe mich gewundert und überlegt, ob der Mann wohl anfangs deutlich und dann undeutlicher spreche. Schließlich merke ich an, dass ich in anderen Therapien manchmal gleichzeitig zuhöre und schon nachdenke, was ich gleich sagen oder fragen werde. Und ich könne gleichzeitig hören und nachdenken. Dies vor allem dann, wenn ich jemanden besonders möge und helfen wolle.

»Bei diesem Mann aber, musste ich auf die Lippen sehen, um zu verstehen. Und wenn ich dann nach innen ging, um nachzudenken, verlor ich den Kontakt. Ich hatte gelernt, gleichzeitig zu hören und nachzudenken, aber nicht, gleichzeitig zu sehen und nachzudenken. Deshalb sagte ich mir immer wieder: **Du musst auf neue Art zuhören lernen!** Aber immer wieder verlor ich den Faden und wusste nicht, was der Mann gerade gesagt hatte. Immer wieder sagte ich mir: **Auf neue Art zuhören lernen.«**

Ich wiederhole immer wieder **»auf neue Art zuhören lernen«**, spreche dabei betont in Richtung der Mutter und füge an:

»… **und ich sage das zu Ihnen**, weil ich weiß, wie sehr Sie sich für Ihren Sohn einbringen und wie sehr Sie ihn lieben. Und weil das so ist, ist meine Vermutung, dass Sie ebenfalls recht schnell nach ›innen‹ gehen, um ihm zu helfen. Und dann verpassen Sie, was er sagt. Und deshalb dachte ich an die Hausaufgabe herauszufinden – und darüber in der nächsten Stunde zu berichten –, wie viele Worte er sagt, an die Sie sich erinnern können. Bevor Sie beginnen, darüber nachzudenken, wie Sie ihm helfen können, weil Sie ihn so sehr lieben.«

Nach den vielen wirkungslosen Interventionsversuchen in den vorhergehenden Therapiestunden, gebe ich ehrlich gesagt auch dieser

Idee keine allzu große Chance. Die Mutter erscheint zur nächsten Sitzung jedoch offensichtlich geschockt und berichtet, dass sie meistens nicht in der Lage gewesen sei, sich auch nur an ein einziges Wort zu erinnern, das ihr Sohn gesagt habe. Wir betonen, wie wichtig es für Stotterer sei, dass die anderen zuhören. Wann immer wir daraufhin den Eindruck hatten, dass die Mutter ihrem Sohn oder uns nicht zuhörte, wurde es mehr und mehr zu einem humorvollen Spiel zu fragen: »Wie viele Worte?« Es wurde zunehmend seltener notwendig.

Noch einige Gedanken und Erläuterungen zu diesem Fall, in dem viele Aspekte ericksonscher Vorgehensweisen erkennbar sind:

1. Die Tendenz der Mutter, den gemeinsamen Aufmerksamkeitsfokus zu verlassen oder zu verschieben, wurde durch eine für sie interessante Geschichte mit einer dramatischen Wende umgangen. Solche überraschenden Themensprünge, die Konfusion erzeugen und mitunter leicht schockierend wirken können, werden auch in manchen Tranceinduktionen verwendet, um bewusste Erwartungshaltungen außer Kraft zu setzen und um innere Suchprozesse auszulösen. Die Aufmerksamkeit wird dadurch fokussiert, was ebenfalls die Wirksamkeit der nachfolgenden therapeutischen Botschaften erhöht.
2. Das manchmal etwas merkwürdig und unabgegrenzt eindringend wirkende Kommunikationsverhalten der Mutter wurde als Liebe, Sorge und Helfenwollen definiert (Reframing) und dann als Ressource genutzt, worüber sich die Mutter leichter für die Hausaufgabe motivieren ließ.
3. Das Erzählen einer Geschichte hat hier mehrere Funktionen: Im Rahmen der Geschichte mit dieser dramatischen Wende bleibt das »Zuhörenlernen« besser und länger im Gedächtnis als wenn es »linkshemisphärisch«, etwa als therapeutischer Ratschlag, vorgetragen worden wäre. Der Therapeut erzählt von eigenen Problemen mit dem Zuhören und erwähnt, dass er trotz guten Willens Zeit fürs Lernen gebraucht habe. Das verringert den Abstand und vermindert vermutlich den Widerstand gegen das Belehrende der Suggestionen und der folgenden Hausaufgabe.
4. Ein Teil der legendären Fähigkeit Ericksons, Trancephänomene zu induzieren, war in seiner guten Vorbereitung begründet.

Er tippte das, was er vorschlagen und induzieren wollte, lange vorher indirekt an (Seeding). Und erst später wurde er direkter und kam zunehmend auf das, worauf er therapeutisch hinauswollte. Man stelle sich vor, ich hätte dieselbe Hausaufgabe ohne die vorbereitende Anekdote einfach so gegeben.

5. Erickson stellte auch Aufgaben, deren Sinn und Implikationen oft unklar waren.
   Bis zu dieser Stunde hatten wir an diesem Thema eher so gearbeitet, dass wir versucht hatten, der Mutter ihr Verhalten einsichtig zu machen, damit es sich ändere. Über das Ausführen der Aufgabe, die zwangsläufig eine Unterbrechung der bisherigen hoch automatisierten und unbewusst gewordenen Interaktionsabläufe impliziert, werden plötzliche Einsichten gewonnen, die zuvor nicht da waren. Bei Erickson gibt es viele Vorgehensweisen, bei denen nicht das (therapeutisch veränderte) Bewusstsein das Handeln bestimmt, sondern ein bestimmtes Handeln verlangt wird, und daraus ein verändertes Bewusst-Sein resultiert.
6. Das Arbeiten in der Tradition Ericksons ist zielorientiert und nur selten ursachenorientiert.
   Man hätte hier auch daran arbeiten können, wie sich dieses Muster entwickelt hatte. Vermutlich hätten sich Parallelen und Bezugspunkte in der Herkunftsfamilie der Mutter finden lassen. Die hätte man verknüpfen können mit der Zeit, als der Sohn vor 30 Jahren zu stottern anfing, um dann vielleicht zu erläutern, wie schwer es für Mütter sein kann, genau hinsehen bzw. hinhören zu müssen, wie das Kind sich quält, und dann aufzuzeigen, wie sich dieses Muster des Weghörens daraufhin verselbstständigt und automatisiert hat. Abgesehen davon, dass man gerade wegen dieser Aufmerksamkeitsstruktur mit einem solch komplexen Thema nicht sehr weit gekommen wäre, wurde hier zielorientiert (»auf neue Art zuhören lernen«) gearbeitet, ohne auf Geschichte und Ursache des Musters einzugehen.

Yes-Sets

Eines der Grundmuster hypnotherapeutischer Kommunikation ist das sogenannte Yes-Set. Dabei werden eine Reihe von Formulierungen gegeben, bei denen der Hörer bewusst oder unbewusst zustimmen wird.

An diese Serie von Aussagen wird dann die therapeutische Suggestion geknüpft, wobei diese über die unterdessen aufgebaute Zustimmungsbereitschaft mit größerer Wahrscheinlichkeit akzeptiert werden wird. Zum Beispiel so: »Sie lesen gerade einen Artikel über Hypnose und Familientherapie, Sie haben eine bestimmte Körperposition, Sie beachten zurzeit weniger ihren Atemrhythmus, Sie werden mir zustimmen, dass ich nicht wissen kann, was es in Ihrer Umgebung gerade jetzt zu hören gibt, und Sie können mehr und mehr verstehen, wie ein Yes-Set wirkt.«

Dieses Muster verwenden viele Familientherapeuten ansatzweise bei Schlussinterventionen, wenn vielleicht auch nicht immer so systematisch wie im folgenden Beispiel: »Das Problem mit Ihrem Sohn besteht jetzt schon seit zwei Jahren, Sie machen sich beide große Sorgen, die vielfältigen Bemühungen haben bis jetzt leider wenig gebracht, Sie sind der Meinung, dass bis zur Einschulung nicht mehr viel Zeit zu verlieren ist, Sie warten deshalb sicher gespannt auf unseren Vorschlag und unsere Idee für eine Hausaufgabe für Sie …«

An anderer Stelle habe ich beschrieben, wie ich eben dieses Kommunikationsmuster benutzte, um einen acht Jahre alten Jungen aus seiner »Trance« zu holen. Der Junge hatte viele Vordiagnosen: Autismus, geistige Behinderung, frühkindliche Psychose. Die meiste Zeit über schien er in einem tiefen Trancezustand zu sein, war nicht ansprechbar und perseverierte, indem er immer dasselbe Wort bzw. dieselbe Silbe wiederholte. Während einer Familientherapiesitzung stand er am Fenster und reagierte auf Ansprache des Vaters überhaupt nicht. Der Blick aus dem Fenster zeigte den Neckar, die Neckarwiesen von Heidelberg, eine Brücke und die Fußgängerampel. So sagte ich in seine Richtung Dinge wie: »Der Neckar, drüben spielen Kinder mit dem Ball, gerade fährt ein Schiff vorbei, auf der Brücke fahren Autos, da draußen ist eine Ampel, den Spielplatz kann man aber nicht sehen.« Sein Blick ging in Richtung Spielplatz, den man von diesem Fenster aus tatsächlich nicht sehen konnte. Ich sprach eine weitere Serie von Dingen an, die man sehen konnte und sagte: »… und vielleicht kannst du auch dich sehen (das Fenster spiegelte leicht) und vielleicht auch mich sehen … und es gibt eine Möglichkeit, mich noch genauer zu sehen …« Der Junge drehte sich zu mir und kam über ein weiteres Yes-Set schließlich zu mir herüber (Trenkle 1987b).

Hypnose mit mehreren Familienangehörigen

Dies waren alles mehr oder minder Beispiele dafür, wie ericksonsche hypnotherapeutische Verfahren indirekt und informell in familientherapeutischen Settings genutzt wurden.

Gelegentlich arbeite ich auch mit formellen Tranceinduktionen mit mehreren Familienangehörigen gleichzeitig. Das tue ich aus mehreren Gründen: Hypnose ist wie gesagt ein Zustand erhöhter Aufmerksamkeit und Wahrnehmung, und damit erreicht die therapeutische Kommunikation eine größere Wirksamkeit. Ich kündige aus diesem Grund beispielsweise an, dass ich anstatt eines Schlusskommentars eine Geschichte erzählen werde, die eine Antwort auf die Fragen der Familien beinhaltet. Ich füge an, dass solche Geschichten noch intensiver wirken, wenn sie in einem entspannten Zustand aufgenommen werden, und dazu kann es gut sein, die Augen zu schließen und sich das Geschehen in der Geschichte möglichst plastisch vors innere Auge zu führen. Weiter vertieft und fortgeführt, bietet dies die Möglichkeit, einen längeren therapeutischen Gedankengang am Stück und stringent, ohne Unterbrechungen vortragen zu können. Das ist nicht nur bei Familien vorteilhaft, die alles gleich diskutieren, intellektualisieren und rationalisieren, sondern auch allgemein deshalb fruchtbar, weil diese Intensität und gleichbleibend hohe Aufmerksamkeit ohne Hypnose nur selten so lange aufrechtzuerhalten ist.

Ich habe in diesem kleinen Artikel hier mehr die von der Hypnose abgeleiteten Aspekte ericksonscher Einflüsse auf meine familientherapeutische Praxis dargestellt, weil nun einmal meistens gefragt wird, was wir eigentlich mit Hypnose in der Familientherapie wollen. Für genauso wichtig, wenn nicht wichtiger, halte ich, was ich von Erickson über das Verwenden therapeutischer Geschichten und Metaphern gelernt habe, genauso wie den großen Bereich der strategischen Therapie und hier vor allem das Planen und Verwenden therapeutischer Hausaufgaben (paradoxe Verschreibungen, Ordeals, symbolische Verschreibungen, direkte Ratschläge und Hausaufgaben etc.).

Anfügen möchte ich noch, dass dies meine Art des Arbeitens ist. Schon Gunther Schmidt – obwohl er einen sehr ähnlichen Ausbildungswerdegang hat – hat die ericksonschen Vorgehensweisen auf ganz andere Weise in seine familientherapeutische Praxis integriert. Unter anderem kombiniert er zirkuläres Fragen mit verschiedenen indirekten Suggestionsformen, sodass über das Fragen nicht nur Informationen gewonnen, sondern auch ständig gegeben werden. Michele

Ritterman (1983, 1985) verbindet die Strukturelle Familientherapie mit ericksonschen Elementen. Steve und Carol Lankton (1986) haben wiederum einen völlig eigenen Ansatz. David Calof (1985) verbindet formelle Hypnose mit einem familientherapeutischen Mehrgenerationenansatz.

Literatur

Bandler, R. a. J. Grinder, (1975): Patterns of the hypnotic techniques of M. H. Erickson, Vol. 1. Cupertino (Meta Publications). [dt. (1981): Metasprache und Psychotherapie: Die Struktur der Magie I. Paderborn (Junfermann).]

James Braid (1843): Neurypnology; or the rationale of nervous sleep, considered in relation with animal magnetism. Illustrated by numerous cases of its successful applications in the relief and cure of disease. London (John Churchill).

Calof, D. (1985): Hypnose in der Paartherapie: Auf dem Weg zu einem Mehrgenerationansatz. *Hypnose und Kognition* 2 (1): 69–85.

De Shazer, St. (1985): Keys to Solution in Brief Therapy. New York (Norton). [dt. (1989): Wege der erfolgreichen Kurztherapie. Stuttgart (Klett-Cotta).]

Erickson, M. H. u. E. Rossi (1981): Hypnotherapie. München (Pfeiffer).

Feldman, J. (1985): Subliminal perception and information processing theory. In: J. K. Zeig (ed.): Ericksonian psychotherapy. New York (Brunner/Mazel). [dt. (1988): Subliminale Wahrnehmung und Informationsverarbeitungstheorie: Empirische und konzeptuelle Stichhaltigkeit von Ericksons Begriff des Unbewußten. *Hypnose und Kognition* 5 (2).]

Haley, J. (1978): Die Psychotherapie Milton H. Ericksons. München (Pfeiffer).

Lankton, S. (1982): The occurence and use of trance phenomena in nonhypnotic therapies. In: J. K. Zeig (ed.): Ericksonian approaches to hypnosis and psychotherapy. New York (Brunner/Mazel).

Lankton, S. a. C. Lankton (1983): The answer within. New York (Brunner/Mazel).

Lankton, S. a. C. Lankton (1986): Enchantment and Intervention in Family Therapy. New York (Brunner/Mazel).

O' Hanlon, B. (1987): Taproots. New York (Norton). [dt. (1991): Eckpfeiler. Hamburg (iskopress).]

Ritterman, M. (1983): Using Hypnosis in family therapy. San Francisco (Jossey Bass).

Ritterman, M. (1985): Hypno-strukturelle Familientherapie. *Hypnose und Kognition* 2 (1): 27–41.

Rosen, S. (1985).: My voice will go with you New York (Norton). [dt. (1985): Lehrgeschichten von Milton H. Erickson. Hamburg (iskopress).]

Schmidt, G. (1985): Systemische Familientherapie als zirkuläre Hypnotherapie. *Familiendynamik* 10 (1): 242–264.

Tart, Ch. (1970): States of Consciousness. New York (Dutton).
Trenkle, B. (1987a): Hypnose und Psychotherapie nach Milton H. Erickson bei der Behandlung einer Stimmstörung: Eine Fallstudie. In: H. Gundermann (Hrsg.): Aktuelle Probleme der Stimmtherapie. Stuttgart (Gustav Fischer).
Trenkle, B. (1987b): Using some Ericksonian Techniques in Family Therapy. In: Loriedo, C., Ch. Angiolari a. L. Martini (eds.): ATTI del Congresso Internazionale di Ipnosi e Terapia della Famiglia. Napoli (L' Antologia), pp. 240–252.
Trenkle, B. u. G. Schmidt (1985): Ericksonsche Psychotherapie und Familientherapie: Möglichkeiten der Integration. *Hypnose und Kognition* 2 (1): 5–26.
Watzlawick, P. (1982): Die Möglichkeit des Andersseins. Bern (Hans Huber).
Watzlawick, P., J. Weakland u. R. Fisch (1979): Lösungen. Zur Theorie und Praxis menschlichen Wandels. Bern (Hans Huber).
Zeig, J. K. (ed.) (1980): A teaching seminar with Milton H. Erickson. New York (Brunner/Mazel). [dt. (1985): Meine Stimme begleitet Sie überallhin. Stuttgart (Klett-Cotta).]
Zeig, J. K. (ed.) (1985): Ericksonian psychotherapy, Vol. 1. New York (Brunner/Mazel).

2 Hypnose im Stimm- und Sprachbereich

Milton Erickson meets Charles Van Riper – Gemeinsamkeiten und Unterschiede

Einleitung

Über die Behandlungsprinzipien und -techniken von Milton H. Erickson und Charles Van Riper zu schreiben ist jeweils schon keine einfache Aufgabe. Beide entwickelten in jahrzehntelanger Arbeit so innovative wie komplexe Behandlungsstrategien. Erickson auf dem Gebiet der strategischen Kurzpsychotherapie und der Hypnosetherapie, Van Riper auf dem Gebiet der Stimm- und Sprachbehandlungen. Vor allem im Bereich des therapeutischen Handelns liefert die Arbeit beider eine Fundgrube für diejenigen, die neue Anregungen und Interventionsmöglichkeiten für besondere Situationen mit speziellen Klienten suchen.

In diesem Artikel werden Aspekte der therapeutischen Praxis von Van Riper und Erickson dargestellt, die in der Behandlung der Sprechangst in der Stottertherapie wertvoll erscheinen. Ausgehend von einer kurzen Skizze der Ansätze von Charles Van Riper und Milton H. Erickson ergeben sich dabei einige interessante Parallelen und Verbindungslinien in der Arbeit dieser beiden Therapeuten, die anhand gemeinsamer Therapieprinzipien und -techniken beleuchtet werden.

Über Charles Van Riper

Van Riper (1905–1994) war selbst Stotterer und hat wohl aus der Arbeit an seinem eigenen Problem und Leid – ähnlich wie Erickson, der zwei Mal in seinem Leben an Polio erkrankte und gravierende Lähmungen erlebte – viele Einsichten für seine spezielle Art des therapeutischen Arbeitens entwickelt.

Die Vielfalt der in seiner Arbeit sichtbaren Methoden sowie das große persönliche Engagement, mit dem er versucht, jeden einzelnen Stotterer in seiner Individualität und auch jedes andere Störungsbild der Sprachpathologie in seiner individuellen Aussagekraft zu verstehen, sind außerordentlich beeindruckend.

Van Riper ist darüber hinaus auch ein Systematiker. Keine anderen Werke der Stottertherapie verfügen über einen so klar gegliederten Therapieaufbau wie die von Van Riper (1968; 1973).

Die beiden Grundpfeiler seiner Systematik – die Stotterergleichung und die hierarchisch aufgebauten Phasen der Therapie (MIDVAS) – skizzieren wir im Folgenden.

Die Stotterergleichung

Zwei Fakten sind Grundlage von Van Ripers Therapieansatz:

1. Stottern tritt intermittierend auf, d. h., ein Stotterer stottert manchmal und manchmal nicht.
2. Das spezifische Auftreten, die Frequenz und die Schwere des Stotterns variieren systematisch mit bestimmten Faktoren, die definierbar und beeinflussbar sind.

$$St = \frac{(SAENF) + (Sf/Wf) + KS}{M + Fl}$$

Die einzelnen Buchstaben bedeuten:

St = Stottern
S = Schuldgefühle
A = Angst
E = Enttäuschung
N = Nachteile, negative Konsequenzen
F = Feindseligkeit, Aggression
Sf = Situationsfurcht
Wf= Wortfurcht
KS= Kommunikativer Stress
M = Moral, Selbstbewusstsein
Fl = Sprechflüssigkeit

Ziel der Therapie ist es, diese Faktoren zu bestimmen und dann diejenigen auf dem Bruchstrich therapeutisch abzuschwächen, hingegen die unter dem Bruchstrich aufzubauen bzw. zu verstärken. Dadurch wird das Stottern in Frequenz und Stärke positiv in Richtung eines besseren Sprechens beeinflusst.

3. Die Phasen der Therapie (MIDVAS)
Jeder Buchstabe von MIDVAS steht für eine Phase der Therapie:

Motivation
Identifikation
Desensibilisierung
Variation
Approximation
Stabilisierung

In der **Phase der Motivation (M)** geht es darum, das Behandlungskonzept darzustellen, Widerstände abzubauen und allgemein die Beziehungs- und Motivationsgrundlage für die Behandlung zu schaffen. Man sollte glauben, dass die Möglichkeit, das Stottern zu überwinden, von vorneherein ausreichende Motivation sein sollte. Viele Stotterer brauchen jedoch jede therapeutische Unterstützung, um motiviert an dem für sie so belastenden Problem zu arbeiten.

In der **Identifikationsphase (I)** soll die für jeden Stotterer spezifische Stotterergleichung herausgefunden werden. In dieser Phase wird direkt noch kein Wert auf Veränderung gelegt, im Gegenteil: Je mehr er stottert, desto größer die Möglichkeit, sich zu erforschen. Hier werden Aufgaben wichtig, die Van Riper auf den jeweiligen Stotterer zugeschnitten hat, beispielsweise »Zähle die Personen, die ein eingefrorenes Gesicht haben bzw. ungeduldig erscheinen, wenn du stotterst. Welcher Prozentsatz ist es? Probiere es bei zehn Fremden aus, vor denen du offensichtlich stotterst.« Auf die therapeutisch wirksamen Implikationen einiger derartiger Aufgaben werden wir später zu sprechen kommen. In dieser Therapiephase wird auch erforscht, auf welchen Worten oder Buchstaben gestottert wird.

In der **Phase der Desensibilisierung (D)** geht es zentral darum, dass eine »Hornhaut« auf der zarten Stottererseele gebildet wird. In dieser Phase soll aktiv in die am meisten gefürchteten Situationen gegangen werden, wobei der Therapeut selbst stotternd die entsprechenden Situationen aufsucht und willentliches Stottern demonstriert. Der Stotterer erfährt, dass er eine derartige Situation unbeschadet und schließlich gestärkt überstehen kann. Typische Aufgabe: »Telefoniere und stottere so lange auf einer Stelle, bis dein Gesprächspartner auflegt. Stoppe die Zeit.«

Die Desensibilisierungsphase ist so etwas wie der Kern dieses Ansatzes. Der Stotterer konfrontiert sich mit seinen Ängsten und gibt sein Vermeidungsverhalten auf. Deswegen heißt die Therapie auch »Nicht-Vermeidungs-Ansatz«.

In der vierten Phase geht es um die **Variation (V)** von automatischen und stereotypen Verhaltensmustern und Reaktionen. Es wird versucht, diese Muster in irgendeiner Weise aufzubrechen, zu variieren, beispielsweise werden Flickworte wie »äh, äh, äh« durch »umba, umba« oder Ähnliches ersetzt oder das Muster des Schließens beider Augen wird durchbrochen durch das Schließen nur eines Auges. Die Automatismen des Verhaltens werden dadurch wieder in willentlich kontrolliertes Verhalten überführt.

Die **Approximationsphase (A)** strebt daraufhin den allmählichen Aufbau neuer Sprechmuster an, um ein »flüssiges Stottern« zu erreichen. Ziel für Van Riper ist es also nicht, das Stottern komplett zu eliminieren, sondern so locker bzw. »flüssig« zu stottern, dass die Kommunikation dadurch nicht gestört ist.

Die letzte Therapiephase dient schließlich der **Stabilisierung (S)** des Erreichten.

Van Riper blieb nach Beendigung einer Therapie zwei Jahre lang mit seinen Klienten in Kontakt. In dieser Phase wird immer wieder »bewusst« gestottert und »Rückfälle« werden eingeplant. Vor allem fällt in dieser Phase die »Stotter-Entschuldigung« weg, was oft ein therapeutisches Eingehen auf die dahinterliegenden Ängste und Probleme notwendig macht. Beispiel: Ein Stotterer hat bisher gesagt: »Wegen meines Stotterns kann ich keine Freundin haben.« Wenn diese Entschuldigung wegfällt, ist er aber trotzdem vielleicht sehr gehemmt und schüchtern, und dieses Thema rückt in den Vordergrund.

Über Milton H. Erickson

Der amerikanische Psychiater und Hypnosetherapeut Milton H. Erickson (1901–1980) war bis kurz vor seinem Tod einer breiteren Öffentlichkeit und auch in Fachkreisen sehr wenig bekannt. Dann wurde seine Arbeit mit erstaunlichen Attributen versehen. Im deutschen Vorwort zu *Die Psychotherapie Milton H. Ericksons* (Haley 1978) schreibt H. Mandel:

> »Wenn eine spätere Zeit Carl Gustav Jung als den schöpferischsten Seelenforscher der Gegenwart erkennen und anerkennen wird, so könnte

> der amerikanische Psychiater Milton H. Erickson […] wohl als der einfallsreichste Psychotherapeut des Jahrhunderts Geltung erlangen.«

Lankton und Lankton (1983) sprechen davon, dass, wenn man sich Freud als den Einstein der Theorie denken könne, Erickson vielleicht als Einstein der Intervention anerkannt werden würde. Im deutschsprachigen Raum wurde Erickson vor allem bekannt durch seine Schüler Paul Watzlawick und Jay Haley. Haley – in der vorsystemischen Zeit der am häufigsten zitierte familientherapeutische Autor – bekannte einmal, dass er nicht eine einzige Technik benutze, die nicht von Erickson sei.

Derartige Zitate zu finden bereitet weniger Mühe, als in wenigen Sätzen etwas Schlüssiges über die Vorgehensweisen von Erickson zu schreiben. Seine Behandlungsstrategien waren einerseits so komplex und andererseits so sehr auf die individuelle Persönlichkeit des jeweiligen Klienten zugeschnitten, dass es über lange Zeit schwierig war, sich seine großen Behandlungserfolge zu erklären. Um diese Schwierigkeit zu erläutern, zitiert Zeig (1980) in seiner Einführung zum Buch *A teaching seminar with Milton H. Erickson* den Physiker Bohr. Diesem sei einmal nach einer Vorlesung über die heisenbergsche Unschärferelation die Frage gestellt worden, was komplementär zu Klarheit sei. Bohr habe geantwortet: »Präzision«. Zeig führt dann weiter aus:

> »When it comes to truth, in order to be clear, it is necessary to be lengthy, detailed and perhaps confusing, thereby scarifying clarity« (Zeig 1980; p. XXV).

Also: wenn man klar sein will, ist es notwendig zu vereinfachen, und damit opfert man Präzision. Und umgekehrt, wenn man präzise sein will, werden die Dinge ausführlich, detailliert und vielleicht verwirrend, man opfert also Klarheit.

Erickson war ein Therapeut, der in seinem Vorgehen in höchstem Maße präzise war, was es umgekehrt für den Beobachter manchmal schwierig machte, seine Vorgehensweisen zu verstehen und nachzuvollziehen. Auch seine besten Schüler bekundeten, meist erst bei der Analyse der Videobänder verstanden zu haben, was in der Therapie gelaufen war. Die Ergebnisse der Analysen seiner Strategien und Techniken sind unterdessen in einer Vielzahl von Büchern dokumentiert: die strategischen Aspekte vor allem bei Haley (1978) und Watzlawick

(1974), die hypnosetherapeutischen Aspekte und die inneren Prozesse, die in den Klienten ausgelöst werden, bei Rossi u. Erickson (1980). Seine meisterhafte Verwendung von Metaphern und Geschichten wird von Watzlawick (1982), Zeig (1980), Rosen (1982), Lankton und Lankton (1989) sowie später Trenkle (2014) thematisiert. Unter linguistischen Gesichtspunkten wurden seine genialen hypnotischen Sprachmuster bei Bandler und Grinder (1975; Grinder a. Bandler 1977) analysiert.

Das zum Zeitpunkt seiner Erstpublikation umfassendste Buch, das viele dieser Aspekte behandelt und integriert, war *The answer within* von Lankton und Lankton (1983). Um wenigstens eine Ahnung davon zu vermitteln, wie ungewöhnlich Ericksons therapeutisches Vorgehen war, folgen einige wenige Fallskizzen.

Versagen in der Hochzeitsnacht

Einer von Ericksons Medizinstudenten heiratete. Er war als großer Frauenheld bekannt. In der Hochzeitsnacht brachte er jedoch keine Erektion zustande. Und auch nach 14 Tagen Flitterwochen hatte sich daran nichts geändert. Die Frau erlebte dies als enorme Kränkung, weil sie sich für sehr attraktiv hielt, und sie ging zum Anwalt, um sich über die Möglichkeit der Eheauflösung zu informieren. Der Mann kam zu Erickson und Freunde der Frau überredeten auch sie, Erickson aufzusuchen. Dieser schickte den Mann hinaus und redete mit der Frau alleine und fragte schließlich, ob ihr klar sei, welches Kompliment ihr Mann ihr durch sein Verhalten gemacht habe. Offensichtlich sei er von der Schönheit ihres Körpers überwältigt und verzaubert gewesen. Er habe versagt, weil ihm klar geworden sei, er würde der Schönheit ihres Körpers mit seinen Fähigkeiten nie gerecht werden können. Erickson bat sie, wieder ins Nebenzimmer zu gehen und darüber nachzudenken. Er rief den Mann zu sich und ließ sich ebenfalls noch einmal die traurigen Flitterwochen erklären. Dann sagte er ihm dasselbe, dass er ihr ein großes Kompliment gemacht habe und Schuldgefühle wegen seiner vielen Affären gehabt habe. Sein Versagen habe ihm bewiesen, dass er die einzig Richtige, das überwältigende Mädchen gefunden habe.

Auf dem Weg nach Hause hätten die beiden Jungvermählten vor Verlangen beinahe schon unterwegs angehalten (Haley 1978, S. 159 f.).

Vom Umgang mit Verfolgungswahn

Bei einem von Ericksons ersten Psychotherapiefällen handelte es sich um einen Patienten eines State Hospitals im Jahre 1930. Der Patient verlangte, sein Zimmer verschlossen zu halten, und verbrachte seine Zeit damit, ängstlich Schnüre um die Eisenstangen an seinem Fenster zu spannen. Das war nämlich die einzige Öffnung, durch die seine »Feinde« eindringen konnten, um ihn zu töten. Erickson ging in den Raum und half ihm, die Eisenstangen mit Seilen zu verstärken. Dann entdeckte Erickson Risse im Boden und schlug vor, diese mit Zeitungspapier zuzustopfen, damit die »Feinde« keine Chance hätten. Dann entdeckte er auch Risse im Türbereich, die ebenfalls gestopft wurden. Er brachte schließlich den Patienten dazu, die Pfleger als einen Teil seines Verteidigungssystems zu betrachten, dann auch die Station, anschließend die ganze Klinik. Danach wurde dies erweitert auf das Polizeisystem und schließlich die USA als Ganzes. Erickson erklärte dem Patienten, dass der Atlantik und Pazifik zwei unüberwindliche Barrieren für Feinde seien. Die Kanadier seien traditionell sehr freundschaftlich mit den USA verbunden und die Mexikaner viel zu schwach, um sich mit den mächtigen USA anzulegen. Der Patient konnte damit die Klinik verlassen und schließlich innerhalb der »sicheren« Grenzen der USA leben, obwohl er im Prinzip seine Wahnvorstellung behielt (vgl. Erickson u. Zeig 2015).

Erickson selbst hat nie den Eindruck erweckt, dass er immer so erfolgreich gewesen wäre. Im Gegenteil hat er Therapeuten, die mit zu großen Erwartungen zu seinen Lehrseminaren angereist kamen, Serien von Fallgeschichten erzählt, bei denen die Dinge schiefliefen, in denen seine Interventionen nicht griffen.

Gerade auf dem Gebiet der Stimm- und Sprachtherapie gibt es auffallend wenige Fallberichte. In einem seiner Lehrseminare wurde die Frage gestellt, ob seine Klienten immer die verrückten Dinge tun würden, die er ihnen vorschlage. Er sprach dann über Klienten, die nicht zur Änderung bereit wären und dies auch nie sein würden. Er diskutierte in diesem Zusammenhang einen hochinteressanten Briefwechsel mit einem erwachsenen Stotterer, bei dem Erickson der Meinung war, er wäre nicht therapierbar (Zeig 1980, pp. 196 ff.).

Dieser Artikel hat nicht das Ziel, dem Leser nahezulegen, Van Riper oder Erickson nachzuahmen. Oder anders ausgedrückt:

> *Als Rabbi Moshe gefragt wurde, was er nach seinem Tode wohl gefragt werden würde, wenn er vor seinem Richter stünde, antwortete er: »Man wird mich sicher nicht fragen: ›Warum bist du nicht mehr wie Moses gewesen in deinem Leben?‹ Allenfalls werde ich gefragt werden: ›Warum bist du nicht mehr wie Rabbi Moshe gewesen?‹«*

Es kann jedoch auch für Sprachtherapeuten fruchtbar sein, sich mit den Therapieverfahren von Erickson zu beschäftigen, obwohl dieser wenig auf dem Gebiet der Sprachpathologie gearbeitet hat. Genauso, wie man der Arbeit von Van Riper eine Relevanz zubilligen muss, die über den Stimm- und Sprachbereich hinausgeht. Sein Buch *Sprech-Stunde* (1979) werden auch die meisten Psychotherapeuten mit Gewinn lesen.

Im Folgenden werden einige Aspekte der therapeutischen Prinzipien und Techniken von Van Riper und Erickson behandelt, vor allem diejenigen, in denen Parallelen zwischen den beiden sichtbar werden.

Therapieprinzipien und Behandlungstechniken

Jeder Einzelne ist ein unverwechselbares Individuum

Erickson wie Van Riper weisen beide in ständiger Wiederholung darauf hin, dass kein Klient wie der andere ist: Jeder ist ein einzigartiges Individuum und benötigt dementsprechend eine maßgeschneiderte Therapie. So schematisch die Stotterer-Gleichung von Van Riper auf den ersten Blick wirkt, stellt sie doch ein hervorragendes Instrument dar, die Behandlung zu individualisieren, indem man eine jeweils spezielle Stotterer-Gleichung für die einzelnen Klienten erstellt.

Wir hatten einen 35 Jahre alten Mann in der Therapie, der es nicht wagte, es am Sonntagskaffeetisch zu äußern, wenn er auf die Toilette musste. Er hatte Angst, damit seine Frau zu kränken. Ein anderer etwa gleich alter Klient wurde regelmäßig mit Chauffeur zur Therapie gefahren. Er wagte es gegenüber der Mutter und Großmutter nicht auszusprechen, dass er selbstständig mit der Bahn fahren wollte. Sprechangsttherapie kann beim einen auf der Ebene der Partnerschaft, beim anderen auf der Elternebene, bei einem Dritten schlicht in der Auseinandersetzung mit dem Telefon stattfinden. Die Gleichung von Van Riper bietet Anhaltspunkte, wobei es sicher noch sinnvoller ist, nach Fakten Ausschau zu halten, die in keiner Gleichung stehen – eben nach individuellen Gegebenheiten.

Die Kunst der Wahrnehmung oder: Wie bekomme und halte ich intensiven Kontakt mit dem Klienten?

Bandler und Grinder (1975, pp. 135 ff.) haben den Begriff »Pacing« eingeführt. Sie verstehen darunter alle Verhaltensweisen, die es dem Therapeuten ermöglichen, dem Klienten in seinem Weltbild zu begegnen. Dies geschieht durch ein Widerspiegeln verbaler und nonverbaler Verhaltensweisen: Der Therapeut nimmt z. B. eine ähnliche Körperhaltung ein, atmet im selben Rhythmus, spricht in ähnlichem Tonfall und Tempo, benutzt eine ähnliche Gestik usw. Dies führt zu intensivem Kontakt und Rapport.

Van Riper legt auf diese Fähigkeit großen Wert: Der Therapeut muss bei ihm in der Lage sein, das Stottern der Klienten exakt zu spiegeln. Er berichtet, wie hart er gerade an dieser Fähigkeit gearbeitet habe (Van Riper 1979, S. 124 ff). Er habe immer wieder versucht, die Worte des Gesprächspartners zu erraten und sie quasi im selben Moment auszusprechen. Er habe selbst geübt, in dieser Weise mit Radiosprechern mitzuhalten, mit deren Inhalt, Tonfall, Sprechpausen, Tempo usw. Das Auf- und Wahrnehmen von selbst minimalen verbalen und nonverbalen Botschaften führt über das Mitgehen (Pacing) zu einem ein- und mitfühlenden Erleben dessen, was der andere gerade erlebt. Interessanterweise gibt es sowohl von Erickson als auch von Van Riper Berichte, wie sie mit diesen Kenntnissen Wahrsager zu täuschen und nachzuahmen vermochten (Van Riper 1979, S. 126 f.; Rosen 1982, pp. 191 ff.). Dies ist eine der Grundlagen, durch die es möglich wurde, dass Klienten die »verrückten« und angstbesetzten Hausaufgaben eines Van Riper oder Erickson ausführten. Bandler und Grinder (1975, p. 202) führen in Zusammenhang mit dem Konzept des Pacing den Begriff »Leading« also Führen, Hinführen, Hinüberbegleiten ein. Wann immer ein Klient Widerstand zeigt, Aufträge nicht ausführt usw., verweist dies darauf, dass der Therapeut ihn nicht da abgeholt hat, wo er aktuell steht, was einem mangelhaften Pacing entspräche. Und Leading gelingt nicht ohne adäquates Pacing.

Negatives in Positives umdeuten – Reframing

In einem der bekanntesten Fallbeispiele von Milton Erickson glaubt eine Klientin, dass sie wegen einer Zahnlücke niemals attraktiv genug für einen Mann sein könnte (siehe das Kapitel »Carl Rogers und Milton Erickson – Gemeinsamkeiten und Unterschiede«). Erickson utilisiert in der Folge diese Zahnlücke dahingehend, dass sie genau damit ihren zukünftigen Mann kennenlernt. Aus einer Schwäche wird eine Stärke, aus einem Handicap eine Ressource. Das Problem wird in etwas Positives transformiert. Ein Teil dieser Vorgehensweise wurde als Reframing (positives Umdeuten) beschrieben.

Dieses Umdeuten zeigt sich in vielfältiger Weise in Ericksons therapeutischen Vorgehensweisen, so auch in Fall 2 in diesem Artikel, in dem die Impotenz des Mannes als größtes Kompliment für die Frau definiert wird.

Auch bei Van Riper spielt diese Technik eine herausragende Rolle. In den Phasen der Identifikation und der Desensibilisierung muss der Stotterer immer wieder »bewusst« stottern, um für sich und seinen Therapeuten seine Stottermuster bestimmen zu können. Was vorher ängstlich vermieden wurde, wird plötzlich notwendig, um Fortschritte machen zu können. Spiegeln oder Imitieren – bei den meisten Stotterern von Kindheit an besetzt mit »Nachäffen« oder »Lächerlichmachen« – wird ebenfalls als therapeutische Notwendigkeit umdefiniert. Der Stotterer muss den Therapeuten sogar »lehren«, so zu stottern wie er selbst und ihm Feedback geben.

Ein Fall aus meiner Arbeit am Universitätsklinikum Heidelberg: Eine Mutter kommt mit ihrer 14 Jahre alten Tochter zur Therapie. Die Mutter spricht von Lernschwierigkeiten ihrer Tochter, deren Unfähigkeit, sich zu konzentrieren, von Ängstlichkeit außer Haus, von Problemen, in der Schule den Mund aufzumachen usw. Die Tochter sei übernervös, so habe sie aus Angst vor dieser Therapiestunde nichts zu Mittag essen können.

Ich erzähle der Mutter und der Tochter, die mit hängendem Kopf dabei sitzt, von einem anderen Kind, das sich Sorgen um Mutter und Vater machte, weil es so sensibel war. Es konnte sich nicht mehr konzentrieren, passte in der Schule nicht mehr auf, schien dauernd versunken.

Ich komme nicht dazu, viel mehr zu erzählen.

Danach beginnt die Mutter von ihren Eheschwierigkeiten zu berichten und davon, dass sie oft mit der Tochter darüber rede. Dabei erwähnt sie: »Gut, manchmal habe ich auch schon gedacht, dass es vielleicht zu viel für meine Tochter ist, aber ich habe ja niemanden, mit dem ich sonst darüber reden könnte.« Der Therapeut bekundet, dass die Eltern stolz auf das Kind sein könnten, das es beide Elternteile so gernhabe, dass es offensichtlich an nichts anderes mehr denke, als daran, wie es seinen Eltern helfen könne. An dieser Stelle kehrt der Appetit der Tochter zurück. Sie verlangt nach den mitgebrachten Vesperbroten. Die positive Umdefinition ihres Verhaltens in Richtung Empathie und Liebe für die Eltern brachte den Umschwung.

Negative Praxis – Paradoxe Verschreibungen

Schon 1928 beschrieb Dunlap eine Therapie, die darauf beruhte, das Symptom zu verschreiben, d. h. unter genau definierten Bedingungen das Symptom zu produzieren. Das, wogegen der Klient lange angekämpft hatte, sich bemüht hatte, es zu vermeiden, sollte er nun aktiv tun. Dunlap versuchte, auf diese Weise Symptome wie Nägelkauen, Bettnässen und Stottern unter Kontrolle zu bekommen (Dunlap 1928; 1930).

Erickson benutzte diese Technik in unendlich vielen Variationen. Auch im Fall des Patienten mt Verfolgungswahn ist diese therapeutische Technik enthalten. In sehr vielen Aufgaben von Van Riper werden derartige paradoxe Verschreibungen benutzt, obwohl dies möglicherweise auf den ersten Blick nicht erkennbar ist. Betrachten wir die folgende Aufgabe:

»Welche beiden Zuhörerreaktionen rufen mehr Stottern hervor:

a) eine Unterbrechung, indem der Zuhörer zu Ende führt, was du versucht hast zu sagen,
   oder
b) wenn der Zuhörer wegschaut bei deinem Stottern?

Prüfe dies bei zehn Personen und schreibe deine Erfahrungen auf.«

Diese Aufgabenstellung impliziert, dass gestottert werden muss, um die Aufgabe ausführen zu können. Gleichzeitig ist dies eine wirksame Methode gegen die Sprechangst. Indem immer wieder aktiv in die angstbesetzten Situationen gegangen wird, erfolgt eine allmähliche Desensibilisierung.[11]

Indirekte Therapie

Erickson war bekannt für seine indirekten Therapietechniken. Verpackt in Geschichten präsentierte er therapeutisch relevante Informationen zur Lösung eines Problems, ohne dass es der Klient bewusst registrierte. Er vermied und umging dadurch Widerstände, die bei direktem Ansprechen und offenen Lösungsversuchen oft auftreten. Vergleichbares gilt auch für die unter »Desensibilisierung« beschriebene Aufgabe von Van Riper. Es wird nicht direkt das Stottern verschrieben. Es wird auch nicht direkt und explizit eine Aufgabe zur Angstreduktion gestellt. Das würde den Widerstand herausfordern und wäre selbst wieder angstbesetzt. Unter der Definition, die Stotterergleichung

11 Eine ausführliche Diskussion von paradoxen Techniken findet sich bei Weeks a. L'Abate (1982).

erstellen zu müssen, werden andere Ziele indirekt angestrebt und erreicht, oder wie Van Riper schreibt: »We tried to develop a therapy which, while masquerading as symptomatic therapy, would actually be a psychotherapy«[12] (1971, p. 1001).

Symbolische Therapie

Eine besondere Form von indirekter Therapie ist die »symbolische Therapie«.

Ein Paar kommt zu Milton Erickson in Therapie. Beide sind seit dreizehn bzw. seit sechs Jahren dreimal wöchentlich beim selben Analytiker in psychoanalytischer Behandlung. Der Ehemann hat auch nach 30 Jahren seine psychiatrische Praxis immer noch nicht richtig organisiert, und seine Frau muss zur Unterstützung mitarbeiten. Erickson lässt den Mann den höchsten Berg in Phoenix besteigen, und die Frau soll gleichzeitig den Botanischen Garten der Stadt besuchen. Der Mann berichtet, wie wunderbar es gewesen sei, während sie sich zu Tode gelangweilt hat. Am nächsten Tag soll umgekehrt sie den Berg besteigen und er in den Botanischen Garten gehen. Er ist wiederum begeistert, und sie schimpft, dass sie diesen gottverdammten Berg überhaupt betreten hat. Erickson sagt, sie sollen sich nun die Aufgabe für diesen Nachmittag selbst aussuchen. Sie sollen es getrennt tun und morgen berichten. Er geht wieder zum Botanischen Garten und genießt es. Sie geht wieder auf den Berg und flucht darüber. Zur Überraschung des von weit her angereisten Paares sagt Erickson: »Ihre Ehetherapie ist abgeschlossen. Gehen Sie zum Flughafen und kehren Sie zurück nach Hause.«

Einige Tage später ruft der Mann an und berichtet, dass sie beide total konfus zurückgeflogen seien, beide ihre psychoanalytischen Therapien abgebrochen haben und die Frau die Scheidung eingereicht habe. Der Mann berichtet, dass er endlich seine Arztpraxis in Ordnung gebracht habe.

Unterdessen haben sie sich scheiden lassen und die Frau hat in einen Beruf gewechselt, den sie mag. Erickson hatte erkannt, dass im Verlauf der Ausführung der Aufgaben symbolisch die ganze Ehesituation widergespiegelt war. Er überließ es den Klienten, dies selbst zu entdecken und daraus die entsprechenden Schlüsse zu ziehen.

12 »Wir versuchten, einen Therapieansatz zu entwickeln, der unter der Maske einer symptomorientierten Therapie eigentlich eine Psychotherapie sein würde.« (Übers.: B. T.)

Eine Aufgabe von Van Riper, die ebenfalls ein »symbolisches« Element beinhaltet: »Du hast berichtet, wie oft du deine Fehler und Selbsthassausbrüche im Kopf hast. Heute Abend, bevor du ins Bett gehst, setze dich aufs Klo, schreibe so viel Negatives über dich aufs Klopapier, wie du kannst, lies alles noch einmal durch, dann spüle es runter.«

Van Riper ordnet diese Aufgabe der Variationsphase zu. Das Variieren und Unterbrechen dieses Selbsthass-Rituals ist sicherlich ein Effekt dieser Aufgabe. Gleichzeitig steckt auch ein symbolischer Akt darin, nämlich ein »Hinter-sich-Lassen« dieser Dinge. Die negativen Selbstverbalisationen werden zuerst »geäußert«, auf Papier gebracht und dann »entsorgt« und runtergespült.

Diese symbolisch rituellen Therapietechniken haben eine uralte Tradition. Heiler und Medizinmänner aller Kulturen verwenden derartige Techniken. Sie werden mehr und mehr auch wieder für die moderne Psychotherapie entdeckt (Van der Hart 1983).

Schluss

Diese wenigen Punkte behandeln das Thema mit Sicherheit nicht erschöpfend, es gäbe noch verschiedene andere Parallelen.

So verwendeten Erickson und Van Riper in reichem Maße Geschichten, Anekdoten und Metaphern, um ihre An- und Einsichten illustrativ und wirkungsvoll weitergeben zu können. Beide setzten in mannigfaltiger Weise Techniken ein, um alte eingefahrene Muster zu unterbrechen, wie es bei der Skizzierung der Variationsphase nur angedeutet wurde.

Beide Autoren beschäftigten sich intensiv mit Anthropologie und anderen Kulturen. Hieraus ergaben sich wertvolle Erkenntnisse über die Bedeutung von unbewussten Verhaltensmustern, die von Kultur zu Kultur variieren.

Es ist interessant die Gemeinsamkeiten und Unterschiede in der Arbeit von Milton Erickson und Charles Van Riper zu reflektieren.

Van Riper teilte mir in einem Brief vom 17.11.1983 mit, dass er von Ericksons Arbeit fasziniert gewesen sei, und dies sicher viel zu seiner Form der Stottertherapie beigetragen habe. Er sei Erickson nie persönlich begegnet, es habe jedoch ein Briefwechsel bestanden.

Literatur

Bandler, R. a. J. Grinder (1975): Patterns of the hypnotic techniques of Milton H. Erickson, Vol. 1. Cupertino (Meta Publications).

Dunlap, K. (1928): A revision of the fundamental law of habit information. *Science* 57: 360–362.

Dunlap K. (1930): Repetition in the breaking of habits. In: *Science monthiy* 30: 66–70.

Erickson, M. H. u. E. Rossi (1978): Hypnose. Induktion, psychotherapeutische Anwendung, Beispiele. München (Pfeiffer).

Erickson, M. H. u. J. K. Zeig (2015): Symptomverschreibung zur Erweiterung der Weltsicht eines Psychotikers. In: E. L. Rossi (Hrsg.): Gesammelte Schriften von Milton H. Erickson, Bd. 6: Innovative Hypnotherapie II. Heidelberg (Carl-Auer), S. 74–77.

Grinder J. a. Bandler (1977): Patterns of the hypnotic techniques of Milton H. Erickson, Vol. 2. Cupertino (Meta Publications).

Haley, J. (1978): Die Psychotherapie Milton H. Ericksons. München (Pfeiffer).

Lankton, C. a. S. Lankton (1983): The answer within: A clinical framework of Ericksonian hypnotherapy. New York (Brunner/Mazel).

Lankton, C. a. S. Lankton (1989): Tales of enchantment – Goal-oriented metaphors for adult and children in therapy. New York (Brunner/Mazel). [dt. (1992): Geschichten mit Zauberkraft. München (Pfeiffer).]

Lotzmann, G. (Hrsg.) (1986): Sprechangst in ihrer Beziehung zu Kommunikationsstörungen. Berlin (Marhold).

Rosen, S. (1982): My voice will go with you. The teaching tales of Milton H. Erickson. New York (Brunner/Mazel). [dt. (1985): Lehrgeschichten von Milton Erickson. Hamburg (iskopress).]

Rossi, E. u. M. H. Erickson (1980): Hypnotherapie. München (Pfeiffer).

Trenkle, B. (1988): Charles Van Riper meets Milton Erickson: Approaches in the treatment of the adult stutterer. In: S. Lankton a. J. Zeig (eds.): Treatment of special populations with Ericksonian approaches. Ericksonian Monographs, Nr. 3. New York (Brunner/Mazel), pp. 54–68.

Van der Hart, O. (1983): Rituals in psychotherapy. New York (Irvington).

Van Riper, C. (1968): Speech Correction. Englewood Cliffs (Prentice Hall).

Van Riper, C. (1971): Symptomatic therapy for stuttering. In: L. Travis (ed.): Handbook of speech pathology. New York (Prentice Hall), pp. 995–1007.

Van Riper, C. (1973): The treatment of stuttering. Englewood CIiffs (Prentice Hall).

Van Riper, C. (1979): Sprech-Stunde. In der Praxis eines Sprechtherapeuten. München (Pfeiffer).

Watzlawick, P. (1974): Lösungen: Zur Theorie und Praxis menschlichen Wandels. Bern (Hans Huber).

Watzlawick, P. (1982): Die Möglichkeit des Andersseins. Bern (Hans Huber).

Weeks, G. a. L. L'Abate (1982): Paradoxical psychotherapy. New York (Brunner/Mazel).

Zeig, J. (1980): A teaching seminar with Milton H. Erickson. New York (Brunner/Mazel). [dt. (1985): Meine Stimme begleitet Sie überall hin. Stuttgart (Klett-Cotta).]

Hypnose und Psychotherapie nach Milton H. Erickson bei der Behandlung einer Stimmstörung – eine Fallstudie

Die folgende Falldarstellung illustriert hypnotherapeutische Behandlungsansätze, die während meiner Zeit als Psychologe in der Stimm- und Sprachabteilunge des Universitätsklinikums Heidelberg entwickelt wurden.

Ein 38 Jahre alter Facharbeiter mit einer hyperfunktionellen Dysphonie kommt nach mehrmonatiger logopädischer Therapie zur psychologischen Behandlung. Die Stimme des Patienten klingt belegt und kratzig. Der Patient klagt über ein Kloßgefühl im Hals und über sein häufiges Räuspern. Bei der HNO-ärztlichen Untersuchung des Kehlkopfes fanden sich beiderseits gerötete Stimmlippen infolge von Stimmfehlbelastung und Stimmüberlastung. Die Stimmlippen waren außerdem leicht ödematös verdickt, der freie Rand unregelmäßig. Es fanden sich geringe zähe Schleimauflagerungen und stroboskopisch verkürzte Schwingungsamplituden der Stimmlippen. Der Stimmlippenschluss war vollständig.

Der Patient hatte vor seiner Stimmstörung seit seiner Jugend in einer Gesangsgruppe gesungen und war auch als Solist aufgetreten. Seine stimmliche Symptomatik hat sich gegen Ende der logopädischen Behandlung eher verschlimmert. Psychische und familiäre Probleme wurden deutlich. In der psychologischen Behandlung soll nun vor allem sein psychisches Allgemeinbefinden stabilisiert werden.

Der Patient berichtet im Erstgespräch, dass er immer häufiger das Gefühl habe, es ziehe ihm den Hals zu. Er nehme deswegen seit einigen Tagen das Beruhigungsmittel Frisium. Seit ca. 2 Jahren presse er nachts so sehr die Zähne und Lippen zusammen, dass dadurch wohl ein Vakuum entstehe. Beim Öffnen des Mundes gebe es morgens deshalb einen Knall und er habe dann regelmäßig Blut im Speichel.

Ich frage den Patienten, was ihm den Hals zuziehe und was ihn würge. Er antwortet, ihn würge vor allem die Sorge um seinen Arbeitsplatz. Er habe früher einen sicheren Arbeitsplatz gehabt, diesen jedoch verloren, weil an ihm ein Exempel gegen Schwarzarbeit statuiert werden sollte. Er habe damals zusätzlich gearbeitet, weil seine Frau hohe Ansprüche gestellt habe. Er habe zwar den darauf folgenden

Prozess in allen Instanzen gewonnen, jedoch sei anschließend das Vertrauensverhältnis zum Chef gestört gewesen. Später habe sich die Frau scheiden lassen, und die Kinder seien ihm zugesprochen worden. Im Gespräch wird offensichtlich, dass hier noch viele alte Wunden offen sind. Einerseits haben sich seine Bemühungen familiär nicht ausgezahlt und andererseits verlor er seine gute Stelle.

Herr K. berichtet weiter, er könnte an seinem neuen Arbeitsplatz eine verantwortliche Position übernehmen, er sei aber nicht der Typ dafür. Es würde ihm schon der Schweiß runterlaufen, wenn er daran denke, Entscheidungen treffen zu müssen und Verantwortung zu tragen.

Eine zusätzliche Belastung, die ihn »würge«, sei seine Mutter, die ihn regelmäßig dahingehend unter Druck setze, dass er häufiger nach ihr schauen solle.

Positiv in seinem Leben bewertet er die Beziehung zu seiner zweiten Frau. Nach den Zielen für die Therapie gefragt, gibt er an, er möchte wieder singen können, weil er dadurch seine Gefühle ausdrücken könne. Dies fehle ihm sehr. Singen stärke auch sein Selbstbewusstsein.

Der Patient wirkt nach dem Erstgespräch ruhiger und als wäre ein Teil des Drucks von ihm abgefallen. Es wurden wohl eine Reihe wichtiger Themen angesprochen.

Milton Erickson hat immer wieder darauf hingewiesen, auch auf versteckte Botschaften in der Kommunikation von Patienten zu achten. Bei Herrn K. ergaben sich gute Anhaltspunkte, einige seiner Symptomschilderungen wörtlich zu nehmen. So zum Beispiel, als ich ihn fragte, was ihn denn würge und was ihm den Hals zudrücke. Oder später als ich seine Problematik mit den zusammengepressten Zähnen ansprach und ihn fragte, was passieren würde, wenn er nachts nicht mehr die Zähne zusammenbeißen und dafür tagsüber den Mund aufmachen würde. Er sprach danach über seine Gefühle gegenüber seiner ersten Frau. Da gäbe es noch einiges zu sagen.

Selbsthypnosetraining

Zu Beginn der zweiten Stunde berichtet Herr K., das Kloßgefühl sei »einigermaßen weg«, und er habe wieder begonnen zu singen. Herr K. erlernt in dieser Stunde eine Selbsthypnosetechnik, die ich in diesem Band ausführlich im Kapitel »Selbsthypnosetraining als Tranceinduktion – Die Löwen-Geschichte« beschreibe (vgl. auch Trenkle 2016).

Es ist eine Selbsthypnoseform, die außerordentlich schnell zu erlernen ist und dann beispielsweise für Tiefenentspannung, Schmerzkontrolle, mentales Training oder vieles andere genutzt werden kann.

Im Folgenden die Zusammenstellung[13] die Patienten zum Erlernen dieser Methode von mir erhalten.

Bevor Sie beginnen, wissen Sie, bei unvorhergesehenen Ereignissen können Sie jederzeit sofort wach sein.

1) Sinneseindrücke von außen kommend
a) Setzen Sie sich in eine bequeme und behagliche Position.
b) Lassen Sie Ihre Augen offen und schauen Sie mit »weichem« Blick auf einen Punkt. Bleiben Sie unbeweglich und ruhig.
c) Werden Sie sich dessen bewusst, was Sie gerade durch Ihre Sinneskanäle von außen wahrnehmen, d. h. was Sie sehen können, was Sie hören können, was Sie im Kontakt mit der äußeren Umgebung fühlen können.
d) Benutzen Sie die folgende Reihenfolge von Sinneseindrücken.
e) Sagen Sie sich – im Stillen oder hörbar – 4 Mal, was Sie aktuell sehen, dann 4 Mal, was Sie aktuell hören in Ihrer Umgebung, und dann 4 Mal was Sie in dem Moment fühlen.
f) Dann dasselbe jeweils 3 Mal, dann 2 Mal und dann 1 Mal – sehen, hören, fühlen.

2) Sinneseindrücke von innen kommend – Arbeit mit realer Erinnerung
a) Nun schließen Sie die Augen und machen dasselbe mit den Sinneseindrücken, die von innen aus einer realen Erinnerung kommen. Nehmen Sie am besten eine schöne Erinnerung, ein Urlaubserlebnis, eine entspannte, geborgene Situation mit Freunden o. Ä.
b) 4 Mal sehen: Bilder aus den Erinnerungen, vielleicht auch Farben, Formen, Lichtblitze usw.;
4 Mal hören: frühere Unterhaltungen, Stimmen, Töne, Rhythmen, Geräusche, Musik usw. aus dieser gewählten Situation;
4 Mal fühlen, was Sie in der Situation gefühlt haben: Entspannung, Temperaturempfindungen, Körperhaltung usw. (Nicht

13 Frei nach Marc Lehrer a. Deborah Ross: Medical Hypnosis. Seminar, Santa Cruz, Kalifornien.

jeder kann sich auf allen Sinneskanälen gleich gut erinnern, finden Sie Ihre Fähigkeiten heraus, und erlernen Sie eventuell neue.)

c) Das wiederholt sich nun wieder 3 Mal, 2 Mal, 1 Mal.

3) Erlauben und genießen Sie es eine Weile – für einige Minuten – wie sich dieser Zustand von selbst entwickelt, tiefer oder flacher wird. Experimentieren Sie damit, ob Sie verschiedene Sinnesvorstellungen intensivieren können.
4) Geben Sie Ihrem Unbewussten Aufgaben zu lösen: z. B. sich an etwas Vergessenes zu erinnern oder innerlich ruhiger zu werden, in bestimmten Situationen mehr Selbstbewusstsein zu haben usw.
5) Zählen Sie von 1 auf 20, und mit jeder Zahl kommen Sie mehr und mehr in den Wachzustand zurück.

Vertiefen und Nutzen des Trancezustandes

Im Laufe des Selbsthypnosetrainings vertiefe ich mithilfe einer Geschichte die Trance von Herrn K. Zu den innovativen Beiträgen von Erickson – sowohl was die Hypnose als auch was die Psychotherapie betrifft – gehört es, dass oft indirekt über Anekdoten und Metaphern kommuniziert wird, anstatt therapeutische Vorschläge direkt zu präsentieren oder zu suggerieren (Zeig 1980, 1985; Rosen 1985; Watzlawick 1982; Trenkle 1985).

In der Geschichte für Herrn K. (nach Shah 1978; vgl. auch das Kapitel »Selbsthypnosetraining als Tranceinduktion – Die Löwen-Geschichte« in diesem Band) kommt ein Löwe, der bisher nur vom Wind aufgerautes Wasser gesehen hat, an einen spiegelglatten See. Jedes Mal wenn er trinken will, erblickt er sich selbst und erschrickt. Er nimmt an, dieses Wasser gehöre einem anderen Löwen. Im weiteren Verlauf der Geschichte werden die zahlreichen Versuche des Löwen geschildert, endlich seinen Durst zu stillen. Am Ende wagt es der Löwe, seinen Kopf einfach ins Wasser zu stecken, wodurch der andere Löwe verschwindet.

Im ericksonschen Ansatz werden Geschichten oft für individuelle Klienten modifiziert. Individuelle Themen des jeweiligen Klienten werden eingebaut, individuelle Ziele angestrebt, die Geschichte wird maßgeschneidert.

Bei diesem Klienten fügte ich in die Geschichte eine Passage ein, in der der Löwe sich darüber ärgert, dass er sich unbesonnen so weit hat treiben lassen; den Ärger über sich und diese Situation frisst er mehr und mehr in sich hinein. Im späteren Verlauf der Geschichte brüllt er den »anderen« Löwen schließlich an, erschrickt jedoch darüber, dass der andere Löwe sein Maul genauso weit aufreißt und offensichtlich genauso zurückbrüllt. Dies stellt eine Analogie zu seinen noch immer unverarbeiteten Schwierigkeiten mit seinem früheren Arbeitgeber und seiner ersten Ehefrau dar, in der Geschichte wehrt sich der Löwe jedoch, ist aber zunächst nicht besonders erfolgreich.

Das Ende der Geschichte, in der der Löwe das alles beiseitelässt und einfach trinkt, zielt dann in mehrere Richtungen gleichzeitig. Die Geschichte empfiehlt auf metaphorischer Ebene, die (alten) ängstlichen und wütenden Gefühle beiseitezulassen und Neues zu wagen. Zusätzlich wird indirekt suggeriert, sich tiefer auf die neue Erfahrung eines veränderten Bewusstseinszustandes einzulassen und dabei einfach einzutauchen. Weiterhin ermutigt diese Geschichte dazu, sich auf sich selbst einzulassen, sich zu akzeptieren und sich ins Gesicht zu blicken. Dieser letzte Aspekt war im speziellen Fall von Herrn K. nicht ganz so relevant. Bei vielen Patienten im Stimm- und Sprachbereich, speziell bei erwachsenen Stotterern, ist dieser letzte Aspekt der Geschichte allerdings von besonderer Bedeutung, etwa wenn es darum geht, sich trotz des Stotterns zu akzeptieren. Aber auch, um wichtige therapeutische Schritte wie die Analyse des eigenen Stotterverhaltens vor einem Spiegel oder mit einer Videokamera zu analysieren.

Eingestreute Suggestionen

Eine weitere Innovation, die Milton Erickson sowohl in der Hypno- als auch in der Psychotherapie eingeführt hat, ist eine Technik, die entweder als Einstreutechnik *(interspersal technique)* (Erickson 1966) oder als eingebettete Anweisungen *(embedded commands;* Bandler a. Grinder 1975) bezeichnet wird.

Eines der bekanntesten Beispiele hierzu ist der Fall eines Blumenzüchters, der an Krebs im terminalen Stadium litt. Erickson wurde zwecks hypnotischer Schmerzkontrolle gerufen, da bei diesem Mann selbst hohe Dosen von Morphium kaum noch Wirkung zeigten. Das Wort Hypnose sollte dabei nicht fallen, da der Mann negative Vorerfahrungen damit gemacht hatte. Zudem war einer seiner Söhne Psychiater und strikt gegen Hypnose eingestellt. Erickson, der auf einer Farm aufgewachsen war und sich hobbymäßig mit Anbau und Züchten beschäftigte, begann dem Patienten gegenüber über Wachstum und Wesen von Tomatenpflanzen zu philosophieren.

Der Patient, der ganz klein angefangen und sich zum führenden Floristen einer großen Stadt emporgearbeitet hatte und Pflanzen über alles liebte, hörte fasziniert zu. Eingebettet in diesen langen Monolog von Milton Erickson waren nun all die Suggestionen und Informationen, die für Schmerzkontrolle, Wohlbefinden und erneutes Hoffnungschöpfen wesentlich waren. Die eingestreuten Suggestionen wurden dabei beispielsweise in einem anderen Tonfall oder einer anderen Lautstärke gesprochen, um sie auf unbewusster Ebene als Sonderbotschaften zur Wirkung zu bringen.

Im Folgenden einige Beispiele, wobei die eingestreuten Suggestionen durch Fettdruck hervorgehoben sind. Es ist zu beachten, dass diese im Kontext des Monologes über Tomatenpflanzen einen Sinn ergeben und zusätzlich den eigentlich wesentlichen therapeutischen Sinngehalt transportieren:

> … du legst den Samen in die Erde und **Du kannst Hoffnung haben,** dass er wachsen wird und eine Tomatenpflanze werden wird, die mit ihren Früchten **Zufriedenheit und Erquickung** bringen wird; man könnte vielleicht sagen – und das ist wie ein Kind gesprochen – vielleicht könnte man sagen, die Tomatenpflanzen, **Sie fühlen sich wohl und voller Frieden**, während sie wachsen. Jeden Tag wachsen sie und wachsen und wachsen, und **es kann so tröstlich sein und wohltuend, Joe**, einer Pflanze beim Wachsen zuzuschauen und von ihrem Wachsen **nichts sehen und fühlen, aber wissen, dass alles gut** wird für diese kleine Tomatenpflanze; ich weiß nicht, ob man das so sagen könnte: die Tomatenpflanzen, **Joe, Sie können wirklich eine Art von Wohlsein empfinden.**

Diese Art der Kommunikation erwies sich als so wirkungsvoll, dass bis zu dem Tod des Patienten vier Monate später nur noch geringe schmerzstillende Medikation notwendig war.[14]

Dieser faszinierende Fall unterstreicht Ericksons Ansicht, dass ein bewusstes Registrieren relevanter therapeutischer Botschaften und Informationen für deren Wirksamkeit nicht notwendig, sondern

14 Längere Ausschnitte aus diesem Monolog finden sich bei Peter (1986) sowie bei Rossi (2015).

im Gegenteil, in vielen Fällen eher sogar hinderlich ist. Feldman (1985) liefert eine Reihe von Belegen aus der Wahrnehmungs- und Informationsverarbeitungsforschung, die diese Sicht unterstützen. So wurden beispielsweise jeweils einer Gruppe homosexueller und einer Gruppe heterosexueller Versuchspersonen homosexuelle Pornobilder dargeboten. Wurde das unterschwellig getan – d. h. so kurz, dass man bewusst nicht wahrnehmen konnte, was auf den Bildern zu sehen war –, zeigten Homosexuelle messbare sexuelle Erregung, die heterosexuellen Versuchspersonen dagegen nicht. Wurde beiden Gruppen das Bildmaterial etwas länger dargeboten, sodass bewusst registriert wurde, was die Bilder enthielten, zeigten beide Gruppen keine Erregung. Das heißt, im letzten Fall wurde die sexuelle Erregungsaktion von bewussten Instanzen unterdrückt, da bewusst wahrgenommen wurde, um welche Art von Bildern es sich handelte. Man kann aus diesem Experiment schließen, dass Botschaften, Bilder oder auch therapeutische Suggestionen sowohl für den Empfänger relevant sein müssen (denn Heterosexuelle haben auf das präsentierte Material überhaupt nicht reagiert) als unter Umständen auch unterschwellig, um unter gewissen Umständen zur Wirkung zu kommen.

Hoppe (1985) und Hoppe u. Winderl (1986) konnten nachweisen, dass indirekte Suggestionen der beschriebenen Art, beispielsweise eingebettet in eine Abhandlung über Heizungstechnik, bei chronischen Schmerzen für die Schmerzkontrolle wirksamer waren als direkte Suggestionen.

Eine grundlegende Zusammenfassung und Diskussion des Forschungsstands in den 1980er-Jahren im Bereich unterschwellige Wahrnehmung und unbewusste Verarbeitung findet sich bei Hollender (1986).

Nach diesen grundlegenden Überlegungen und Darlegungen komme ich wieder zu meinem Fallbeispiel zurück. Auch bei diesem Stimmpatienten habe ich die Technik der eingestreuten Suggestionen genutzt.

Es ging mir dabei um folgende therapeutische Ziele:

1. Sich an Lernprozesse erinnern, die einem zunächst überwältigend komplex erschienen waren, doch dann nach kurzer Zeit völlig automatisch und leicht von der Hand gingen (etwa das Erlernen von Lesen und Schreiben oder Autofahren). Dies deshalb, weil Patienten häufig ihre Probleme als ebenfalls über-

wältigend und nicht lösbar empfinden. Damit wird indirekt angedeutet, dass die Probleme, die wir in der Therapie behandeln, oder das »Lernen, in Trance zu gehen« etwas Ähnliches ist wie Lesen und Schreiben lernen, das Erlernen des Radfahrens oder, wie im Folgenden, Autofahren lernen, um den Führerschein zu erlangen.

Autofahren lernen
... und wie schwer war es damals in der ersten Fahrstunde: Bremse, Gas, Kupplung, Gangschaltung, Rückspiegel, Seitenspiegel, Blinker setzen, Ampeln, Zebrastreifen, der Fahrlehrer, andere Autos, Zebrastreifen, Fußgänger und schon wieder Kupplung, Bremse, Schalten und Gaspedal und die vielen anderen Verkehrsteilnehmer und der Gedanke »So viele Dinge gleichzeitig ... das lerne ich nie ...« und schon wenige Wochen später ... alles wird mehr und mehr automatisch ...

2. Das Vertrauen in diese unbewussten automatisierten Handlungsabläufe steigern
3. Alte Fähigkeiten aus der Kinderzeit bezüglich Spontanität, Unbekümmertheit und neugieriger Wahrnehmungsfähigkeit als Ressource aktivieren und anschließend
4. empfehlen, diese alten Fähigkeiten zu nutzen, um heute im Hier und Jetzt besser wahrzunehmen und zu spüren, was man will und dies anderen gegenüber (eventuell auch mal aggressiv) zu äußern.

Von der Therapie mit Herrn K. existieren keine Video- oder Audioaufzeichnungen. Aus den Protokollen der Therapiestunden wurde deshalb rekonstruiert, wie – in für ericksonsche Hypnose typischer Sprechweise – die Gedanken- und Bilderwelten des Patienten stimuliert und geleitet werden. Die Hypnosesprache ist dabei grammatikalisch nicht immer korrekt – die Kommunikation wendet sich eher ans Traumbewusste und weniger ans Wachbewusstsein. Es werden zum Teil bewusst auch grammatikalisch inkorrekte Formulierungen benutzt, um Wirkungen zu erzielen (hierzu Bandler a. Grinder 1975).

Im Folgenden eine typische Passage einer Hypnosesitzung mit Herrn K., die von den Themen her den wesentlichen Suggestionen und dem allgemeinen Stil authentisch ist, jedoch eben nicht wörtlich, da keine Tondokumente existieren.

... unendlich viele Bewegungsabläufe und komplexe Handlungsfolgen beim Erlernen des Autofahrens: ... Kupplung, Bremse, Gaspedal, Blinker setzen, Rückspiegel, Seitenspiegel, die Gangschaltung, die anderen Autos, die Verkehrszeichen, Seitenspiegel, die Anweisungen des Fahrlehrers. Und wer denkt nicht »So viel auf einmal, das lerne ich doch nie«? Und Wochen später: alles geht mehr und mehr automatisch, und Sie können vertrauen auf all die vielen Dinge, die Sie unbewusst gelernt haben, so wie damals in der Schule, der Prozess des Lernens von Lesen und Schreiben ... und auch da nach einigen Monaten, alles geht mehr und mehr automatisch. Und noch früher die Schwierigkeiten, gehen zu lernen ... und ganz kleine Babys, welch harter Griff der Kinderhand, wenn kleine Kinder hungrig sind. Und je satter ein kleines Kind desto mehr können Sie entspannen, **Sie können mehr und mehr entspannen** und welch schöner Anblick, wenn Kinder völlig entspannen, nach hinten sinken, der Griff sich lockert, **mehr und mehr locker**, die Kinder alles um sich herum vergessen und so satt sein und **in sich versunken** ... in Sicherheit und Geborgenheit und kleine Kinder, **Sie können entspannen**, Sie können entspannen, weil **Sie wissen, was Sie wollen**, kleine Kinder lassen sich nicht täuschen, **Sie kennen Ihre Bedürfnisse** und wenn Kinder erwachen, **Sie äußern Ihre Bedürfnisse**, ganz unmittelbar und ist es nicht schön, **einfach völlig entspannen** und im richtigen Moment wissen [kleine Pause] **Sie wissen, was Sie wollen, und Sie äußern, was Sie wollen, Sie nehmen wahr, was Sie wollen, und wenn es sein muss, Sie schreien heraus, was Sie wollen, schreien heraus, was Ihnen nicht gefällt**, denn Kinder lassen sich nicht täuschen, **Sie wissen, was Sie wollen und Sie äußern, was Sie wollen, Sie spüren, was Sie wollen und Sie äußern, was Sie wollen**, kindliche Wahrnehmung, ganz unmittelbar und unverfälscht. Und Kinder, wenn sie älter werden, sie lernen Rücksicht, Vorsicht, Umsicht, Nachsicht in Bezug auf andere und doch Sie können lernen mehr und mehr kindliche Spontanität, **als Erwachsener sich erinnern an »Sie wissen, was Sie wollen, Sie äußern was Sie wollen«** viele Fähigkeiten, die ein Erwachsener einem Kind und welche Fähigkeiten ein Kind dem erwachsenen Herrn K. beibringen kann und Ihr unbewusstes Denken lernen kann, wie es diese unbewussten Fähigkeiten und Potenziale nutzen kann, **diese unbewussten Potenziale für die Lösung ihres Problems nutzen**, und in welchen Situationen Sie zuerst diese unbewussten Fähigkeiten nutzen werden?

Herr K. berichtet in der dritten Stunde 14 Tage später, dass es die ersten Tage nach der Hypnosesitzung ein tolles Gefühl gewesen sei. Sowohl am Arbeitsplatz als auch abends zu Hause habe er sich sehr wohlgefühlt. Er fühle sich ein Stück befreit – der Druck sei »nimmer so da«.

In einer weiteren Hypnosesitzung spreche ich von den vielen Möglichkeiten, die er habe und vom Erlernen, diese Möglichkeiten zu nutzen.

Herr K. erinnert sich nach der Sitzung, bei dem Thema »viele Möglichkeiten haben« so ein komisches Gefühl im Magen gehabt zu haben – »wie, wenn es einen Stich im Magen gibt«. Er schildert dann seine Schwierigkeiten mit Situationen, in denen es viele Entscheidungsmöglichkeiten gibt. Er werde dann unsicher und frage sich: Hätte er es nicht anders und besser machen können und sollen? Bei diesem Thema sei während der Trance eine Muskelpartie im Nacken wie verspannt gewesen.

Aus diesen Gründen greife ich in der Trance der nächsten Stunde diese Themen auf: ein Gefühl von Überwältigtsein von zu vielen Möglichkeiten und damit in gewissem Sinne auch eine Entscheidungsscheu und Angst vor Versagen.

Über Anekdoten und andere indirekte Suggestionstechniken strebe ich für Herrn K. dabei folgende Ziele an: komplexe Situationen und Probleme Schritt für Schritt angehen zu können und dabei auf intuitives Wissen und unbewusste Fähigkeiten zu vertrauen.

Einer der Vorteile des hypnotischen Trancezustandes liegt darin, dass ein Therapeut über längere Zeit stringent aufeinander aufbauende Ideen und Gedanken entwickeln und präsentieren kann, ohne dass die Aufmerksamkeit des Patienten abschweift. Hypnose ist kein Schlafzustand, sondern ein hochfokussierter Aufmerksamkeitszustand mit intensivierter Wahrnehmungsfähigkeit.

Es folgen hier einige Themen, die ich über folgende Geschichten präsentierte, während der Patient in Trance war. An einigen Stellen wurden typische Sprechpausen mit »…« gekennzeichnet, um zu illustrieren, wie beim Erzählen von Geschichten in Trance die Spannung verstärkt und aufrechterhalten und dabei auch Zeit für eigene Assoziationen und Bilder des Patienten gelassen wird:

> … und jene Patientin, die mir so viele Probleme auf einmal erzählte. Ich war einfach überwältigt und unfähig zu entscheiden, wo ich ansetzen sollte … zu viel auf einmal … die Patientin erzählte immer weiter. Da sagte ich zu ihr: »General Custer hätte die Schlacht gewinnen können, wenn die Indianer einzeln über den Hügel gekommen

wären.« ... Die Patientin ließ sich jedoch in ihrem Redefluss nicht bremsen ... und ich warf wieder ein: »General Custer hätte gewinnen können, wenn die Indianer einzeln über den Hügel gekommen wären.« ... Sie stoppte schließlich ... neugierig und verwundert ... und ich erzählte ihr von der historischen Schlacht am Little Big Horn, wo die Indianer die amerikanische Armee geschlagen hatten. Und ein amerikanischer Therapeut sagte jedes Mal: »General Custer hätte gewinnen können, wenn die Indianer einzeln über den Hügel gekommen wären.« Jedes Mal ... Jedes Mal, wenn zu viel auf einmal zu erledigen ist (vgl. Lankton/Lankton 1983), und wirklich: »General Custer hätte gewinnen können, wenn die Indianer einzeln über den Hügel gekommen wären.« ...

(Anschließend erzählte ich von einem Vortrag und Buchbeitrag für ein amerikanisches Fachbuch) Und der erste Teil des Vortrages, der mir sehr wichtig war ... arbeiten und tüfteln, tüfteln und überarbeiten. Immer wieder aufs Neue überarbeiten und zweifeln und schwitzen ... und die vielen Ideen und Möglichkeiten ... was nehmen, was weglassen? Sich fragen, wird das ankommen, den Kollegen gefallen? Und noch besser? ... Und wieder zweifeln ... Woche um Woche ... Arbeit ... und dann der zweite Teil des Vortrags ... am Rande und eher intuitiv damit beschäftigt ... morgens um vier Uhr aufgestanden ... geschrieben und geschrieben und schon um 13 Uhr war der ganze zweite Teil fertig ... und die erste Verwunderung ... die Übersetzerin, die mein Englisch korrigierte ... mich fragend, warum in diesem zweiten Teil so viel weniger Fehler ... einfach so runtergeschrieben ... doch dann die große Verwunderung ... vor der Veröffentlichung ... Experten begutachteten den ersten und den zweiten Teil ... das verwunderliche Urteil ... der erste Teil ... nicht viel Neues ... und der zweite Teil im Urteil: ... Ideen für ein ganzes Buch ... schade in der Kurzform, Ideen für ein ganzes Buch ... Überraschung und Verwunderung ... und überraschend lernen, den unbewussten Fähigkeiten vertrauen ...

Veränderung von Beziehungen über strategische Aufgaben

Ein wesentlicher Aspekt ericksonscher psychotherapeutischer Arbeit wurde unter dem Namen »strategischeTherapie« bekannt. Es geht dabei um oft ungewöhnliche, paradoxe oder scheinbar widersinnige Aufgaben und Verschreibungen mit dem Ziel, Verhaltensweisen, Einstellungen und vor allem auch Beziehungen zu verändern (hierzu Haley 1978; Watzlawick et al. 1979; Haley 1983).

In der darauffolgenden Stunde berichtet Herr K., dass er zwar jetzt seine Ängste am Arbeitsplatz und das damit verbundene Kloßgefühl im Hals und das Gefühl im Magen über entspannende Selbsthypnose besser kontrollieren könne, es komme jedoch immer wieder zurück.

Daraufhin frage ich ihn, woher er dieses Gefühl noch kenne? Er antwortet, er kenne es von seiner Mutter her, die ihm Druck- und Schuldgefühle mache, wenn er sich nicht regelmäßig melde. Wenn er sie besuche, dann schimpfe sie immer über seine zweite Frau und auf dem anschließenden Heimweg habe er dann regelmäßig einen »dicken Hals« vor Wut. Als er vom »dicken Hals« spricht, greift er sich an die Kehle, und man kann regelrecht sehen, wie es ihn »würgt«. Er gehe aber schließlich aufgrund seiner Schuldgefühle alle paar Wochen doch wieder hin. Die Mutter beklage sich ständig, dass ihre Kinder sich zu wenig kümmern. Bringe er ihr ein Geschenk mit, bezahle sie es bevor er gehe grundsätzlich, sie lasse sich nichts schenken.

Ich erzähle Herrn K. daraufhin die Geschichte eines Bekannten, der schon seit Jahren wie in einem Ritual immer mittwochs aus Pflichtgefühl die Eltern besuche und dies eigentlich nicht wolle.

Ich habe diesem Bekannten empfohlen, häufiger hinzugehen: montags und mittwochs, in der nächsten Woche Mittwoch und Donnerstag, dann Dienstag und Donnerstag und dann nur am Dienstag. Und dann wieder zweimal die Woche, um dann den Eltern einmal zu sagen, dass es die nächste Woche aus terminlichen Gründen nicht klappen würde.

Ich empfehle Herrn K. ein ähnliches Vorgehen. Er soll also seine Mutter häufiger besuchen. Und dann schon am Tage nach so einem Besuch nur kurz und unerwartet reinschauen, eine Schale Erdbeeren hinstellen und dazu bemerken: »Wir (!) wollten dir auf dem Rückweg vom Garten nur schnell ein paar Erdbeeren vorbeibringen. Wir haben es furchtbar eilig. Tschüs! Ich komme in den nächsten Tagen noch einmal vorbei.«

Ich schließe mit dem Bild, dass wenn man in einer Schlinge hänge, man auf das Seil zugehen müsse, um den Spielraum zu schaffen, den Knoten zu lockern.

Herr K. berichtet in der nächsten Stunde, dass der Kloß praktisch weg sei. Er habe seine Mutter häufiger besucht und wundere sich, wie gut er sich mit ihr habe unterhalten können. Er habe auch einmal eine größere heftige Auseinandersetzung mit ihr gehabt, wobei er ihr mal die Meinung gesagt habe. Trotzdem sei das Verhältnis besser. Mit dem

Singen gehe es ganz gut, nur den Rauch anschließend in der Kneipe vertrage er nicht gut.

In einer darauf folgenden Hypnose versuche ich, in Herrn K. die Idee zu säen, dass er in analoger Weise auch in anderen Situationen und Beziehungen seinen oft bewiesenen Witz, seinen Humor und seine bekannte listige »Bauernschläue« anwenden könnte. Ich illustriere dieses Thema mit Beispielen. Vor allem mit Beispielen, wie Erwachsene dank solcher Strategien Situationen in den Griff bekommen konnten, die für sie als Kinder unlösbar waren.

So erzähle ich die Geschichte eines Kollegen, der als Jugendlicher von einem Lehrer immer wieder auf dieselbe Art vor der Klasse bloßgestellt worden war. Der Lehrer stellte eine Frage, schaute sich dann im Klassenzimmer anscheinend suchend um und fragte: »So, wen nehmen wir denn da heute dran?« Und jeder in der Klasse wusste, wer gleich dran kommen würde.

> ... und mein Kollege schwitzte schon Blut und Wasser, wurde rot und konnte unter diesen Umständen die Frage auch nicht beantworten. Viele Jahre später fragte er sich:
>
> »Wie würde ich mich als Erwachsener aus der Affäre ziehen?« Er war sicher, dass ihm heute etwas einfallen würde. Aber was? ... er brauchte Tage ... obwohl er sonst bei seinen Patienten so schnell so viele gute Ideen hatte. Die alten Ängste und Zweifel saßen tief. Und dann doch: die Idee! Der Lehrer würde fragen: »Wen nehmen wir den heute dran?«, er würde in die Frage rein schnalzend den Finger strecken und rufen: »Heute möchte ich mal, heute möchte ich mal!« – und so den Sinn für Humor, den Mutterwitz, die Bauernschläue nutzen lernen.

In der siebten und letzten Sitzung erklärt Herr K., dass er keine Probleme mehr mit dem Hals habe. Mit dem Singen klappe es wieder wunderbar. Wenn er einen kleinen Ansatz seiner Stimmschwierigkeiten spüre, entspanne er sich mit Selbsthypnose und am nächsten Tag sei alles gut.

Die Sitzungen fanden über einen Zeitraum von einem halben Jahr etwa alle vier Wochen statt. Ein katamnestischer Nachtermin ein halbes Jahr später und eine zufällige Begegnung weitere vier Monate später ergaben dasselbe Bild: Herr K. berichtete, er habe keine Probleme mehr mit seinem Hals, und wenn er mal etwas beim Singen merke, käme er mit Selbsthypnose bis zum nächsten Tag wieder zurecht. Die Beziehungen zu seiner Familie und seiner Mutter seien gut.

Schlussbemerkung

Mit diesem Fallbeispiel habe ich versucht, verschiedene Techniken und Therapieansätze zu illustrieren, die wesentlich von Milton Erickson oder von seinen Schülern entwickelt und beschrieben wurden.

Erickson hatte den Anspruch, jeden Patienten individuell zu behandeln. Er sagte oft, jeder Mensch sei so einzigartig wie ein Fingerabdruck und man dürfe ihn nicht in das Prokrustesbett einer psychotherapeutischen Theorie oder Therapie stecken. In dieser Tradition sehe ich diese Einzelfallschilderung.

Trotz aller jeweils individuellen Besonderheiten waren bei Herrn K. jedoch Persönlichkeitsmerkmale sichtbar, die bei Stimmpatienten gehäuft zu beobachten sind: Probleme mit Leistung und Versagen; Schwierigkeiten, gegenüber wichtigen Bezugspersonen Ansprüche anzumelden; Schwierigkeiten, Gefühle wie Ärger auszudrücken. Darauf wurde auch schon in der Literatur über Stimmstörungen hingewiesen (Krumbach 1987). Aus diesem Grund verwende ich in jeder Stimmtherapie eingestreute Suggestionen der beschriebenen Art und Zielrichtung (»Sie wissen, was Sie wollen, Sie äußern, was Sie wollen, und wenn es sein muss, schreien Sie heraus, was Sie wollen.«).

Es ist abschließend vielleicht nicht notwendig zu sagen, dass in einer Therapie immer mehr geschieht, als sich in einer Fallschilderung darstellen lässt. Insbesondere bildete die gute Beziehung, die ich zu Herrn K. fand, eine unabdingbare Grundlage und Voraussetzung dafür, dass wir so schnell erfolgreich die therapeutischen Ziele erreichen konnten.

Literatur

Bandler, R. a. J. Grinder (1975): Patterns of the hypnotic techniques of M. H. Erickson, Vol. 1. Cupertino (Meta Publications).

Erickson, M. H. (1966): The interspersal hypnotic technique for symptom correction and pain control. *American Journal of Clinical Hypnosis* 3 (5): 198–208. [dt. (2015): Die Einstreu-Technik der Hypnose zur Symptomkorrektur und Schmerzkontrolle. In: Rossi (Hrsg.): Gesammelte Schriften von Milton H. Erickson, Bd. 5: Innovative Hypnotherapie I. Heidelberg (Carl-Auer), S. 342–363.]

Feldman, J. B. (1985): Subliminal perception and information processing theory: Empirical and conceptual validation of Erickson's notion of the unconscious. In: J. K. Zeig (ed.): Ericksonian Psychotherapy, Vol. 1. New York (Brunner/Mazel), pp. 431–447. [dt. (1988): Subliminale Wahrnehmung und Informationsverarbeitungstheorie: Empirische und konzeptuelle Stichhaltigkeit von Ericksons Begriff des Unbewußten. *Hypnose und Kognition* 5 (2): 74–86.]

Gundermann, H. (Hrsg.) (1987): Aktuelle Probleme der Stimmtherapie. Stuttgart (Gustav Fischer).

Haley, J. (1978): Die Psychotherapy Milton H. Ericksons. Stuttgart (Klett-Cotta).

Haley, J. (1983): Ordeal Therapy. San Francisco (Josey Bass).

Hollender, D. (1986): Semantic activation without conscious identification in dichotic listening, parafoveal vision and visual masking: A survey and appraisal. *The Behavioral and Brain Sciences* 9 (1): 1–166.

Hoppe, F. (1985): Direkte und indirekte Suggestionen in der hypnotischen Beeinflussung chronischer Schmerzen. Empirische Untersuchungen. In: B. Peter (Hrsg.): Hypnose und Hypnotherapie nach Milton Erickson. München (Pfeiffer).

Hoppe, F. u. E. Winderl (1986): Hypnotische Schmerzlinderung: Erklärungsansätze, Vorgehensweisen und Befunde. *Hypnose und Kognition* 3 (1): 9–26.

Krumbach, G. (1987): Psychologische Befunde bei funktionellen Dysphonien. In: H. Gundermann (Hrsg.): Aktuelle Probleme der Stimmtherapie. Stuttgart (Gustav Fischer), S. 137–150.

Lankton, S. a. C. Lankton (1983): The answer within. New York (Brunner/Mazel).

Peter, B. (Hrsg.) (1985): Hypnose und Hypnotherapie nach Milton H. Erickson. München (Pfeiffer).

Peter, B. (1986): Hypnose: Vom Schaubudenzauber zur seriösen Therapie. *Psychologie Heute* 4: 38–45.

Rosen, S. (1982): My voice will go with you. New York (Norton). [dt. (1985): Lehrgeschichten von Milton H. Erickson. Hamburg (iskopress).]

Rossi, E. L. (Hrsg.) (2015): Gesammelte Schriften von Milton H. Erickson, Bd. 5: Innovative Hypnotherapie I. Heidelberg (Carl-Auer).

Shah, I. (1978): A perfumed scorpion. London (Octagon).

Trenkle, B. (1985): Anekdoten und Metaphern – Indirekte Ericksonsche Techniken in Psychotherapie, Medizin und Familientherapie. In: B. Peter (Hrsg.): Hypnose und Hypnotherapie nach Milton Erickson. München (Pfeiffer).

Trenkle, B. (2016): Die Löwen-Geschichte. Heidelberg (Carl-Auer). 7. Aufl.

Watzlawick, P. (1982): Die Möglichkeit des Andersseins. Bern (Hans Huber).

Watzlawick, P., J. Weakland u. R. Fisch (1979): Lösungen. Zur Theorie und Praxis menschlichen Wandels. Bern (Hans Huber).

Zeig, J. K. (ed.) (1980): A teaching seminar with Milton H. Erickson. New York (Brunner/Mazel). [dt. (1985): Meine Stimme begleitet Sie überallhin. Stuttgart (Klett-Cotta).]

Zeig, J. K. (ed.) (1985): Ericksonian psychotherapy, Vol. 1. Structures. New York (Brunner/Mazel).

Macht des Therapeuten – Macht der Systeme

Als ich begann, über die Macht des Therapeuten und die Macht der Systeme nachzudenken, war das durch einen Fall ausgelöst, den ich im Folgenden schildern werde. Als ersten Arbeitstitel meines Artikels wählte ich damals »Therapie mit der Lupe und unter der Lupe«.

Unter *Therapie mit der Lupe* verstand ich: Möglichkeiten, eine therapeutische Kommunikation oder Interventionen durch entsprechende Gestaltung, Vorbereitung oder Schaffung eines günstigen Rahmens effizienter werden zu lassen. Ähnlich wie man mit einer Lupe Sonnenstrahlen bündeln kann, lassen sich auch therapeutische Interventionen so fokussieren und gestalten, dass sie einen höheren Wirkungs- und Veränderungsgrad erreichen.

Mit *Therapie unter der Lupe* meinte ich: Das fokussierte Arbeiten mit der Lupe verführt dazu, nur diesen begrenzten Ausschnitt wahrzunehmen und die Wirkung der therapeutischen Interventionen zu überschätzen. Wirkfaktoren, die außerhalb des Systems Therapeut – Klient bzw. Therapeut – Familie liegen, bleiben außerhalb des Blickfeldes, obwohl sie für die Veränderung der Symptomatik oder der Befindlichkeit des Patienten enorme Bedeutung haben können. In meiner Arbeit orientiere ich mich an familientherapeutischen Konzepten und vor allem an Therapiekonzepten, die von Milton H. Erickson entwickelt wurden (vgl. z. B. Haley 1978).

Nun zu dem Fall, der mich auf diese Themen brachte:

Eine 40 Jahre alte Patientin kam wegen ihrer Stimmstörung zur logopädischen Therapie. Ihre Symptomatik hatte begonnen, als sie am Telefon erfuhr, ihre Mutter habe Zungenkrebs. Als Befund ergab sich eine rechtsseitige Vocalis-Lähmung mit Exkavation des Stimmbandes. Diese Symptome sind für eine psychogene Dysfonie äußerst ungewöhnlich. Sie waren bis dahin an der Abteilung für Stimm- und Sprachstörungen des Universitätsklinikums Heidelberg (ärztl. Dir.: Prof. Dr. G. Wirth), an der ich damals arbeitete, noch nie beobachtet und in der Literatur noch nicht beschrieben worden.[15] Die Patientin war am Gelingen der Therapie äußerst interessiert, da sie an ihrer hochgeschätzten Arbeitsstelle mit Publikum umzugehen hatte und

15 Siehe hierzu und zu den organmedizinischen Grundlagen Wirth 1987.

bei Fortbestehen ihrer Stimmstörung ein Verlust des Arbeitsplatzes unumgänglich gewesen wäre.

Nach mehrmonatiger logopädischer Behandlung blieb der ärztliche Befund unverändert. Da länger als ein Jahr bestehende Exkavationen der Stimmbänder als irreversibel gelten, wurde die logopädische Behandlung als aussichtslos beendet. Die Patientin erschien sehr verzweifelt, und man empfahl ihr als letzte Möglichkeit, eine Teflon-injektion in das rechte Stimmband in Erwägung zu ziehen. Die dafür vorgesehene Klinik lehnte den Eingriff mit Hinweis auf das geringe Alter der Patientin und wegen der beteiligten psychischen Komponente ab. Die Patientin wandte sich in ihrer Verzweiflung erneut an ihre Logopädin und fragte, was sie denn nun noch tun könne. Die Logopädin bat wiederum mich zu versuchen, ob die Patientin vielleicht in Hypnose normal sprechen könne. Mir erschien dies aufgrund der diagnostizierten irreversiblen Stimmbandsymptomatik aussichtslos. Andererseits wollte ich der dafür motivierten Patientin nicht den letzten Strohhalm wegnehmen. Wir bestellten sie kurzfristig für einen einzigen Sondertermin in einer Mittagspause ein.

Über ein kurzes Vorgespräch erfahre ich, dass sie große Schwierigkeiten hat, Ansprüche an andere zu stellen, und darunter leidet, dass sie Ansprüche und Ärger gegenüber ihrem Ehemann herunterschluckt, anstatt sich zu behaupten. Diese Problemlage findet sich häufig bei Stimmpatienten (siehe hierzu Krumbach 1987). Ich nehme mir deswegen vor, die ohnehin vorhandene hohe Motivation und die gespannte, fokussierte Aufmerksamkeit der Patientin über die Hypnose noch zu verstärken, um dann zu versuchen, ihr Durchsetzungsvermögen und ihre emotionale Ausdrucksfähigkeit auszubauen. In einer Altersregression erzählt sie, dass ihr Vater hohe Leistungsanforderungen gestellt hat, sie ständig auf ihrem Musikinstrument üben musste und dass sie Schläge bekam, wenn etwas nicht klappte. Sie habe es dem Vater nie recht machen können. Nach einem positiven Erlebnis aus der Kindheit befragt, beginnt sie mit geschlossenen Augen in Trance zu kichern und zu lachen und sagt schließlich, diesmal sei sie schneller als der Vater gewesen. Sie habe sich auf das Fahrrad geschwungen und sei ihm einfach davongefahren.

Über eine Vertiefung der Trance wird die Patientin im Alter noch weiter zurückgeführt. Daraufhin beginne ich, über die Spontaneität und Unmittelbarkeit des Wahrnehmungs- und Ausdrucksverhaltens von kleinen Babys zu sprechen. In diese »Abhandlung« streue ich Suggestionen mit dem Ziel ein, dass die Patientin besser und unmittelbarer ihre Bedürfnisse wahrnimmt sowie Ärger und Ansprüche stärker auszudrücken vermag.

Ich möchte dieses Vorgehen auszugsweise illustrieren, wobei zu berücksichtigen ist, dass die Sprache der Hypnose, wie sie von Erickson benutzt wird, bewusst auch grammatikalisch unrichtige Formen einsetzt und dass dabei zeitweise ohne Punkt und Komma gesprochen wird:

»... und die vielen Fähigkeiten, die kleine Kinder haben, **Sie haben so viele ungeahnte Fähigkeiten** die kleinen Babys, welch harter Griff der Kinderhand, welch eine enorme Kraft, **Sie haben so viel Kraft**, wenn kleine Kinder hungrig sind. Und je satter kleine Kinder, **desto mehr können Sie entspannen, Sie können mehr und mehr entspannen** und welch schöner Anblick, wenn Kinder **völlig entspannen ... und alles um sich herum vergessen** ... und sie können das, weil **Sie wissen, was Sie wollen**, kleine Kinder lassen sich nicht täuschen. **Sie kennen, Sie spüren Ihre Bedürfnisse**, und sobald sie erwachsen sind, **äußern Sie Ihre Bedürfnisse ganz unmittelbar** und ist es nicht schön, das zu erleben (kleine Pause) ... **Sie wissen im richtigen Moment, was Sie wollen, und Sie äußern, was Sie wollen, Sie nehmen wahr, was Sie wollen**, und wenn es sein muss, **schreien Sie es heraus, was Sie wollen, schreien heraus, was ihnen nicht gefällt**, und Mütter, **sie wissen, wie durchsetzungskräftig sie sind** ... und Kinder, wenn sie älter werden, müssen viel lernen, viel Rücksicht. Vorsicht, Umsicht, Nachsicht in Bezug auf andere und Sie können doch an manches sich gerne zurückerinnern, erinnern an Lernen und lernen, sich zu erinnern und Sie können lernen als Erwachsener **sich erinnern an die Spontaneität der Kinder wissen, was Sie wollen und Sie tun es, Sie äußern, was Sie wollen**, und wenn es sein muss, **schreien Sie es heraus** und sie entdecken so viele Fähigkeiten, die ein Erwachsener einem Kind und so viele Fähigkeiten, die ein Kind einem Erwachsenen beibringen kann ...«

Die fett gedruckten Suggestionen werden dabei durch Sprechrichtung, Tonfall oder Lautstärke vom allgemeinen Thema abgehoben, sodass sie auf unbewusster Ebene wirksam werden.[16]

Ich hatte in der Behandlung anderer Klienten mit psychogenen Stimmstörungen damit gute Erfahrungen gemacht. Diese Klienten waren meist sehr verantwortungsvolle Menschen, die dazu neigten, ihre Bedürfnisse zugunsten beruflicher oder familiärer Pflichterfüllung zurückzustellen.[17]

16 Vgl. hierzu Erickson 1966; Hoppe 1985; Hoppe u. Winderl 1986. Zu den Themen »unterschwellige Wahrnehmung« und »unbewusste Verarbeitung« siehe Feldman 1985 und Hollender 1986.

17 Ein weiteres Transkript zu dieser Vorgehensweise findet sich im Kapitel »Hypnose und Psychotherapie nach Milton H. Erickson bei der Behandlung einer Stimmstörung – Eine Fallstudie«.

Wir verabschiedeten die Patientin in der Hoffnung, alte spontane Wahrnehmungs- und Ausdrucksmöglichkeiten so reaktiviert zu haben, dass sie diese Fähigkeiten zur Verbesserung ihrer Lebenssituation würde nutzen können; vor allem, dass sie besser als bisher wahrnehmen und spüren würde, was sie brauche, und dies dann auch – wenn es sein muss auch mal aggressiv – würde äußern können.

Ein knappes halbes Jahr später meldete sich die Patientin wieder bei der Logopädin – telefonisch und mit klarer Stimme – und bat um eine Nachuntersuchung. Sie sagte, ihre Stimme sei wieder klar und wir hätten damals wohl eine Fehldiagnose gestellt. Die Exkavation konnte in der anschließenden Untersuchung nicht mehr festgestellt werden. Die Logopädin erfragte die Geschehnisse der letzten Monate.

Die Patientin berichtete, dass sie, nachdem ihre Stimme schon vorher etwas besser geworden sei, auf einer betriebsinternen Fortbildung von einem Vorgesetzten unerwartet in den Arm genommen worden sei und dieser gesagt habe: »Ach Frau (...) ich bin ja so froh, dass Ihre Stimme wieder besser ist und Sie bei uns bleiben können.« Daraufhin sei die Stimme schlagartig wieder da gewesen. Sie habe in letzter Zeit auch begonnen, sich gegenüber ihrem Mann durchzusetzen. Die Beziehung sei besser geworden.

Bevor ich später noch einmal auf diesen Fall eingehe, möchte ich zu den bereits genannten Themenkreisen »Therapie mit und unter der Lupe« zurückkehren.

Therapie mit der Lupe: Fokussieren therapeutischer Kommunikation

Gelegentlich wurde geäußert, dass Milton H. Ericksons Ruf in seinen letzten Lebensjahren so legendär gewesen sei, dass er auch durch bloßes Handauflegen hätte heilen können. Allem, was er beispielsweise in seinen Lehrseminaren sagte, wurde größte Bedeutung beigemessen, und nicht selten bezogen es mehrere Anwesende ganz persönlich auf sich.

In meinen eigenen Workshops schien manchmal dieser große Ruf des Meisters auch auf mich als Schüler abzufärben, und zwar dann, wenn eine kleine Geschichte oder kurze Demonstrationstherapie etwas so Umfassendes bewirkte, wie ich es von meinem therapeutischen Alltag her nicht kannte. Die Akzeptanz und Bereitschaft zur

Umsetzung präsentierter therapeutischer Ideen schien in solchen Momenten erheblich gesteigert. Im oben beschriebenen Fall der Stimmpatientin erschienen mir nun Faktoren wirksam, die zu einer gesteigerten Akzeptanz und Wirksamkeit der präsentierten therapeutischen Ideen beitrugen: Die Patientin war verzweifelt, und diese eine Stunde erschien als die letzte Chance. Es war klar, es würde nur diese eine Stunde geben, die Operation war abgelehnt worden, und wenn es zu keinem Ergebnis kommen würde, dann würde sie ihre hochgeschätzte Arbeitsstelle verlieren. Motivation und Fokussierung der Aufmerksamkeit auf die therapeutische Kommunikation waren so von vorneherein hochgradig gegeben. Mir stellte sich nun die Frage, wie ich über eine bewusste Gestaltung des Kontextes, in dem die therapeutische Kommunikation eingebettet ist, wenigstens ansatzweise diese Fokussierung und erhöhte Motivation erreichen könnte. In einem Aufsatz für die Zeitschrift *Hypnose und Kognition* (Trenkle 1986) habe ich die nun folgenden Ideen etwas ausführlicher behandelt. Deshalb skizziere ich hier nur abgekürzt, wie man in einigen Fällen durch entsprechende Gestaltung und Vorbereitung einer gegebenen therapeutischen Intervention mehr Wirkung geben kann.

Zeitbegrenzungen

In den letzten Minuten vor Abfahrt des Zuges ergeben sich an Bahnhöfen oft die intensivsten Gespräche, und wohl jeder Therapeut kennt die Situation, dass ein Patient kurz vor Ende der Stunde mit den wesentlichen Themen herausrückt. Auch im Falle unserer Stimmpatientin spielte der Umstand, dass es nur diese einzige Stunde geben würde, möglicherweise eine wichtige Rolle. Sowohl am Mental Research Institute in Palo Alto (Watzlawick, Weakland, Fisch u. a.) als auch im Mailänder Ansatz der systemischen Familientherapie (Selvini u. a.) spielen Zeitbegrenzungen – gewöhnlich auf 10 Therapiestunden – eine wesentliche Rolle. Noch kürzere Zeitbegrenzungen auf 5 oder gar 3 Stunden wirken nach meiner Erfahrung vor allem dann therapiebeschleunigend, wenn die Patienten ohnehin schon hoch motiviert sind und unbedingt mittels dieses Therapieansatzes Hilfe erhalten bzw. nur zu mir in Therapie kommen wollen. Ich kenne dies auch aus der Perspektive des Klienten: Therapie in regelmäßigen Abständen ohne Begrenzung habe ich so erlebt, dass ich von Stunde zu Stunde lebte und Konfliktsituationen »sammelte«, um sie in der Therapie zu besprechen. Ich war weniger motiviert, tatsächlich etwas zu verändern. Eine einmalige Sitzung oder eine zeitlich eng begrenzte Anzahl von Sitzungen waren dadurch gekennzeichnet, dass ich mich Tage, ja manchmal Wochen vor solchen Sitzungen innerlich damit auseinandersetzte. Viele wichtige Erkenntnis- und Veränderungsprozesse geschahen und begannen so schon vor der Sitzung. Die Beschäftigung damit dauerte auch länger, als wenn klar war, dass 14 Tage später die nächste Sitzung folgen würde.

Motivation und Fokussierung der Aufmerksamkeit über Spannung und Neugier – Neugier und Spannung in Hypnoseinduktionen

Manch einer wird sich vielleicht erinnern, gelegentlich abends so müde gewesen zu sein, dass man sich vornahm, früh ins Bett zu gehen. Der Film, der nach den Nachrichten im Fernsehen kommen sollte, wirkte vom Titel her wenig attraktiv. Aber nach kurzer Zeit beiläufigen Hinsehens schien er dann doch interessant, und man dachte »fünf Minuten schaue ich noch«, und schließlich war es dann doch 00.30 Uhr. Irgendwie schaffen es manche Regisseure, Spannung aufzubauen und die Neugier zu stimulieren. Auch für die therapeutische Arbeit kann es sinnvoll sein, die Aufnahmebereitschaft zu steigern, Neugier zu wecken, sich erst einmal die Aufmerksamkeit zu sichern, bevor man die therapeutischen Ideen präsentiert. Ich habe diesbezüglich viel aus dem Studium von Ericksons Tranceinduktionen gelernt. Es lohnt sich zu studieren, wie Erickson eine Erwartungshaltung für die eigentlichen therapeutischen Schritte spannend aufbaut, wie er dabei gleichzeitig eventuelle Zweifel und Einwände aufgreift und vermindert und wie implizit vieles von dem Gesagten am unausweichlichen Erfolg der Behandlung keinen Zweifel lässt.

Ein Beispiel dafür, wie Milton Erickson die therapeutische Arbeit bei Examensängsten vorbereitete:

> Nach Erreichen eines ausreichenden Trancezustandes sagte Erickson zu seinem Klienten: »Sie wollen Hilfe, um Ihre Prüfungen zu bestehen. Sie haben sich für Hypnose entschieden und einen Trancezustand entwickelt, von dem ich weiß, dass er ausreichend ist, um Ihren Bedürfnissen zu entsprechen. Sie werden in diesem Trancezustand bleiben, bis Sie andere Anweisungen erhalten.
>
> Hier ist nun die erwünschte Hilfe. Hören Sie aufmerksam und verständig zu. Sie wollen mir vielleicht nicht zustimmen, aber erinnern Sie sich daran, dass Ihre eigenen Ideen nur zu Misserfolgen geführt

haben. Machen Sie darum genau das, was ich sage, auch wenn es Ihnen nicht ganz richtig erscheint. Wenn Sie das tun, werden Sie Ihr Ziel, die Prüfung zu bestehen, erreichen. Das ist Ihr Ziel, Sie sollen es erreichen, und ich werde Ihnen die Anweisungen erteilen, die Sie dafür brauchen. Ich kann Ihnen nicht das Wissen vermitteln, das Sie in Ihrem vergangenen Studium erarbeitet haben, aber ich möchte, dass Sie es bei der Prüfung so parat haben, wie ich es Ihnen im Einzelnen beschreibe.

Vor allem sollen Sie die Prüfung bestehen, und zwar nicht, indem Sie so herangehen, wie in der Vergangenheit, sondern so, wie ich es jetzt erkläre. Sie wollen diese Prüfung bestehen. Ich will, dass Sie diese Prüfung bestehen. Jetzt hören Sie genau zu« (Erickson 2015, S. 251 f.).

Dann gibt Erickson die eigentlichen Anweisungen, dass der Prüfling nicht nach einer guten Note streben dürfe, sondern nur nach einer Note, die gerade noch zum Bestehen ausreicht; dass er einfach zur richtigen Zeit am Prüfungsort sein und in der Zwischenzeit vergessen werde, dass er zu dieser Prüfung müsse, und verschiedene andere Anweisungen, wie er sich in der Prüfung zu verhalten habe (Erickson 2015).

Erickson baut Spannung und eine Erwartungshaltung für die eigentlichen therapeutischen Schritte auf, wobei er gleichzeitig eventuelle Zweifel und Einwände aufgreift und vermindert. Vieles vom Gesagten impliziert dabei den unausweichlichen Erfolg der Behandlung.

Garantierte Kur

Die »garantierte Kur« ist eine Technik, die von Haley in Anlehnung an Erickson vorgestellt wurde. Dabei wählt man beispielsweise folgendes Vorgehen: Man kündigt an, etwas zu wissen, was das Problem garantiert lösen wird. Dies sei allerdings schwer durchzuführen, unangenehm oder eine »Rosskur«. Man spricht immer wieder davon, erzeugt Spannung und ist nur unter der Bedingung bereit, die Kur mitzuteilen, dass von vorneherein hoch und heilig versprochen wird, diese auch durchzuführen. Einfach nur darüber reden habe keinen Sinn.

Haley schilderte einmal den Fall einer bulimischen Patientin, die sich meist mehrmals täglich erbrach. Nach mehreren erfolglosen Interventionen kündigten die Therapeuten an, eine Aufgabe zu wissen, mit deren Ausführung das Problem auf alle Fälle behoben würde.

Nachdem genügend Spannung vorhanden und das Versprechen zur Durchführung gegeben war, gaben die Therapeuten die geheimnisvolle Aufgabe preis: Falls sich die Patientin bis zur nächsten Therapiestunde ein Mal erbrechen sollte, habe sie an die Therapeuten einen Cent in bar zu entrichten, für zwei Mal Erbrechen zwei Cent, für drei Mal vier Cent, für vier Mal entsprechend acht Cent usw. Diese Reihe würde sich auch nach der nächsten Stunde fortsetzen, das heißt nicht wieder neu bei einem Cent beginnen. Die Patientin kam zur nächsten Stunde mit 1,28 $. Die Therapeuten akzeptierten wegen eines Rechenfehlers nur 0,64 $ und merkten an, dass diese Aufgabe ganz exakt ausgeführt werden müsse. Kurze Zeit später erkannte die Patientin wohl, wie teuer sie das Symptom bald zu stehen kommen würde und gab es auf.

Dieses Vorgehen kombiniert zwei Techniken, die von Erickson stammen. Erstens die Verwendung einer geometrischen Reihe und zweitens das Verschreiben von etwas, das schwerer durchzuführen oder unangenehmer ist als die Symptomatik.[18]

Auch hier gilt wie bei vielen Interventionstechniken: Nicht jede Technik ist für jeden Patienten und jede Situation geeignet. Bei Patienten, die gegebene Abmachungen nicht einhalten und Aufgaben ständig ein bisschen verändern und »missverstehen«, dürfte diese Strategie nicht indiziert sein.

Utilisation von speziellen Gegebenheiten

Das Utilisieren von Motiven, Werten und besonderen durchaus auch skurrilen und pathologischen Eigenheiten der Patienten ist ein wesentliches Merkmal ericksonschen Vorgehens.

Unterdessen ist als Standardbeispiel der Fall bekannt, in dem Erickson einen Psychotiker, der sich für Jesus von Nazareth hält, anspricht und sagt: »Ich hörte, Sie haben Erfahrung als Zimmermann«, und ihn dann über das Schreinern wieder ins Leben integriert. Dazu eine kleine Geschichte am Rande:

Ein Landarzt wird zu dem schwerkranken Bäcker des Ortes gerufen. Der Arzt stellt eine völlig ungewohnte Kombination von Symptomen fest und probiert als Therapie mal dies, mal das. Allein, es geht dem

18 Diese sogenannte Ordeal-Technik wird im Kapitel »Ordeal-Therapie als Element wirkungsvoller strategischer Hypnotherapie« in diesem Buch dargestellt.

Bäcker immer schlechter. Schließlich sieht es so aus, als würde der Bäcker den kommenden Morgen nicht erleben. Der Bäcker selbst meint, er habe das Gefühl, frisch gepresster Orangensaft würde ihn heilen. Der Arzt hält dies für reichlich absurd, erfüllt dem Patienten aber diesen letzten Wunsch. Dem Bäcker geht es am nächsten Morgen wesentlich besser, und er genest in kurzer Zeit. Der alte Landarzt schreibt in sein Tagebuch: »Den Bäcker des Ortes behandelt. Ungewöhnliche Symptomatik. Alle Therapieversuche fehlgeschlagen. Bäcker behauptet, frisch gepresster Orangensaft sei die richtige Medizin. Patient genesen.«

Monate später erkrankt der Schneider im Ort. Die gleichen Symptome. Der Arzt versucht dies und das. Der Zustand des Patienten verschlechtert sich gleichwohl rapide. In seiner Not erinnert sich der Arzt an das Rezept des Bäckers und verabreicht dem Patienten frisch gepressten Orangensaft. Am nächsten Morgen ist der Schneider tot. Der Arzt schreibt in sein Tagebuch: »Der Schneider des Ortes schwer erkrankt. Dieselben Symptome wie beim Bäcker. Viele Therapieversuche fehlgeschlagen. Frisch gepressten Orangensaft verabreicht. Patient tot. Was einem Bäcker hilft, hilft einem Schneider noch lange nicht.«

Ich schildere nun kurz in einem Fallbeispiel, wie die besonderen Persönlichkeitseigenschaften eines Patienten genutzt wurden, um seine Therapiemotivation zu steigern.

Eine unserer Logopädinnen fragt mich um Rat, wie sie mit einem Patienten mit Stimmstörung umgehen könne, der sie mit seinen ständigen Prahlereien nerve. Der Patient, Lehrbeauftragter an einer staatlichen Einrichtung, strebe nach Höherem und erzähle beispielsweise, wie er neulich in einer Disco alleine mehrere betrunkene amerikanische Soldaten in Schach gehalten habe. Er habe einen ungewöhnlichen Lebensstil, der ihn oft zu abenteuerlichen Reisen ins Ausland führe.

Ich biete meiner Kollegin an, dem Patienten vorzuschlagen, für eine einzige Therapiestunde zu mir zu kommen. Es gebe einen neuen ungewöhnlichen Therapieansatz, der in einer Stunde Beeindruckendes bewirken könne. Der Haken dabei sei, dass er nur bei bestimmten Leuten funktioniere, und ich sei der Meinung, er sei vielleicht die Art von Mensch, bei der er wirken könnte. Der Patient kommt zu dieser Stunde und ich erkläre ihm, dass ich diesen Ansatz vor einigen Jahren auf einem Hypnoseseminar kennengelernt habe und er dort auch an mir selbst Beeindruckendes bewirkt habe. Allerdings habe er bis auf wenige Ausnahmen im therapeutischen Alltag nicht so erfolgreich gegriffen. Es sei mein Eindruck, dass bei diesen Seminaren eine besondere Gruppe von Therapeuten zu finden seien: Ärzte und Psychologen, die bereit seien, die gewohnten Denk- und Handlungsmuster infrage zu stellen, um auch einmal Ungewöhnliches in Angriff zu nehmen. Ein gewisses Maß an imaginativen Fähigkeiten sei dazu wohl ebenfalls notwendig. Ich sage ihm, dass ich, von den Schilderungen meiner Kollegin her gesehen, bei ihm diesbezüglich einen Versuch mit diesem Verfahren für erwägenswert halte. Der Patient geht motiviert darauf ein, und ich arbeite mit ihm nach einem Therapieansatz, den ich bei Paul Carter kennengelernt habe. Dabei wird in den Vorstellungen ausgemalt, was in Zukunft geschehen wird, wenn das Symptom und die dazugehörige Entwicklung sich ständig verschlechtern. Anschließend wird als Gegensatz dazu die Zukunft in der am positivsten vorstellbaren Weise ausgemalt. Beide Szenarien werden auf dem Höhepunkt des Erlebens »geankert«, um sie anschließend zu integrieren.[19]

Der Patient hat bei diesem Vorgehen intensive Erlebnisse. Die Stimmstörung geht bis zur nächsten Therapiestunde zurück. Der Hang des Klienten zum Ungewöhnlichen wurde also respektiert und konstruktiv genutzt, sodass er motiviert mitarbeiten konnte.

Das Thema »Motivieren der Patienten« ist meines Wissens in der psychotherapeutischen Literatur bis heute wenig behandelt worden.[20] Aus dem Kreis der an Erickson orientierten Therapeuten verweise ich auf die Arbeiten von Schachtner (1985), Lange (1985), Havens (1985) und Schmidt (1986). Alles, was zum Thema »Utilisation« geschrieben wurde, hat natürlich zentral mit diesem Thema zu tun. (Hierzu vor allem der Abschnitt »Utilization Approaches« in Erickson 1980.) Je mehr es gelingt, zentrale Werte und Anschauungen der Klienten zu verstehen, zu respektieren und konstruktiv zu »utilisieren«, desto geringer der Widerstand und umgekehrt desto größer die Kooperation und Motivation. Trotz der Schwere der Symptomatik ist paradoxerweise gerade bei erwachsenen Stotterern besondere Motivationsarbeit für die Therapie zu leisten. In der Literatur zur Therapie des Stotterns

---

19 Zur Technik des Ankerns sei verwiesen auf die NLP-Literatur, z. B. Cameron-Bandler 1984.

20 Zu diesem Thema hat inzwischen auf dem Feld der Hypnotherapie hauptsächlich Jeff Zeig wichtige Konzepte beigetragen (Zeig 2012).

finden sich deshalb zu diesem Thema wertvolle Hinweise (z. B. Van Riper 1973; Van Riper 1979).

Therapie unter der Lupe: Über den Fokus hinausschauen

Auf der Evolution-Konferenz 1985 in Phoenix, Arizona berichtete Haley (s. auch Haley 1987) in einem seiner humorvollen Vorträge über den Fall einer 19-jährigen Klientin, die wegen des unkontrollierten Schüttelns ihrer rechten Hand überwiesen wurde und deren Symptom seit einem Jahr jeglichen Therapieversuchen widerstand. Auf die Frage, was passieren würde, wenn das Symptom schlimmer würde, antwortete sie, dass sie dann ihre Stelle verlieren würde und ihr Mann zur Arbeit gehen müsste, der bisher unentschlossen sei, ob er zur Arbeit gehen oder weiterstudieren wolle. Als er auf das Eheproblem einging, stellte sich heraus, dass ihre Eltern gegen die Ehe waren und die Mutter die Patientin täglich anrief, um sie aufzufordern, ihren Mann zu verlassen und wieder nach Hause zurückzukehren … So konnte die schüttelnde Hand nicht ohne Berücksichtigung des Familienkontextes gesehen werden.

Haley schilderte, wie er eine Reihe von gekonnten Interventionen vornahm und damit erfolgreich war. Das Schütteln hörte auf, der Mann ging zur Arbeit, die Eltern unterstützen die Ehe. Allerdings meinte Haley selbstironisch, dass er in der Periode des Sich-selbst-Gratulierens nicht darüber habe hinwegsehen können, dass noch andere Dinge während der Therapie passierten. Die Frau wurde schwanger, deshalb musste sie den Job aufgeben, der Mann ging zur Arbeit. Ihre Eltern wollten sie zwar zu Hause haben, aber nicht mit einem Baby, so begannen sie, die Ehe zu unterstützen. Das Symptom verschwand. Haley schloss: Da sie zu der Zeit in Therapie war, wurde der Erfolg dem Therapeuten zugeschrieben und er bekam mehr Überweisungen. Ich denke jedoch, dass die Veränderungen auch genauso gut hätten geschehen können, während die Patientin auf der Warteliste gewesen wäre (Haley 1991).

Wir bestellen die Stimmpatientin unseres Ausgangsfalles ein Jahr nach der geschilderten Untersuchung noch einmal ein. Seit der damaligen Untersuchung und der Schilderung ihrer Genesungsgeschichte bin ich der Ansicht, sie habe die therapeutischen Suggestionen und Vorschläge in der Beziehung zu ihrem Mann umgesetzt, parallel dazu sei die Stimme besser geworden, und der Glücksfall dieses Vorgesetzten, der ihr gegenüber plötzlich und unerwartet so viel Gefühl und Anerkennung zeige, habe dann den großen Durchbruch gebracht.

Im Nachgespräch berichtet die Patientin, dass sie wegen unveränderter Symptomatik einige Monate nach dem Hypnosetermin noch einmal versucht hätte, sich operieren zu lassen, was jedoch wiederum abgelehnt worden sei. Kurze Zeit darauf habe ihr neuer Chef darauf bestanden, dass sie zu einer Fortbildung bezüglich Kundenbetreuung mitgehen sollte. Sie habe wegen ihrer Stimme keinen Sinn darin gesehen. Der Vorgesetzte blieb jedoch dabei.

Ihre Stimme sei in diesen Tagen schon etwas besser geworden. Im Auto des Chefs, der sie selbst zu dieser Fortbildung abholte, sei die Stimme deutlich besser gewesen. Im Verlauf der Woche sei es dann gut geworden. Sie erzählt auch, wie ein höherer Vorgesetzter aus der Firmenzentrale für einen Tag zu Besuch gewesen sei und sie spontan in den Arm genommen habe. Die Patientin erwähnt in ihrer Schilderung diesmal jedoch nicht, dass dies der große Durchbruch für ihre Stimme gewesen sei. In dieser Zeit habe sie auch begonnen, sich sowohl ihrem Mann als auch ihren erwachsenen Kindern gegenüber stärker durchzusetzen. Ihrem Mann habe es früher wohl sehr gefallen, wie sie für alles sorgte und immer nur für ihn da war. Er habe nun große Schwierigkeiten damit, wie sie sich verändert habe. Sie wolle eine Paartherapie machen und denke an Trennung, wenn er sich nicht verändere. Sie merke, dass sie sich bei zu viel Stress dauernd Räuspern muss und einen Kloß im Hals bekommt. Sie habe dann Angst, dass die Stimmprobleme wiederkommen könnten. Im Gegensatz zu früher lasse sie jedoch dann zu Hause alles stehen und liegen und entspanne sich erst einmal. Einmal habe sie noch einen totalen Stimmverlust gehabt, als sie familiär sehr belastet gewesen sei und sie dem Mann und den Kindern am liebsten alles hingeschmissen hätte. Früher habe sie das alles geschluckt, jetzt sage sie, was sie denke. Sie setze sich auch gegenüber ihrem kranken Vater durch.

Weiterhin erfahre ich, dass die Patientin etwa ein halbes Jahr vor der Hypnosesitzung eine psychoanalytisch orientierte Gruppentherapie abgebrochen hatte. Sie hatte daran etwa ein halbes Jahr lang teilgenommen, und ihr fehlendes Durchsetzungsvermögen sei dabei Thema gewesen. Welchen Stellenwert hat nun diese Hypnosesitzung aus der Rückschau für diesen überraschenden und medizinisch einmaligen Genesungsprozess?

Sicher, die Patientin setzt sich inzwischen durch. Sie weiß besser, was sie will, und handelt entsprechend. Aber warum hat sie monatelang gewartet, bis sie begann, die Suggestionen umzusetzen? Hat sie vielleicht immer noch auf eine operative Lösung gewartet, die es ihr ermöglicht hätte, den alten Lebensstil aufrechtzuerhalten? Und dann, als die Operation ein zweites Mal abgelehnt wurde, hat sie dann erst auf die Empfehlungen zurückgegriffen, die sie von psychologischer Seite erhalten hatte? Aber waren es die Suggestionen in der Hypnose oder verspätete Erkenntnisse aus der abgebrochenen Gruppentherapie, die letztlich zu diesem Ergebnis führten? War es beides, das heißt, die Hypnose ohne das Thematisieren in der Gruppentherapie oder das Besprechen der Situation in der Gruppe ohne die nachfolgenden Suggestionen hätte jeweils nicht gereicht? Hat das alles eine völlig untergeordnete Rolle gespielt und die menschliche und berufliche Anerkennung und Zuwendung seitens der Vorgesetzten bildete den alleinigen entscheidenden Faktor – die Anerkennung und Zuwendung, die sie bei ihrem Vater so vermisst hatte? Hat also diese Anerkennung ihr so viel Rückhalt gegeben, dass sie begann, sich in der Familie stärker zu profilieren? Vielleicht war es die Summe von allem?

Auch im zweiten Fall des Stimmpatienten, der sich gerne auf ungewöhnlichen Wegen sah, gab es ein Ereignis im Umfeld, das die Bedeutung der psychotherapeutischen Intervention relativierte: Sein Lebenswandel hatte nämlich dazu geführt, dass er weit über seine Verhältnisse gelebt hatte. Er war bedrohlich hoch verschuldet, nachdem er sich auch noch bei einer gewagten finanziellen Transaktion verspekuliert hatte. Nach besagter Psychotherapiestunde war das Symptom wohl verschwunden. Zur selben Zeit »intervenierte« seine Familie finanziell, und er war praktisch wieder schuldenfrei. Auch hier lassen sich diese Fragen stellen. Wäre die Symptomatik mit Psychotherapie alleine zurückgegangen? Mit der finanziellen Hilfe alleine? War eines von beiden oder eines alleine das fehlende Tüpfelchen, das die logopädische Therapie auf den Erfolgskurs brachte? Vielleicht war es auch nur das wochenlang andauernde gute warme Wetter, das die klimatischen Voraussetzungen für eine Heilung bereitstellte. Oder …

Schlussbemerkungen

Wenn über den beschränkten Fokus der psychotherapeutischen Situation hinausgeblickt wird, ergeben sich oftmals Perspektiven und Gesichtspunkte, die überraschend sind. Es lohnt sich gelegentlich, diesen Blick zu wagen, um einschätzen zu lernen, welchen Stellenwert eine psychotherapeutische Intervention hat. Wie jeder erfahrene Therapeut weiß, kann eine Intervention manchmal wirklich lebensverändernde Dimensionen haben. Wie wir an den geschilderten Fällen gesehen haben, gibt es jedoch oft Geschehnisse im Lebensumfeld, die wichtiger und bedeutender sein können. Vor diesem Hintergrund möchte ich noch kurz stenogrammartig auf zwei Punkte hinweisen:

- Praktische Hilfestellungen bei der Stellensuche können eine wirksamere Therapie sein, als einfühlsam über die Probleme der Arbeitslosigkeit zu sprechen. Eine überlastete Familie auf die Einstellung einer Haushaltshilfe zu verweisen, verbessert die Kommunikation manchmal mehr als ein ausgeklügeltes System von Partnerschaftstraining.
- Gerade von Therapeuten, die sich auf Kurztherapien spezialisiert haben, kann man zuweilen vernehmen, dass sie jemanden in zwei Sitzungen geheilt haben, der vorher jahrelang in Therapie war. Ich denke, dass sie die meisten dieser Personen nicht in zwei Stunden »geheilt« hätten, wenn nicht diese jahrelange Vorerfahrung da gewesen wäre. Auf der anderen Seite gilt allerdings auch, dass mit Kurztherapietechniken, die entscheidend von Erickson geprägt wurden, oft überraschend schnelle Veränderungen erreicht werden können. Und das Thema »Therapie mit der Lupe«, das heißt, wie kann ich meine therapeutische Kommunikation wirksamer gestalten, verliert trotz all dieser kritischen Betrachtung dadurch nichts an Bedeutung. Für mich persönlich habe ich den Schluss gezogen, dass ich an mir und der Effizienz meiner Arbeit arbeite, um das, was ich als meinen Beitrag über die Therapie in das Leben meiner Patienten einbringe, so intensiv und effektiv wie möglich zu gestalten, ohne dabei den Blick dafür zu verlieren, wie relativ mein Handeln oft ist.
- Andererseits, wenn das therapeutische Repertoire nicht ausreicht, dann sollte man die Hoffnung nicht aufgeben. Vielleicht hat der Klient finanzkräftige Verwandte oder wenigstens einen Chef, der gut küsst.

Literatur

Cameron-Bandler, L. (1984): Wieder zusammenfinden. NLP – Neue Wege der Paartherapie. Paderborn (Junfermann).

Erickson, M. H. (1966): The interspersal hypnotic technique for symptom correction and pain control. *American Journal of Hypnosis* 3 (5): 198–208.

[dt. (2015): Die Einstreu-Technik der Hypnose zur Symptomkorrektur und Schmerzkontrolle. In: Rossi (Hrsg.): Gesammelte Schriften von Milton H. Erickson, Bd. 5: Innovative Hypnotherapie I. Heidelberg (Carl-Auer), S. 342–363.]

Erickson, M. H. (2015): Hypnose und Prüfungsangst. In: E. L. Rossi (Hrsg.): Gesammelte Schriften von Milton H. Erickson, Bd. 5: Innovative Hypnotherapie I. Heidelberg (Carl-Auer), S. 251–254.

Feldman, J. B. (1985): Subliminal perception and information processing theory: Empirical and conceptual validation of Erickson's notion of the unconscious. In: J. K. Zeig (ed.): Ericksonian psychotherapy, Vol. 1. New York (Brunner/Mazel), pp. 431–447. [dt. (1988): Subliminale Wahrnehmung und Informationsverarbeitungstheorie: Empirische und konzeptuelle Stichhaltigkeit von Ericksons Begriff des Unbewußten. *Hypnose und Kognition* 5 (2): pp. 74–86.

Haley, J. (1978): Die Psychotherapie Milton H. Ericksons. München (Pfeiffer).

Haley, J. (1987): Therapy – A new phenomen. In: J. K. Zeig (ed.): The evolution of psychotherapy. New York (Brunner/Mazel), pp. 17–28.

Haley (1991): Therapie – ein neues Phänomen. In: J. K. Zeig (Hrsg.): Psychotherapie: Entwicklungslinien und Geschichte. Tübingen (DGVT), S. 60–78.

Havens, R. A. (1985): The Wisdom of Milton H. Erickson. New York (Irvington).

Hollender, D. (1986): Semantic activation without conscious identification in dichotic listening, parafoveal vision, and visual masking: A survey and appraisal. *The Behavioral and Brain Sciences* 9 (1): 1–66.

Hoppe, F. (1985): Direkte und indirekte Suggestionen in der hypnotischen Beeinflussung chronischer Schmerzen: Empirische Untersuchungen. In: B. Peter (Hrsg.): Hypnose und Hypnotherapie nach Milton Erickson. München (Pfeiffer). S. 58–75.

Hoppe, F. u. E. Winderl (1986): Hypnotische Schmerzlinderung: Erklärungsansätze, Vorgehensweisen und Befunde. *Hypnose und Kognition* 3 (1): 9–26.

Krumbach, G. (1987): Psychologische Befunde bei funktionellen Dysphonien. In: H. Gundermann (Hrsg.): Aktuelle Probleme der Stimmtherapie. Stuttgart (Gustav Fischer).

Lange, A. (1985): Motivating clients in Directive Family Therapy. In: J. Zeig (ed.): Ericksonian Psychotherapy, Vol. 1. New York (Brunner/Mazel).

Peter, B. (Hrsg.) (1985): Hypnose und Hypnotherapie nach Milton H. Erickson. München (Pfeiffer).

Rossi, E. (ed.) (1980): The collected papers of Milton H. Erickson, Vol. IV. New York (Irvington). [dt. (2015): Gesammelte Schriften von Milton H. Erickson, Bd. 5/6: Innovative Hypnotherapie I/II. Heidelberg (Carl-Auer).]

Schachtner, H.-U. (1985): Was gilt das Wort des Therapeuten? Hypnotherapeutische Methoden, um Einfluss zu gewinnen. In: B. Peter (Hrsg.): Hypnose und Hypnotherapie nach Milton Erickson. München (Pfeiffer).

Schmidt, G. (1986): Motivationsaufbau durch Utilisieren des Wertesystems mittels therapeutischer Double-binds. *Hypnose und Kognition* 3 (2): 15–21.

Trenkle, B. (1986): Ansätze zur Fokussierung therapeutischer Interventionen und Stärkung der Therapiemotivation. *Hypnose und Kognition* 3 (2).

Trenkle, B. (1987): Hypnose und Psychotherapie nach Milton H. Erickson bei der Behandlung einer Stimmstörung: Eine Fallstudie. In: H. Gundermann (Hrsg.): Aktuelle Probleme der Stimmtherapie. Stuttgart (Gustav Fischer), S. 137–150.

Van Riper, Ch. (1973): The treatment of stuttering; Englewood Cliffs (Prentice Hall). [dt. (1986): Die Behandlung des Stotterns. Solingen (Bundesvereinigung Stotterer-Selbsthilfe).]

Van Riper, Ch. (1979): Sprechstunde: In der Praxis eines Sprachtherapeuten. München (Ernst Reinhard).

Wirth, G. (1987): Stimmstörungen. Köln (Deutscher Ärzteverlag).

Zeig, J. K. (ed.) (1987): The Evolution of Psychotherapy. New York (Brunner/Mazel). [dt. (1991): Psychotherapie: Entwicklungslinien und Geschichte. Tübingen (DGTV).]

Zeig, J. K. (2012): Confluence: Ausgewählte Schriften. Wien (Literatur-VSM).

Die deutsche Nationalhymne und andere Symbolisierungen

Dieses Kapitel befasst sich mit einem der ungewöhnlichsten Fälle, der mir in meiner Laufbahn als Therapeut begegnet ist. Es geht um einen 45-jährigen Patienten mit einer sehr seltenen Symptomatik: Er hatte ein Gaumensegelmyoklonus, auch Gaumensegeltremor genannt. Das Gaumensegel macht dabei starke Bewegungen, und es entsteht ein hörbar klickend-schnalzendes Geräusch. Die Symptomatik war allerdings noch komplexer. Der Patient hatte teilweise unerträglich schmerzhafte Verspannungszustände im Gesichtsbereich und zusätzlich diese sehr seltene auffällige Tic-Problematik. Von der neurologischen Klinik überwiesen, kam der Patient mit dem Wunsch nach einer Hypnosebehandlung zu mir an meine damalige Arbeitsstelle, die Stimm- und Sprachabteilung des Universitätsklinikums Heidelberg (ärztl. Direktor: Prof. Dr. Günther Wirth). Die Neurologen gingen von einer Irreversibilität dieser Tic-Problematik aus und sahen die Ursache in einer Jahre zurückliegenden Psychopharmaka-Abhängigkeit des Klienten.

Der Patient hatte Jahre zuvor auch international erfolgreich als Designer gearbeitet. Aufgrund unglücklicher Umstände war er, als er zu mir kam, seit Jahren arbeitslos. Außer seiner Frau durfte jedoch niemand davon wissen. Er ging täglich in ein kleines Hinterzimmer-Studio, wo er gelegentlich kleinere Aufträge ausführte. In seinem Studio ging es bezüglich des Tics und mit den schmerzhaften Verkrampfungen einigermaßen gut. Zu Hause und vor allem am Wochenende verkrampfte sich jedoch alles, und vor Urlauben bestanden diesbezüglich Ängste. Das alles war von stark depressiven Weltuntergangstimmungen mit Suizidgedanken begleitet. Die häusliche Situation war von einer starken Bindung der Frau des Patienten an ihre Mutter geprägt. Bei den häufigen Besuchen dominierte die Mutter stark und schlief teilweise zusammen mit ihrer Tochter im Ehebett, während mein Klient ins Kinderzimmer zog.

Der Patient schwankte in seinen Schilderungen zwischen Verständnis und Anerkennung für Frau und Schwiegermutter und erheblichen Hassgefühlen. Schuldgefühle über eher gehässige Äußerungen und Gedanken bewegten ihn dann jedoch jeweils wieder in Richtung einer eher akzeptierenden Sichtweise. Ähnlich konnte er einerseits bekunden: »Bei meiner familiären Situation war es eigentlich klar, dass ich mal so was bekommen musste«. Andererseits sagte er: »Ich verstehe nicht, warum ich so was habe. Wenn meine Symptome weg wären, wäre ich der glücklichste und zufriedenste Mensch.« Oft schienen Dinge, die vor einigen Minuten oder in der letzten Therapiestunde gesagt worden waren, wie dissoziiert und momentan außerhalb seines bewussten Bereiches.

Diese Janusköpfigkeit hatte schon früh biografische Entsprechungen. Der Vater hatte in der Zeit des Nationalsozialismus Karriere gemacht und hatte versucht, aus seinen Söhnen harte deutsche Soldaten zu machen. So hatte er beispielsweise seinen kleinen Sohn von einem Steg einfach ins Meer geworfen, nur weil dieser Angst vor Wasser hatte, oder er sperrte ihn nachts auf dem Speicher eines »Gespensterhauses« ein, um ihm die Ängste auszutreiben. Die Mutter wollte sich aufgrund der unbarmherzigen Härte des Vaters mehrfach scheiden lassen. Tagsüber war der Patient in diesen Jahren bei einer sehr warmherzigen, zärtlichen Tagesmutter, die ihn verhätschelte. Jeden Abend grauste ihm vor der Rückkehr ins strenge Elternhaus. Die väterliche Ablehnung von christlichen Gedanken wandelte sich nach dem verlorenen Krieg in eine fromme Religiosität, wobei dieser Positionswechsel auch von den Kindern verlangt wurde. Der Vater verkraftete aber den verlorenen Krieg letztlich nicht und verstarb wenige Jahre nach Kriegsende.

Auffallend war auch das negative Selbstbild des auf mich attraktiv und interessant wirkenden Patienten. Er ließ sich nicht fotografieren, weil er kein Mann sei, auf den eine Frau stolz sein könne. Wie er erzählte, hatte er schon in der Jugend einen Kameraden nicht leiden können, nur weil der andere ihm ähnlichgesehen habe.

Behandlungsziel

Als Ziel der Behandlung wünschte sich der Patient eine Besserung der Symptomatik, denn wenn sich die Symptome besserten und er beruflich wieder Fuß fassen könnte, dann würde er von zu Hause zeitweise wegziehen, um zu erreichen, dass seine Frau sich mehr von ihrer Mutter distanziere.

Eine erste Intervention im Erstgespräch

Im ersten Gespräch fiel auf, dass die Tic-Problematik unauffällig und die Verspannungen reduziert waren, wenn er zum Beispiel aggressive Gefühle äußerte und zu sich stand. Die Symptome wurden daraufhin als Kontrollleuchte definiert. Als Kontrollleuchte dafür, dass er gerade von sich und seinen Gefühlen abwich.

Sitzung 2–7

Zunächst wird hier ein Überblick über wesentliche Interventionen in den Sitzungen 2–7 gegeben, um die entsprechenden Voraussetzungen für das Verstehen der symbolischen Intervention in der achten Sitzung sowie der darauf folgenden Reaktionen des Klienten zu schaffen:

In den folgenden sechs Sitzungen lernte Herr A. Selbsthypnose. Heterohypnosen entwertete er, trotz verschiedener Trancephänomene wie etwa starke Zeitverzerrungserlebnisse dadurch, dass er betonte, nicht wirklich hypnotisiert gewesen zu sein, da er jedes Wort bewusst mitbekommen habe. Allmählich akzeptierte er, dass er die eigene Verantwortung nicht an die »Hypnose« und den Therapeuten abgeben könne.

Er erinnerte sich, dass er als Kind einerseits am jähzornigsten gebrüllt habe, andererseits ab einem gewissen Alter immer die anderen gewinnen ließ und zurückgesteckt habe, auch wenn er stärker und im Vorteil gewesen sei.

Er schilderte einen intensiven Traum, den er vor vielen Jahren geträumt habe, als es ihm gerade sehr gut ging. In diesem Traum war noch so ein Typ, der aussah wie er, der hatte fahle Augen und war traurig, und er sagte zu diesem Typ: »Komm her, du gehörst auch zu mir, dich kriegen wir auch noch unter.« Wir sprachen anhand dieses Traumes über die Notwendigkeit, abgespaltene Teile zu integrieren, und über den Weg dahin. Er sollte als Hausaufgabe versuchen, mit diesem Typ in Kontakt zu kommen, dies jedoch eher behutsam tun, weil der Typ vielleicht nicht gleich mit ihm würde in Kontakt treten wollen. Ziel sei es, mehr Kongruenz anstatt Konkurrenz zwischen diesen Teilen seiner Person zu schaffen.

Hypnose und Therapie wurden zunehmend als Bereiche definiert, in denen eher Eigenkräfte stimuliert und Ideen gesät werden, die dann wachsen können, und weniger als etwas gesehen, bei dem Wille außer Kraft gesetzt und von außen »repariert« wird. Seine ursprüngliche Sicht der Hypnose als Methode, mit der man den Willen und die bewusste Kontrolle völlig außer Kraft setzen könne, korrespondierte nach meinem Eindruck mit dem brachialen Erziehungsstil seines Vaters und war dadurch natürlich auch mit berechtigten Widerständen und Ängsten besetzt.

Um überhaupt neue Lösungsideen in ihm zu stimulieren, erzählte ich dem Klienten Beispiele dafür, wie etwa Wissenschaftler eher mit ihrer Intuition Lösungen suchen und finden. Im Anschluss daran äußerte ich meine Neugier, welche neuen Ideen seine intuitiven und kreativ-künstlerischen Anteile bis in 14 Tagen würden entwickeln können.

Ein häufig behandeltes Thema war auch die Beziehung zu seiner Frau und seiner Schwiegermutter – hier arbeitete ich unter anderem mit Humor und provokativen Elementen. So stellten wir dem »gesunden Egoismus« seiner Schwiegermutter seinen »kranken Altruismus« gegenüber oder wir lachten über den Sponti-Spruch: »Sie wollen unser Bestes, aber sie bekommen es nicht.«

Die Kontrollleuchte »Symptom« wurde weiterhin genutzt, um dem Patienten allmählich eine positivere Selbstsicht zu ermöglichen. Bei jedem »Aufleuchten« der Kontrollleuchte sollte er sich selbst für irgendetwas Anerkennung zollen und sich fragen, wie er sich – wenn auch nur symbolisch – belohnen könnte.

Wir sprachen ebenfalls darüber, dass er bei seinen Söhnen bewusst auch Bemühungen anerkenne und nicht nur den Erfolg und ob er das nicht auch auf sich selbst anwenden könnte.

In zwei Sitzungen arbeiteten wir mit leichten Trancen jeweils zwei Situationen heraus. Eine Situation, in der er zu sich stand und selbstbewusst war, und eine andere Situation, in der er nicht zu sich stand und sich verleugnete. Wie von Dilts, Grinder und Bandler (1980) beschrieben, wurden diese beiden Zustände jeweils geankert und anschließend integriert.

Seine emotionale Befindlichkeit verbesserte sich zunehmend. So erzählte er mir, dass er in seinem kleinen Studio zu dem Lied »Frankreich, Frankreich« (gesungen: »Fronkraisch, Fronkraisch«) ausgelassen getanzt habe. Er würde nie jemand anderem zeigen, dass er sich so gehen lassen könne. Aber er habe sich gewünscht, dass wenigstens ich hätte sehen können, dass er auch *so* sein könne.

Die Tic-Problematik und die schmerzhaften Verspannungen des Patienten schienen dagegen wenig verändert.

Diese sieben Sitzungen fanden, unterbrochen von den Sommerferien, über einen Zeitraum von fünf Monaten statt. Für die folgende Sitzung kündigte ich an, eine Videoaufnahme machen zu wollen, um den Fall mit Kollegen in einer Supervision besprechen zu lassen. Für einen Mann, der sich nicht gerne fotografieren ließ, war das keine begeisternde Idee.

Hypnose mit symbolischen Elementen

Der Patient wünschte weiterhin Sitzungen mit Hypnose. Sein aus seiner Biografie heraus verständliches, hohes Kontrollbedürfnis und seine Neigung, hypnotherapeutische Interventionen intellektuell abzuwerten, legten eine stark indirekte Vorgehensweise nahe.

Die Schilderung seines Erlebnisses mit dem Lied »Frankreich, Frankreich« brachte mich auf die Idee, damit seine künstlerischen und emotionalen Anteile zu symbolisieren. Die erste Strophe des Deutschlandliedes mit dem Vers »Deutschland, Deutschland über alles« dagegen erschien mir als eine gelungene Symbolisierung seiner preußisch-stolzen, Gefühle abwehrenden, pflichtbewussten und sich selbst kasteienden Anteile.

Zuerst indirekt auf seine Schwierigkeiten mit der Videosituation eingehend, begann ich diese Sitzung jedoch mit Schilderungen dessen, welche Probleme erwachsene Stotterer damit haben, sich und ihre Symptomatik auf Video zu sehen und wie Stotterer gelernt haben, sich zu akzeptieren.

Im Zusammenhang mit dem Thema »Gefühle zeigen« wiederholte er, dass er sich wünsche, wieder einmal richtig weinen zu können. Als Kind habe er als Heulsuse gegolten, und seither könne er nicht mehr weinen. Er glaube aber, durch Weinen könnte sich viel bei ihm lösen. In einem früheren Gespräch hatte er einmal »weinen können« als Kriterium dafür genannt, dass eine Hypnose wirklich gewirkt haben würde und er hypnotisiert gewesen wäre.

Mein Vorhaben für diese Stunde bestand nun darin, in Richtung seiner rechten Körperseite Assoziationsangebote zu sprechen, die eher mit »Deutschland, Deutschland über alles« und seinen entsprechenden Persönlichkeitsanteilen verknüpft werden konnten. In Richtung der linken Körperseite sollten dann entsprechend mit Frankreich und seinen eher gefühlsbetonten Anteilen verbundene Assoziationen gesprochen werden. In Richtung Körpermitte wollte ich dann später über die deutsch-französische Aussöhnung und Freundschaft sprechen.

Zuerst wurde also eine symbolische Dissoziation entsprechend seiner divergierenden Persönlichkeitsanteile aufgebaut, um anschließend Suggestionen in Richtung einer Integration anzubieten.

Die Tranceinduktion und die Sensibilisierung auf den Sprechrichtungswechsel begann ich, indem ich auf die Tatsache anspielte, dass er eigentlich Linkshänder war, aber mit der rechten Hand hatte schreiben lernen müssen. Ich benutzte Elemente der Tranceinduktion, die bei Erickson *»early learning set«* heißt, wobei Erinnerungen an den Prozess des Lesen- und Schreibenlernens geweckt werden. Dabei sprach ich davon, dass »Kinder so konzentriert auf eine Hand sein können, und Kreise und Buchstaben malen, und so konzentriert, dass es schwerfallen kann, noch auf den Lehrer zu hören«.

Herr A. war wie üblich sehr leicht in seiner Konzentration zu stören, öffnete und schloss die Augen immer mal wieder, wie um kurz Sicherheit zu tanken.

Nach einiger Zeit gingen recht lärmend und lachend einige Kinder, gerade aus einer logopädischen Behandlung kommend, an unserem Therapieraum vorbei. Herr A. begann, sich – leicht gestört – wieder nach außen zu orientieren, während ich versuchte, dieses aktuelle Geschehen in die Tranceinduktion miteinzubauen:

»... Schüler können so konzentriert sein, so konzentriert sein, dass sie nichts um sich wahrnehmen, die Schüler, die raus und rein gehen, Geschrei auf dem Gang, eine Klasse darf früher nach Hause ...«

Schließlich wirkte Herr A. ausreichend konzentriert, um mit dem Thema Versöhnung von Deutschland und Frankreich zu beginnen, wobei ich, wie erwähnt, die »deutschen« Assoziationen in Richtung seiner rechten Hand sprach und die anderen in Richtung seiner linken. Einmal durchbrach ich dieses Muster im Sinne einer leichten Konfusionstechnik.

Das hier folgende Transkript wurde an einigen Stellen gekürzt – der teilweise telegrammartige Stil ist jedoch authentisch.

> ... und welche Assoziationen kommen bei dem Thema Deutschland – alles – Pflicht ... Welche Assoziationen bei dem Thema Frankreich, Frankreich, Frankreich ... und mehr und mehr dabei entspannen ... und das bewusste Denken ... ein intellektuelles Vergnügen dabei haben können und das Unbewusste sich auf die wirklichen Inhalte konzentriert ... Verantwortung, Verantwortung, Verantwortung. Trauer, Trauer, traurig und Verkrampfung, Verkrampfung und Wut,

Wut … Und für einen Moment tiefer entspannen können und in die Mitte kommen, selbst …

Und der Geist und die Psyche frei schwebend, ohne Raum und Zeit. Für einen Moment alles hinter sich lassen. Viele Künstler kennen den Zustand. Kreative Momente – neue Ideen geboren werden. Und kein Künstler und kein Maler und kein Musiker denkt in dem Moment daran, wie alles im Körper automatisch geht. Selbst in Momenten der Orientierung nach außen, sich kurz versichernd, denkt kein Künstler in dem Moment an den Herzschlagrhythmus, der den ganzen Tag automatisch geht, an den Atemrhythmus, ein tiefes Wissen, Vertrauen auf die Evolutionsgeschichte. Tausende und Abertausende von Regulationsprozessen, jede Sekunde, ganz automatisch. Die Leber, die Niere, die Giftstoffe analysieren und ausscheiden. Sie können sich darauf verlassen, ohne darüber nachdenken zu müssen, steigert die Leber die Aktivität, Hormonausschüttungen, Adrenalin in der einen Situation. Und selbst in der Tränenflüssigkeit lässt sich nachweisen, welche Emotion der Träne vorausgeht. Unbewusste Steuerungsprozesse. Deutschland alles, alles und die Schwierigkeit, dabei zu entspannen. Alles. Und die Melodie – Frankreich, Frankreich alles genießen, genießen. Bewegung von innen, außen. Deutschland Versöhnung, Kuss. Spucken, Versöhnung, Pflicht, Haltung. Rechts und links, bei(n)-nahe minimale Bewegungen in den Fingern, ruckartige in den Fingern, und dabei das unbewusste Denken. Deutschland und Frankreich, links und rechts. Und wie Prozesse von alleine in Gang kommen können. Integrationsprozesse und drinnen und draußen. Und wer's schwerer im Leben hat. Kinder, Kinder die früh erwachsen sein müssen. Kinder, die früh erwachsen sein müssen oder Erwachsene, die spät noch Kinder sein müssen. Innere Bewegung und wer's schwerer im Leben hat. Die Tochter, die bei ihrem Vater bleibt. Seit dem achten Lebensjahr den Haushalt führt. Dem Vater die Kleider kauft, dem Vater putzt, dem Vater kocht und auf's eigene Leben verzichtet. Die früh erwachsen sein muss, auf die eigene Kindheit verzichtet. Oder der junge Mann, der noch spät Kind sein muss. Der mit 30 noch nicht weiß, wie man telefoniert am Fernsprecher, der mit 30 im Badewasser der Mutter baden muss. Wer wohl länger braucht, selbst zu werden? … Deutschland. Wie viele Leute schreiben Berichte über die Lage in Deutschland und wissen, was sie zu berichten haben? Gefühle – und ein gutes Buch spricht den Intellekt an und spricht die Emotionen an, den Kopf und den Bauch. Sodass der Prozess hier erlebt wird vom Leser, intellektuell, rational, aufgenommen und wirklich nachempfunden werden kann. Unbeschreibliche Gefühle, beschreibbare Gedanken. Und die Sehnsucht – nicht nachgeben …

Die Sehnsucht, Haltung, Bewegung, Erstarren, Bewegung, Haltung, Anleitung, Selbstbestimmung, Selbstverantwortung. Alles, Denken, Wut, Trauer, Verkrampfung, Entspannung, Stimmungen, mehr Erinnerungen Bilder, Musik, Unruhe, inneres Drängen, innere Bewegung, Kontrolle. Grenzen, Grenzen, Grenzen, Grenzen, Erwartung. Und die Mitte, Hände sich berühren, die Linke, die die Rechte sein soll, und die Rechte, die eigentlich die Linke ist. Und die Dinge sich berühren können, sich treffen können und die Neugier. Wenn Fähigkeiten von der Rechten und der Linken sich treffen. Die Begegnungen im Jahrhundert von Feindschaft. Frankreich und Deutschland, befruchtende Begegnung, Missverständnisse, Gelächter, Bestürzung, Trauer, Gelächter, Unsicherheit, Grenzen, Barriere, Sprache. Und wie wenige Leute beide Sprachen sprechen. Konventionell, unkonventionell. Deutschland und Frankreich ... Und sich all die Zeit lassen. Völkerbegegnung, Prozess, Versöhnung im richtigen Sinne, mit viel Gelächter befreiend ...

Einige Teile und Stichworte dieser Hypnosesitzung sind wahrscheinlich in der assoziativen Bedeutung für den Leser nicht in der gleichen Weise bedeutsam wie für den Klienten. So möchte ich an dieser Stelle nur anmerken, dass beispielsweise die Passage »Wie viele Leute schreiben Berichte zur Lage in Deutschland« darauf anspielte, dass der Klient einen Auftrag zur künstlerischen Gestaltung eines gesellschaftskritischen Buches in Aussicht hatte. Die Passage »Kinder, die früh erwachsen sein müssen« vs. »Kinder, die spät noch Kind sein müssen« hatte Bezüge zum Klienten, der früh ein angstfreier Erwachsener sein sollte, und seiner Frau, die bezüglich ihrer Mutter in der Kindposition verharrte. Beide Passagen endeten mit indirekten Suggestionen mit der Zielrichtung »Kongruenz« und Selbstwerdung. Der Satz »und wie wenige Leute sprechen beide Sprachen« trug dem Umstand Rechnung, dass mein Klient neben Deutsch und Englisch auch fließend Französisch sprach.

Nonverbal nahm das Verhalten des Klienten im Verlauf des Prozesses folgende Entwicklung: Nach einer anfänglichen hohen Störanfälligkeit für Außenreize wurde Herr A. immer konzentrierter. Mimisch spiegelten sich angesprochene Emotionen teilweise auf dem Gesicht wieder (z. B. ein aggressiv wirkendes Hochziehen der Oberlippe und Freilegen der Zähne beim Thema »Wut«). Die Kopfrichtung orientierte sich über lange Zeit auf die rechte Seite in Richtung Deutschland. Beim indirekten Suggerieren des Themas »Integration« über betont in die Körpermitte gesprochene Stichworte wie »Grenze«, »Versöhnung«, »selbst werden« etc. legte er zuerst die Hände ineinander und ging dann zunehmend in eine entspannte symmetrische Kutscherhaltung über.

In dieser Phase gingen mir allmählich die Stichworte und Ideen zum Thema »deutsch-französische Freundschaft« aus. Mir schoss durch den Kopf: Du hättest dich doch noch besser vorbereiten sollen! In diesem Moment – Zufall oder nicht – hielt an der Ampel vor unserem Videoraum ein Auto mit laut aufgedrehter Stereoanlage, und zu hören war für einen kurzen Moment Tina Turners »We don't need another hero«. Ich wiederholte leise: »And we don't need another hero«, und Herr A. öffnete wie irritiert noch einmal ein wenig die Augen und schien dann tief zu versinken.[21]

Nach dem Betrachten des Videobandes fragte einmal eine Seminarteilnehmerin, ob man das Lied tatsächlich gehört habe oder ob ich das nur suggeriert hätte. Ich hatte in der Sitzung ebenfalls den Eindruck, dass das auch für Herrn A. die Frage war, als er für einen Moment kurz die Augen öffnete. Diese Irritation wurde vermutlich dadurch vorbereitet (»gesät«) und begünstigt, dass die aus einer logopädischen Therapie kommenden lärmenden Kinder bereits als Schulklasse in die Tranceinduktion eingebaut worden waren und bei »Deutschland, Deutschland« und »Frankreich, Frankreich« bereits von Liedern und Melodie die Rede gewesen war.

In der Sitzung mit Herrn A. schwieg ich einige Zeit und ließ den tief in seinen Gedanken versunkenen Patienten einige Minuten alleine weiterarbeiten, bevor ich das Thema »Völkerversöhnung« langsam und vorsichtig wieder aufgriff. Dabei sprach ich die Notwendigkeit an, einen solchen Prozess sorgfältig und mit Geduld vorzubereiten. Ebenfalls, dass es zum Beispiel an den Stammtischen beider Länder sicher auch Gegner eines solchen Prozesses gebe. Auch diese seien zu akzeptieren (Letzteres als Versuch, seine Widerstände zu akzeptieren und mit einzubeziehen). Da ich wusste, dass Herr A. die politische Arbeit von Willy Brandt sehr schätzte, sprach ich auch über die Notwendigkeit der Aussöhnung zwischen Deutschland und Polen und über den »Kniefall« im Warschauer Getto.

21 Das Lied »We don't need another hero« klingt, als wäre es für diesen Klienten geschrieben worden. Es kann assoziativ mit seiner Kindheitsgeschichte im Krieg in Verbindung gebracht werden – der Vater wollte aus seinen Söhnen harte deutsche Soldaten machen.

Nach der Reorientierung ins Wachbewusstsein sagte Herr A., dass es keine Hypnose gewesen sei, weil er jedes Wort von mir mitbekommen habe. Er habe eigentlich alles so machen wollen, wie ich es gesagt habe, aber er sei nicht in der Lage gewesen, meinen Assoziationen zu folgen. So habe er auch entgegen meinen Anweisungen die Hände falten müssen, da es mit offenen Händen nicht so gut gegangen sei. Es sei so gewesen, als ob er mit den Ohren nichts habe hören können, sondern nur mit seiner Verkrampfung und die Verkrampfung habe nichts durchgelassen. Deswegen habe er auch nicht meinen Assoziationen folgen können, sondern immer nur an »Greenpeace« und »Rainbow Warrior« denken müssen.

Ich hatte Mühe, mir meine Begeisterung über diese beiden Integrationssymbole nicht anmerken zu lassen. (Zur Erinnerung: Die Rainbow Warrior war ein Greenpeace-Schiff, das einen französischen Atomversuch hatte verhindern wollen und vom französischen Geheimdienst versenkt wurde.)

8. Sitzung

Zehn Tage später kam Herr A. zur nächsten Sitzung und berichtete, dass er nach der letzten Sitzung so gut geschlafen habe wie schon seit Jahren nicht mehr. Er habe keine Krämpfe gehabt und auch seine Frau habe in dieser Nacht sehr gut geschlafen. Allerdings sei ihm auf dem Weg zu mir auf der Autobahn etwas passiert, wobei ich sicher denken würde, er sei verrückt oder müsse in die Psychiatrie: Im Autoradio sei ein Lied der Gruppe Abba gesendet worden, und an der Stelle »The winner takes it all« seien ihm die Tränen rausgeschossen, und er habe richtig heulen müssen und dabei auch keine Krämpfe gehabt. Er sei nicht mehr fahrfähig gewesen, sei auf den Seitenstreifen gefahren und habe hemmungslos geweint. Er verstehe nicht, wie das passieren konnte. Seine Assoziation dazu war, dass ihm alles genommen worden sei, auch berufliche Erfolge, und dass er anderen die Erfolge neide.

Auch der Anfang dieses Liedes von Abba ist wie für diesen Mann geschrieben.[22]

22 Der Patient hatte viele Jahre im englischsprachigen Ausland gearbeitet und sprach fließend Englisch und Französisch. Er arbeitete außerdem auch regelmäßig als Übersetzer. Wenn man annimmt, dass er, dem nach dem Krieg alles – auch der Vater – genommen wurde, sich mit der Verliererin in diesem Lied identifizierte, so kann man verstehen, warum ihm die Tränen flossen. Auch weitere Textstellen wie die Strophe, die mit »I was in your arms« (»ich lag in deinen Armen«) beginnt, könnten für seine starke emotionale Reaktion verantwortlich sein.

Meine spontane gefühlsmäßige Reaktion darauf war: »Gefühle rauslassen – gut, aber nicht alles auf einmal.«

In diesem Moment flog über der Klinik ein Hubschrauber, der mich an das Lied »Summer in the city« der Gruppe The Lovin' Spoonful erinnerte (in diesem Lied hört man ebenfalls einen Hubschrauber fliegen).

Ich sagte in tranceinduzierender Weise: »Summer in the city, Lovin' Spoonful; Gefühle, anfangs vielleicht nur löffelweise, nach und nach, ...« Herr A. ging wieder in die Kutscherhaltung und an einem Auge (nach meiner Erinnerung am rechten) bildete sich eine einzige große Träne, die schließlich herunterfiel.

Ich nenne hier einige thematische Stichworte aus dieser hypnotherapeutischen Sitzung. Teils klingen Themen der früheren hypnotherapeutischen Sitzungen an und teils sind es neue Themen:

- Kinder, die mit ihrem stolzen Vater mitfühlen, aber »the winner takes it all«
- sensible Kinder, die fühlen, was sich die Erwachsenen zu fühlen nicht getrauen
- Deutschland und Frankreich, Versöhnung, die wachsen muss
- Gesten und Kniefall
- Richard von Weizsäcker in Israel
- der Vater – damals alles verloren – verratene Träume, verlorene Höhenflüge
- Rainbow Warrior – auch der Verlierer hat Vorteile und der Sieger ist oft immun gegen notwendige Schuldgefühle.

Im Anschluss daran erzählte ich ihm eine Geschichte zum Thema »Relativität von Stärke und Schwäche in Paarbeziehungen«.

9. Sitzung

Weitere 14 Tage später berichtete Herr A., dass es ihm psychisch sehr gut gehe. Er habe kaum Depressionen, und auch beruflich laufe es momentan ganz gut. Er habe aber in den vergangenen Tagen enorm schmerzhafte Verkrampfungen gehabt.

Wir sprachen über Doublebind-Situationen in der Eltern-Kind-Beziehung und über unterschiedliche Sichtweisen des bewussten und unbewussten Denkens. Er brachte ein symbolisches Bild mit, das das menschliche Gehirn mit bewussten und unbewussten Teilen darstellte. Nach meinem Eindruck bestanden recht wenige Verbindungen zwischen diesen Teilen und ich schlug vor, weitere modifizierte Darstellungen zu malen. Darstellungen, in denen die »Rechte etwas mehr weiß, was die Linke tut«, aber auch der Tatsache Rechnung getragen würde, dass es manchmal besser ist, wenn die Rechte nicht weiß, was die Linke tut.

10. Sitzung (weitere 14 Tage später)

Herrn A. ging es »manierlich«, er hatte fast keine Depressionen mehr und seine Schmerzzustände waren zurückgegangen. Er kam auf das Thema »Frankreich, Frankreich« zurück und fragte mich, ob ich mir etwas dabei gedacht hätte und ob das Ganze mit »Belgien, Belgien« auch Sinn gehabt hätte. Er hätte meinen Assoziationen nicht folgen können, denn sonst hätte er ja »Eiffelturm«, »Champs-Élysées« oder »Käse« assoziieren müssen und nicht »Greenpeace« und »Rainbow Warrior«. Schließlich sagte er: »Ich hatte ihnen ja mal von dem Lied ›Frankreich, Frankreich‹ erzählt, aber damit kann es ja nichts zu tun haben«.

Er sprach über aggressive Gefühle mir gegenüber und über das Bedürfnis, mich zu verletzen. Andererseits machte er sich Sorgen, dass ich böse sein könnte, weil er jetzt, wo sich was bei ihm tue, auch noch zur Akupunktur gehe.

Er fragte mich scherzhaft, ob ich eigentlich Fernhypnose machen würde, denn manchmal würde er denken, dass seine Frau bei mir in Behandlung wäre. Sie habe sich so verändert, sei so verständnisvoll und gehe auf ihn ein. Bei ihm dagegen seien keine entscheidenden Veränderungen festzustellen.

Wir kamen beiläufig auf das Thema, dass seine Frau und sein Sohn Worte und Töne nach dem Klang in Farben umsetzen können, was ihm nicht gelinge. Ich schlug ihm vor, diese Übersetzung in einen anderen Sinneskanal einmal mit seinen Schmerzen zu versuchen. Er sah dabei seine Schmerzen als schmutziges fleckiges Grau und versuchte, es in der Vorstellung auszuwaschen. Anschließend versuchten wir, die Schmerzen in Tönen darzustellen und damit zu arbeiten.

Als Hausaufgabe schlug ich ihm vor, die kreativen Möglichkeiten dieser gerade ausprobierten Techniken täglich in der Einschlafphase zu nutzen und auf diese Art Neues und Unerwartetes in Bezug auf seine Schmerzen zu lernen und zu erfahren. Zum Schluss thematisierte ich, dass eine sinnvolle Fortsetzung der Therapie darin bestehen könnte, seine Frau miteinzubeziehen.

11. und letzte Sitzung (über 4 Wochen später)

Herr A. sagte gleich zu Beginn, dass dies die letzte Stunde sein würde, und meinte, ich müsse darüber wütend sein. Seine Frau sei nicht bereit gewesen, in die Therapie mitzukommen.

Er äußerte sich fest entschlossen, Frau und Schwiegermutter zu verlassen und auszuziehen. Er habe mit seinen Kindern schon gesprochen und sie auch ehrlich über seine Arbeitslosigkeit informiert. Er habe ihnen gesagt, dass er sich nicht von der Familie trennen wolle, sondern nur wegziehe in der Erwartung, dass sich seine Frau gegen ihre Mutter und für die Familie entscheiden werde, sodass sie dann später einmal alle besser würden zusammenleben können.

Außerdem berichtete er, dass er allgemein aggressiver geworden sei – auch seinen Kindern gegenüber.

Er sprach über sein Rachebedürfnis gegenüber Frau und Schwiegermutter, und wir diskutierten darüber, zu wie viel Prozent er ausziehe, um etwas für sich zu tun, und zu wie viel Prozent er sich rächen wolle. Ich stellte die These auf, dass es umso besser für ihn sei, wenn er das für sich mache. Ich empfahl ihm, sein Rachebedürfnis als weitere Kontrollleuchte zu benutzen, und jedes Mal, wenn sie aufleuchte, solle er sich selbst für das anerkennen, was er geleistet habe.

Ein Besuch bei Herrn A. und die Katamnese

Ein halbes Jahr später rief ein Nervenarzt an und fragte mich nach einem Therapeuten für Herrn A., dem es momentan schlecht gehe, da seine Frau immer noch nicht nachgezogen sei. Wie ich später erfuhr, hat Herr A. jedoch zu jener Zeit keinen Therapeuten in Anspruch genommen.

Etwa ein Jahr nach dem letzten Termin fragte ich Herrn A. um Erlaubnis, das Videoband unserer Sitzung auch nach meinem Ausscheiden aus der Klinik weiterhin für Unterrichtszwecke verwenden zu dürfen. Er gab mir die Erlaubnis, merkte aber im Brief süffisant an, dass er daraus schließen müsse, dass ich wohl glaube, auf diesem Band sei etwas Interessantes. Faktisch habe aber nichts funktioniert. Dabei erfuhr ich, dass die Frau sich mit den Kindern neun Monate nach dem Auszug von Herrn A. stärker von ihrer Mutter abgegrenzt habe, zu ihm gezogen sei und die Familie nun in besserer Abgrenzung zur Oma zusammenlebe.

Wieder etwa ein Jahr später hatte ich beruflich in der Stadt von Herrn A. zu tun. Ich erinnerte mich, dass er in einer der letzten Stunden geäußerte hatte, dass er mich später gerne einmal privat sehen würde, aber ich mich ja nicht mit jedem ehemaligen Patienten treffen könne – da würde ich ja »verrückt werden«. Ich rief an und besuchte ihn. Herr A. freute sich sehr. Seine berufliche Situation hatte sich stabilisiert. Er hatte eine Ausstellung seiner Arbeiten arrangiert und dadurch neue Kunden angesprochen und gewonnen. Sein Befinden schien besser, obwohl er beschrieb, in reduziertem Maße immer noch die Verkrampfungen und den Tic zu haben. Während meines Besuchs war die Tic-Problematik für mich nicht bemerkbar. Interessant auch, dass Herr A. sagte: »Wie das damals mit den Liedern so alles zusammengepasst hat, das war ein richtiges kleines Kunstwerk.« Ich bot ihm an, einmal das Videoband anzuschauen und zu besprechen, was bis heute nicht stattgefunden habe.

Vor Kurzem richtete mir eine Feldenkrais-Therapeutin auf einer Tagung Grüße von Herrn A. aus. Diese Kollegin hatte kürzlich wenige Stunden mit Herrn A. gearbeitet, um auf diese Art und Weise zu versuchen, hinsichtlich des Tics und der Verkrampfungen Verbesserungen zu erreichen.

Zum Schluss möchte ich noch einige Gedanken und Assoziationen anfügen:

- So außergewöhnlich die subtilen Reaktionen auf die symbolische Kommunikation waren, hatte ich jedoch all die Jahre auch Zweifel, ob ich Herrn A. wirklich und genügend geholfen habe. Erst beim Verfassen dieses Artikels bin ich wieder auf die Zieldefinition von Herrn A. aus dem Erstgesprächsprotokoll aufmerksam geworden: »Verbesserung der Symptomatik, damit er wieder beruflich Fuß fassen kann. Dies als Voraussetzung zeitweise von zu Hause wegzuziehen, damit seine Frau sich schließlich von ihrer Mutter distanziert.«
  Vielleicht habe ich mich unbewusst daran orientiert. Bewusst war mir dieses Ziel jedoch während der Therapie mit Herrn A. nicht mehr präsent.
  Eine Erinnerung an die Tatsache, dass wir uns an den Zielen der Klienten zu orientieren haben und nicht an dem, was wir glauben an Erfolgserlebnis zu brauchen.

- Vor vielen Jahren hörte ich einen Vortrag von Prof. Böhm aus Saarbrücken. Er sprach dort über den gemeinsamen Nenner von Heilen (Schamanismus, Psychotherapie etc.). Es gehe immer um die Integration von Teilen, die dissoziiert sind. In diesem Sinne gab die Therapie Herrn A. eine Basis für eine bessere Integration verschiedener Teile seiner Person.
- Diese Integration geschah teilweise außerhalb der bewussten Wahrnehmung.

  Auf einer bewussten Ebene wunderte sich Herr A. über die symbolische Kommunikation und über seine Reaktionen darauf. Auf einer unbewussten Ebene antwortete er mit wunderschönen Integrationssymbolen (Greenpeace, Rainbow Warrior), mit einer kathartischen Erfahrung (weinen beim Hören des Liedes »The winner takes it all«), mit Verhaltensänderungen in Beziehung zu seinen Kindern und seiner Familie und mit Verbesserungen bezüglich seines Befindens.
- Lieder als Form der Symbolisierung zu verwenden verstehe ich als passende Methode für genau diesen Klienten. Ich habe diese Vorgehensweise in den letzten 30 Jahren in dieser Form nie für einen anderen Klienten verwendet. Er selbst brachte »Frankreich, Frankreich« mit in die Therapie. Herr A. war ein Künstler und reagierte wie ein begabter Künstler.
- Auf der anderen Seite lassen sich »Frankreich, Frankreich« und »Deutschland, Deutschland über alles« als bereits bestehende »natürliche Anker« definieren, die ein komplexes Bündel von Erfahrungen, Erinnerungen, Gefühlen, Verhaltensweisen etc. repräsentieren oder symbolisieren. Neben der NLP-Technik, solche und andere »Bündel« von Erfahrungen und Gefühlen künstlich zu ankern, halte ich in Therapiesitzungen auch nach solchen bereits existierenden »natürlichen« Ankern Ausschau. Das kann der rote Mantel sein, den sich eine 55 Jahre alte Klientin mit 18 Jahren kaufte, wobei sie sich zum ersten Mal erfolgreich gegen die Mutter durchsetzte. Es kann genauso ein Foto oder ein Ehering sein wie auch die zu große Nase einer Klientin.

  Diese natürlichen Anker lassen sich dann bei therapeutischen Hausaufgaben und bei Ritualen genauso verwenden wie bei Hypnosesitzungen.

Ein Anruf 14 Jahre später

Etwa 14 Jahre später rief mich mein Patient unerwartet an. Er hatte Überraschendes zu berichten. Er begann damit, mir zu erzählen, dass ich ihn damals zu Beginn der Therapie das Gleiche gefragt hätte wie auch der Professor von der Neurologie und eine Assistenzärztin. Wir alle drei hätten gefragt, ob er einen guten Zahnarzt habe und ob seine Zähne okay seien. Er sei sich sicher gewesen, dass mit seinen Zähnen alles in Ordnung wäre. Dann fuhr er fort: »Stellen Sie sich vor, ich habe die letzten 14 Jahre noch ca. 30.000 Mark für alternative Heilmethoden inklusive Geistheiler ausgegeben und nichts hat geholfen. Dann zog ein junger Zahnarzt bei uns ins Haus ein. Der hat keine Ruhe gegeben und darauf bestanden, meine Zähne zu checken. Und dieser Zahnarzt stellte fest, dass mein bisheriger Zahnarzt einen Nerv mit einer Krone eingeklemmt hatte. Der Nerv war mumifiziert. Dieser neue Zahnarzt hat jetzt alles in Ordnung gebracht, und können Sie sich vorstellen, wie es sich anfühlt, nach über 15 Jahren zum ersten Mal wieder für drei Wochen schmerzfrei zu sein?« Er fügte noch hinzu, dass er mich vielleicht noch als Zeugen brauchen würde, weil er einen Schadensersatzprozess gegen seinen alten Zahnarzt führen wolle.

Nun – hier eine Frage an meine Leser: Wie behandelt man einen eingeklemmten Zahnnerv psychotherapeutisch?

Literatur

Dilts, R., J. Grinder a. R. Bandler (1980): Neuro-linguistic programming, Vol. 1. Cupertino (Meta Publications).

3 Medizinische Hypnose

Der Utilisationsansatz in der ericksonschen Rehabilitationsarbeit mit Gelähmten

Milton H. Ericksons Beiträge zur Hypnose und zur Entwicklung der Familientherapie sind über die Jahre in unzähligen Arbeiten beschrieben und gewürdigt worden. Weniger Beachtung fanden bisher allerdings seine ebenfalls innovativen Beiträge im Bereich der Rehabilitation, die er eher intuitiv zur Wiederherstellung seiner eigenen Beweglichkeit nach seiner Polioerkrankung entwickelte (vgl. Peter 1988). Später half er mit diesen Erfahrungen auch Patienten nach Schlaganfällen oder organischen Gehirnschäden. In diesem Artikel sollen zwei wichtige Komponenten ericksonscher Rehabilitationsarbeit dargestellt werden:

1. das Nutzen wirklicher Erlebnisse und Erinnerungen von Patienten
2. das Nutzen von starken Emotionen wie Ärger, Zorn und Scham.

Weiterhin dient dieser Artikel auch als Illustration für das Utilisationsprinzip: Individuelle Gegebenheiten müssen in der jeweils einzigartigen therapeutischen Situation utilisiert werden, um die beiden genannten therapeutischen Komponenten wirkungsvoll für die Rehabilitation einsetzen zu können. Beginnen möchte ich mit einer kurzen Fallschilderung, die meine eher zufällige Begegnung mit dem Thema der Rehabilitation widerspiegelt.

Ich arbeitete damals an der Abteilung für Stimm- und Sprachstörungen des Universitätsklinikums Heidelberg. Eine unserer Logopädinnen war auf die Behandlung von neurologischen Patienten mit Schluck- und Zungenlähmungen spezialisiert. Da einer ihrer Patienten suizidal war, wurde ich als Psychologe in die Behandlung einbezogen. Der Patient war Mitte 30 und hatte infolge einer Tumoroperation am Gehirn eine Schluck- und Zungenlähmung. Nach einigen Behandlungsstunden, in denen seine Suizidproblematik und die Orientierung auf eine veränderte Lebenssituation im Vordergrund standen, fragte mich die Logopädin, ob ich nicht versuchen könne, den Mann mittels Hypnose zum Schlucken zu bringen. Sie hatte bis dahin u. a. versucht, mit Eisstücken am Hals den Schluckreflex auszulösen, was ihr wenige Male auch gelungen war. Da dies für mich ein völlig neues Gebiet war, begann ich nachzudenken und erinnerte mich, dass Milton Erickson die Folgen seiner Kinderlähmung mittels Autohypnose verändert hatte.

Dies führt mich zu dem ersten Aspekt der ericksonschen Rehabilitationsarbeit: Benutze wirkliches sensorisches Erinnern statt bloßer Vorstellungen.

Im Artikel »Selbsthypnotische Erfarungen von Milton H. Erickson« von Erickson und Rossi (Erickson u. Rossi 2015) gibt es eine interessante Passage, die die Grundidee illustriert:

> Erickson erwähnt zuerst, dass er allmählich lernte, über das Gehen nachzudenken, und dass sich daraufhin Müdigkeit und Entspannung einstellten und er darüber Erleichterung in seinen Schmerzen verspürte. Rossi fasst dann zusammen: »Als 17- bis 19-Jähriger haben Sie also aus eigener Erfahrung gelernt, dass Sie mithilfe Ihres Vorstellungsvermögens das gleiche bewirken können wie mit tatsächlichem körperlichem Einsatz.« Und Erickson antwortet: » Eher mittels *intensiver Erinnerung* anstatt vermöge meiner Vorstellungskraft. Sie erinnern sich daran, wie etwas schmeckt, Sie kennen dieses bestimmte Prickeln von Pfefferminze. Als Kind pflegte ich auf einen bestimmten Baum in einem Waldstück zu klettern und dann von einem Baum zum andern zu springen wie ein Affe. Ich konnte mich an die verschiedenen Drehungen und Wendungen erinnern und so herausfinden, wie man sich bewegt, wenn man über eine intakte Muskulatur verfügt« (Erickson u. Rossi 2015, S. 167).
>
> Rossi hat dann diesen Abschnitt überschrieben mit »Arbeit mit realen Sinneserinnerungen« (*working with real-sense memories*).

Das Nutzen wirklicher Erlebnisse und Erinnerungen oder: Buster Keaton und Boris Becker als Ko-Therapeuten

Im gleichen Interview mit Rossi sagt Erickson weiter: »Wenn Sie beobachten, wie Buster Keaton im Film am Rand eines Gebäudes herumtaumelt, dann spüren Sie, wie Sie Ihre eigenen Muskeln anspannen« (Erickson u. Rossi 2015, S. 168). Erickson erwähnt hier eine Alltagserfahrung, die die meisten von uns teilen. Ist unsere Aufmerksamkeit stark genug fokussiert und besteht eventuell zusätzlich noch eine starke Identifikation mit dem Anlass der fokussierten Aufmerksamkeit, dann erleben wir das Geschehen auf dem Bildschirm oder auf der Leinwand wie real und unsere Muskeln beginnen, sich entsprechend mitzubewegen. Genau dieser Zustand extremer Aufmerksamkeitsfokussierung ist es, der der Rehabilitationsarbeit als Grundlage dient. Charles Tart soll einmal gesagt haben, dass es im Sanskrit ca. 20 verschiedene Begriffe für *consciousness* oder *mind* gibt. Auch wir bezeichnen viele verschiedene Bewusstseinszustände mit »Hypnose«, obwohl wir sicher keine so ausgeprägte sprachliche »Kultur« in Bezug auf den Begriff Bewusstsein haben wie das Sanskrit. Bei der hier beschriebenen Rehabilitationsarbeit bietet ein Bewusstseinszustand hochfokussierter Aufmerksamkeit therapeutisch die besten Möglichkeiten. Bildhaft ausgedrückt könnte man diese Form der Aufmerksamkeit mit einem starken Teleobjektiv vergleichen, das nur einen kleinen Ausschnitt des Wahrnehmungsfeldes sehr deutlich werden und alles andere in den Hintergrund treten lässt, im Unterschied zu einem Bewusstseinszustand – ebenfalls Hypnose genannt –, den man mit einem extremen Weitwinkel vergleichen kann, bei dem viele Dinge gleichzeitig im Bewusstsein bestehen können. Auch dieser hypnotische Zustand lässt sich bei Rehabilitationspatienten therapeutisch nutzen, nämlich zur Regeneration und Entspannung.

Um Patienten den Zustand hochfokussierter Aufmerksamkeit in Erinnerung zu rufen, verweise ich gerne auf die Zustände beim Anschauen eines Endspiels der Fußballweltmeisterschaft mit deutscher Beteiligung oder an Wimbledon-Finalkämpfe von Boris Becker und Steffi Graf. Für die meisten ist dies eine gute Illustration der Grundidee und ein gutes Hilfsmittel, diesen Zustand fokussierter Aufmerksamkeit auch in Abwesenheit eines genialen Filmregisseurs oder Endspiels einer Fußballweltmeisterschaft herbeiführen zu können. Buster Keaton und Boris Becker dienen also für das »Seeding«, um die Richtung zu bestimmen, in die sich der veränderte Bewusstseinszustand und dessen therapeutische Nutzung bewegen sollen.

Angeregt dadurch, dass Milton Erickson seinen Körper über ein Wiederaktivieren von Erinnerungen auf vielen Ebenen zum Funktionieren brachte, überlegte ich mir bei dem oben beschriebenen Patienten, in welchen Situationen man üblicherweise verstärkt schluckt, vielleicht sogar mehr als einem lieb ist. Nach Induzieren eines fokussierten hypnotischen Trancezustandes, gab ich ihm in Form verschiedener Geschichten, genauer in Fragmenten von Geschichten, Stichworte für Situationen, in denen Menschen zu schlucken pflegen:

> Auf eine Prüfung oder ein Bewerbungsgespräch warten ... nochmals alles durchdenken ... in den Unterlagen blättern ... gewisse Gefühle und ungewisse ... Nervosität ... Gedanken ... unruhiges Hin- und Herrutschen ... was wird wohl gefragt werden ... hätte ich vielleicht noch ... dies und jenes ... Spannung wie bei einem Fußballspiel, Blicke auf die Uhr ... noch elf Minuten ... die Zeit verrinnt ... Spannung ... unerträgliche Spannung ... Verzögerungen ... der Gegner stürmt und die Zeit läuft viel zu langsam ... schon wieder Ballverlust ... gefährliche Situation ... das macht durstig ... wie im Urlaub ... keine Tankstelle ... der Sprit geht zur Neige ... selber durstig ... die Zunge klebt ... wenn nur bald was kommt ... kein Sprit und großer Durst ... jetzt ein Bier und jetzt ein Bier ... wieder mal ein Bier trinken ... oder nur einen Schluck Wasser ... (Der Patient hatte zuvor von einer ähnlichen Urlaubssituation auf einem Motorrad in Afrika berichtet, als er schrecklichen Durst erlebt hätte. Er hätte nur noch einen wiederkehrenden Gedanken im Kopf gehabt: Und jetzt ein Bier, und jetzt ein Bier.) ... und jener Rennfahrer auf der Rennstrecke vor dem Start ... Reiz der Gefahr ... die Strecke durchdenken ... neue Situation ... Reiz der Gefahr, Spannung ... Konzentration ... die Mechaniker bald fertig ... (Auch bezüglich dieser Rennfahrsituation habe ich mich auf eine konkrete reale Sinneserinnerung des Patienten bezogen.)

Er schluckte in dieser hypnotischen Trance dabei zwischen 20 und 30 Mal und ich gab ihm den posthypnotischen Auftrag, in Tag- und Nachtträumen diese und andere Erinnerungen, die in seinem unbewussten Denken gespeichert sind, zu nutzen und zu aktivieren. In zwei weiteren Stunden wurde dies wiederholt und gleichzeitig versucht, seine Zunge auf ähnliche Art zu aktivieren. Über eine hypnotische Altersregression wurde versucht, frühe Erinnerungen an seine Babyzeit zu aktivieren. Ich sprach dabei über die ca. 600 Saug-Schluck-Bewegungen, die ein kleines Baby macht, um ein einziges Fläschchen zu trinken, verschiedene Saug-Schluck-Bewegungen an verschiedenen Schnullern und über den Unterschied zwischen Mutterbrust und Flasche.

> ... die Überraschung des Kindes, wenn es zum ersten Mal etwas Neues ... Unbekanntes zu essen bekommt ... Schokoladenbrei ... Erdbeeren ... spezielle Gerüche ... Erinnerungen ... Geruch von Essen ...

Der Patient berichtete in der darauffolgenden (aufgrund des vorgesehenen Entlassungstermins leider vorletzten) Sitzung, er nehme seit einer Woche wieder feste Nahrung zu sich. Wie eine medizinische

Nachuntersuchung einige Wochen später ergab, nutzte er nicht den normalen Schluckablauf. Im Untersuchungsbericht stand: »Er drückt mit der Zungenbodenmuskulatur den Zungenrücken nach oben und löst kompensatorisch den Schluckreflex aus«.

Die in Trance möglichen Schluckbewegungen wurden beim Essen allerdings nicht genutzt. Vielmehr schien es, dass es dem Patienten gelang, seine Mundbodenmuskulatur zu nutzen, sodass dieser Fortschritt ermöglicht wurde. Eine verbale Kommunikation stellte kein Problem dar.

In den Hypnosesitzungen versuchte ich, dem Patienten Bilder und Stichworte anzubieten, die ihm helfen sollten, spezielle Erinnerungen zu aktivieren, Erinnerungen, die dann wiederum die gewünschten körperlichen Reaktionen in Form von Schluckbewegungen evozieren sollten. Ich utilisierte auch einige wirkliche Erlebnisse und Hobbys. Er hatte mir beispielsweise von einer Rallye-Fahrt berichtet, bei der er trotz großen Dursts sehr langsam und benzinsparend fahren musste, um überhaupt am nächsten Stützpunkt anzukommen. Er hatte auch einmal die Gelegenheit gehabt, in einem Rennwagen eine Testfahrt auf einer gefährlichen Hochgeschwindigkeitsrennstrecke zu fahren. Dies waren Situationen, die in meiner Vorstellung mit Nervosität, Anspannung und vermutlich auch mit Schluckbedürfnissen verbunden gewesen sein könnten. Der Patient litt auch sehr darunter, dass er durch den Klinikaufenthalt von seiner kleinen Tochter getrennt war, sodass Erinnerungen an Schluckbewegungen kleiner Kinder für ihn leichter umzusetzen waren.

Obwohl Erickson die Technik »Nutzen von intensiven Erinnerungen« offensichtlich ausgiebig bei sich selbst eingesetzt hatte, gibt es hierzu wenig Berichte aus seiner klinischen Arbeit. Die Geschichte »Trockene Betten« aus Sidney Rosens Buch (1982, S. 118–121) enthält dieses therapeutische Vorgehen zumindest als Element.

Es handelt sich dabei um den Fall eines elfjährigen Mädchens, das nach häufigen Zystoskopien den Schließmuskel der Harnröhre nicht mehr kontrollieren konnte und nachts wie tags einnässte; tagsüber vor allem dann, wenn sie von jemandem zum Lachen gebracht wurde. Auf die Aussage des Mädchens, dass sie schon vergeblich bei sehr vielen Ärzten und Therapeuten gewesen sei, antwortet Erickson, dass auch er wie all die anderen Doktoren sei und ihr nicht helfen könne. Damit unterbricht er sowohl die bewusste Erwartungshaltung des

Mädchens als auch die Reihe der erfolglosen Versuche, indem er sich außerhalb der Reihe der anderen Ärzte platziert; alle anderen haben immer gesagt oder vermittelt: »Ich werde dir helfen«; aber wirklich helfen konnte keiner. Jetzt kommt Erickson und sagt: »Ich bin wie die anderen, auch ich kann dir nicht helfen.« Durch diese Aussage sagt er implizit: »Ich bin anders als die anderen.« Er fährt dann fort: »Aber du weißt schon etwas, von dem du nicht weißt, dass du es weißt. Sobald du herausgefunden hast, was du schon weißt, ohne zu wissen, dass du es schon weißt, wirst du beginnen, ein trockenes Bett zu haben.«

Diese Kommunikation führt vermutlich schon bei den meisten Erwachsenen zu einem Überladen und dem Beginn eines sich verändernden Bewusstseinszustands mit Suchprozessen. Erickson fährt fort, indem er die Aufmerksamkeit stärker fokussiert: »Ich werde dir nun eine einfache Frage stellen und erwarte von dir eine einfache Antwort.« Er lässt das Mädchen sich nun auf einen Briefbeschwerer konzentrieren, während er diese »einfache Frage« stellt: »Wenn du jetzt auf der Toilette sitzen würdest und es würde ein fremder Mann zur Tür hereinschauen, was würde geschehen?« Die Antwort des Mädchens lautet: »Ich würde erstarren.«

Wie ich an anderer Stelle (Trenkle 1993) ausführlicher dargestellt habe, diente dies dazu, das Mädchen körperlich erfahren zu lassen, wie dieses Bild auf die Schließmuskeln wirkt. Dies ist eine Variation der oben erwähnten »Buster-Keaton-Technik«. Erickson baute diese Tranceerfahrung so weit aus, dass es dem Mädchen in kurzer Zeit möglich war, wieder Kontrolle über ihre Schließmuskeln zu erlangen. Bei genauerem Betrachten ist dieser Fall weniger eine der üblichen Behandlungen von Bettnässen als vielmehr ein Beispiel für eine ungewöhnlich innovative Rehabilitationsarbeit.

Dieser Fall ist ein gutes Beispiel für strategische Hypnotherapie. Der Therapeut hat eine therapeutische Strategie und seine Kommunikation wirkt auf bewusster und unbewusster Ebene. Das ermöglicht in diesem wie in vielen anderen Fällen den Klienten, das Problem eigenständig zu lösen.

Einige Monate später fragte mich dieselbe Logopädin wieder, ob ich ihre Behandlung eines Schlaganfallpatienten mit Schluck- und Zungenlähmung hypnotherapeutisch unterstützen könnte. Nach Auskunft der Neurologen könnten die Lähmungen behebbar sein, trotz mehrwöchiger Arbeit ihrerseits habe sich jedoch nichts getan.

Bei dem Patienten handelte es sich um einen etwa 50 Jahre alten Mann, der aus kleinsten Anfängen ein beachtliches mittelständisches Unternehmen aufgebaut hatte. Ich besuchte ihn montags auf der neurologischen Station. Er konnte nur undeutlich sprechen und schrieb deswegen einiges auf einen Block. So teilte er mir mit, dass er die Idee mit der Hypnose gut finde, aber es würde wohl keinen Zweck haben. Im Krieg hätten sich Kameraden hypnotisieren lassen, aber im Gegensatz zu den anderen sei er zu willensstark gewesen. Mit Stolz wies er darauf hin, dass verschiedene Hypnoseinduktionen bei ihm keine Veränderung im Bewusstseinszustand bewirkt hätten. In der Tat funktionierten dann auch mehrere Hypnoseversuche bei ihm nicht. Wir kamen danach noch ins Gespräch und er erzählte, dass er sein Unternehmen an seine Söhne übergeben wolle. Er warte nur noch, bis der eine Sohn sein Studium zum Wirtschaftsingenieur abgeschlossen habe, damit dieser dann die Leitung übernehmen könne. Die anderen Söhne haben bereits verschiedene Funktionen im Unternehmen inne. Er habe auch schon eine Jacht im Mittelmeer und wolle endlich das genießen, was er aufgebaut habe. Trotz seiner Behinderung wirkte der Patient auf mich sehr energisch und stark. Im Verlauf dieses Gespräches über Studium, Väter und Söhne (ich war damals wenig älter als seine Söhne) entwickelte ich – anfangs eher intuitiv – eine Strategie, um ihm doch noch zu der Erfahrung eines hypnotischen Bewusstseinszustandes zu verhelfen.

Ich stellte immer mehr infrage, dass es ihm gelingen würde, seinen Söhnen sein Unternehmen sauber und klar zu übergeben. Er reagierte etwas ärgerlich darauf, dass ich es wagte, seine Überzeugung und damit ihn infrage zu stellen. Ich konterte mit einem Beispiel aus meinem Heimatort. Dort hatte der Sohn eines Unternehmers mit mir studiert und nach Abschluss des Studiums eben nicht wie versprochen die Geschäftsleitung übertragen bekommen. Nach zwei Jahren überraschte er schließlich seinen Vater eines morgens mit der Nachricht, dass er eine Stelle in Afrika angenommen hätte. Der Patient wehrte sich gegen die Unterstellung, ich würde ihn und seine Söhne ähnlich einschätzen. Andererseits aber erwähnte ich auch, dass ich Leute kennengelernt hätte, die Führungspositionen klar und eindeutig an die nächste Generation abgegeben hätten. Nur würde er, der Patient, nicht so auf mich wirken. Schließlich schlug ich ihm vor, dass er das Ganze doch mal in der Fantasie durchspielen solle: Er könne sich in seiner Vorstellung gerne mal auf seine Jacht legen; dabei könne er auch die Augen kurz schließen, um zu prüfen, ob er wirklich so einfach entspannt auf der Jacht liegen würde:

»Stellen Sie sich doch einfach vor ... Sie liegen auf der Jacht ... Ihrer wohlverdienten Jacht ... daheim arbeiten die Söhne ... und Sie glauben, dass Sie einfach entspannen können ... nur entspannen ... ich kann nicht ganz glauben, dass Sie einfach nur entspannen können ... ohne daran denken zu müssen, ob die Söhne wohl das und jenes richtig machen; glauben Sie wirklich ... einfach nur entspannen, daliegen ... die Möwen schreien ... die Sonne ... das Schiff schaukelt leise ... wohlverdientes, einfaches Entspannen ... die Ruhe genießen ...« (Meine Stimme wurde immer langsamer, das Schiff »schaukelte« auch immer ruhiger.) Nach wenigen Minuten begann der Patient, sich zunehmend zu entspannen und zunehmend ruhiger zu atmen. Aber wie es in einer Uniklinik so ist, die Linke weiß nicht, was die Rechte tut: Plötzlich kam eine Krankenschwester herein, kannte mich natürlich nicht und ließ sich durch meine nonverbalen Stoppsignale nicht bremsen, weil Fiebermessen oder sonst etwas gerade jetzt sein musste. Der Patient orientierte sich zurück und sagte, nachdem die Schwester gegangen war: »Eines muss ich zugeben, wenn man es mit dem Hypnotisieren *so* macht, klappt es vielleicht doch.«

Ich dachte, es sei vielleicht gut, dass es so gekommen sei, und erwiderte sinngemäß: »Sie sind ein Selfmademan und haben im Leben immer alles in Ihrer Art und nach Ihrem Willen gemacht. Ich erkläre Ihnen, was meine therapeutische Grundidee ist und Sie können es dann selbst tun. Sie haben hier in der Klinik genügend Zeit, das alles selbst durchzuführen.«

Daraufhin erzählte ich ihm von der erfolgreichen Behandlung eines Patienten mit Schluck-und Zungenlähmung, die ich oben ausführlich dargestellt habe. Dann sagte ich ihm, die Logopädin habe mir verraten, dass er ein Gourmet sei und dass er auch oft mit seinen Angestellten in guten Restaurants essen gehe. Hierauf erwiderte er, die Vorstellung, nie mehr richtig sprechen zu können, ängstige ihn nicht besonders, wohl aber die Vorstellung, nie mehr ein gutes Bier normal trinken zu können. Dies sei eine Horrorvorstellung für ihn. Ich fuhr mit den Worten fort, dass es meine Absicht gewesen sei, ihn zu hypnotisieren, um ihn dann an seine intensivsten Gourmet-Erlebnisse zu erinnern ... Wie war diese spezielle Soße, wie der Wein, welcher Geruch, welcher Geschmack, wie sieht die Bedienung aus, wer sitzt gegenüber, wie sieht das Gesicht der anderen Person aus, wenn sie den Wein probiert, welche Musik wird im Lokal gespielt, und die Salatsoße ... alle Sinne einbeziehen und intensiv erleben ... und das Bier ...

Dann erklärte und demonstrierte ich ihm eine leicht zu erlernende Selbsthypnosemethode, die ihm helfen sollte, sich rasch zu entspannen und sich auf sein therapeutisches Ziel zu konzentrieren, noch einmal in Gedanken in die besten Restaurants zu gehen. Zwei Tage später besuchte ich ihn wieder und gab ihm weitere Ideen, wie er mit Selbsthypnose in Richtung seiner Rehabilitation arbeiten könne. Ich versprach, am Freitagnachmittag wiederzukommen.

An besagtem Freitagnachmittag fuhr ich also eigens seinetwegen ins Klinikum. Nachdem ich den Wagen geparkt hatte, bemerkte ich ein starkes Gefühl, das mir sagte: »Geh heute nicht hin.« Ich konnte damit nichts anfangen, entschied mich jedoch für »trust your unconscious mind« und fuhr wieder nach Hause. Montagnachmittag traf ich als Erstes die Frau meines Patienten, und die sagte: »Gott, war der wütend auf Sie und die Logopädin. Sie beide haben ihm versprochen, Freitagnachmittag zu kommen, und weder Sie noch die Logopädin kamen. Der war so wütend, dass er seine pürierte Nahrung regelrecht vom Tisch gefegt hat und zum ersten Mal wieder normal eine Banane gegessen hat.« In den folgenden Wochen gingen die Lähmungen völlig zurück. Die Logopädin wurde von ihm in ein hervorragendes Restaurant eingeladen (und ich leider vergessen).

Auch hier wurden Werte, Persönlichkeit, Hobbys und individuelle Lebensgeschichte des Patienten zu seinem Wohle utilisiert. Er war dominant und wollte sich nicht infrage stellen lassen. Seine Gourmet-Erfahrungen wurden genauso genutzt wie seine Jacht. Die – nicht bewusst beabsichtigte – »Induktion« von Ärger mit dem folgenden therapeutischen »Durchbruch« deutet die zweite Komponente ericksonscher Rehabilitationsarbeit an, auf die ich später zurückkommen werde.

Vergleichbare und ergänzende Vorgehensweisen

Obwohl ich in der Zwischenzeit einigen wenigen anderen Patienten mittels hypnotischer Wiedererinnerung helfen konnte, Körperfunktionen zu beeinflussen und wiederherzustellen, blieben für mich immer einige Fragen bestehen: Ist das Zufall? Wären die Lähmungen eventuell auch ohne Hypnose, also spontan, zurückgegangen? Hätten die rehabilitativen Bemühungen der Logopädin nicht auch ohne mein Eingreifen Früchte getragen? Warum hat Erickson über den für ihn selbst so hilfreichen Aspekt so wenig geschrieben?

Im Zusammenhang mit diesem Artikel suchte ich nach Literatur zu diesem ersten Aspekt »ericksonscher« Rehabilitationsarbeit und wurde überraschend fündig: Die Geschichte der Nutzung von imaginativen Techniken und Hypnose bei Lähmungen reicht bis ins 19. Jahrhundert zurück. Bei meiner Literatursuche habe ich zwei Arbeiten von Grossmann (1892; 1895) gefunden. In einem Überblicksartikel zum Thema »Application of Imagery Techniques to Special Populations« von Surburg (1989) finden sich ebenso Literaturhinweise, die bis ins 19. Jahrhundert zurückweisen. Dort sind auch viele Arbeiten zitiert, die dem interessierten Kliniker weitere Anregungen für die Arbeit mit Rehabilitationspatienten geben können. Kroger (1963), Crasilneck und Hall (1970), Manganiello (1986) sowie Holroyd und Hill (1989) berichten ebenfalls von der erfolgreichen hypnotherapeutischen Arbeit mit Gelähmten. Ohne dass ich davon gewusst hätte, arbeitete in Heidelberg nicht weit entfernt von meinem damaligen Arbeitsplatz am Universitätsklinikum eine Psychologin, Karin Görz, in einem Rehabilitationszentrum weit intensiver als ich mittels Hypnose mit Patienten mit Schädelhirntraumata (1990). Sie berichtete 1989 auf dem 1. Europäischen Kongress für Hypnose und Psychotherapie nach Milton H. Erickson über ihre erfolgreiche Arbeit mit damals über 30 Patienten. Neben anderen Vorgehensweisen betonte sie ebenfalls die rehabilitative Effizienz, Patienten mittels Hypnose auf die Zeit vor der Erkrankung zu orientieren und sie dabei an die frühere Persönlichkeit mit allen ihren Eigenschaften und Fähigkeiten zu erinnern. Die Anwendung von hypnotherapeutischen Techniken und gerade das Nutzen und Wiedererleben früherer Erfahrungen, Fähigkeiten und Bewegungsabläufe scheint selbst bei ansonsten schwer therapierbaren Patienten erfolgversprechend zu sein.[23]

In diesem Zusammenhang sind auch vergleichbare Vorgehensweisen in der Sportpsychologie interessant, wo imaginative Techniken und hoch konzentrierte Bewusstseinszustände zur Optimierung von Bewegungsabläufen eingesetzt werden. Der kurze Aufsatz »The use of sport psychology techniques in rehabilitation medicine« von Asken und Goodling (1986) verweist auf ähnliche Gedankengänge.

Schlicht (1992) gibt einen Überblick über die Effizienz von mentalem Training für Sportler und diskutiert die Wirkmechanismen. Er geht auch auf die Metaanalysen von 60 Studien durch Feltz und Landers (1983) und Feltz et al. (1988) ein und fasst die Ergebnisse wie folgt zusammen:

---

23 Karin Görz hat sich über die letzten Jahrzehnte weiterhin sehr intensiv mit diesem Themenkreis beschäftigt und dazu regelmäßig referiert und publiziert (vgl. Görz 2015).

1. Mentales Training begünstigt den Erwerb einer sportlichen Fertigkeit. Die Leistung in einer bereits vorhandenen Fertigkeit verbessert sich.
2. Mentales Training wirkt bei kognitiven Bewegungsaufgaben stärker lern- und leistungssteigernd als bei motorisch-energetischen Aufgaben. Bei Labyrinthaufgaben etwa, bei denen auch kognitive Leistungen erbracht werden müssen, ist der positive Effekt von mentalem Training größer als beispielsweise bei rein motorischen Balancieraufgaben auf einem Kippbrett. Bei kognitiven Bewegungsaufgaben reichen nach diesen Untersuchungen fünf bis sechs gedankliche Wiederholungen zur Leistungsverbesserung aus, bei motorisch-energetischen ist dagegen die doppelte Anzahl von Wiederholungen mentaler Bewegungsabläufe notwendig.
3. Feltz et al. (1988) widerlegen Untersuchungen, nach denen mentales Training körperliches Training ersetzen könne. Körperliches Training allein war in ihrer Untersuchung effizienter als die Kombination von körperlichem und mentalem Training und diese Kombination wiederum effizienter als mentales Training alleine.

Schlicht (1992) unterzieht nun 35 Stichproben aus dieser Metaanalyse einer erneuten Analyse und unterteilt die Versuchspersonen in erfahrene Sportler und Anfänger. Hierbei kommt er zu dem Ergebnis, dass erfahrene Sportler mehr von mentalem Training profitieren als Anfänger.

Diese Ergebnisse stützen meines Erachtens die Ansicht Ericksons, dass »sensorisches Erinnern« wirksamer sei als bloße Imaginationen. Denn erfahrene Sportler können sich bei ihrem mentalen Training auf Erinnerungen an frühere Bewegungsabläufe stützen, während Anfänger auf Imaginationen angewiesen sind bzw. noch ineffiziente Bewegungsabläufe wiedererleben. Im Sinne des Utilisationsansatzes ist es deshalb therapeutisch sinnvoll, die Frage zu stellen, in welchen Bereichen der Patient erfahren und in welchen er Anfänger ist. Erickson war erfahren darin, sich »von einem Ast zum anderen zu hangeln«, und der Patient in meinem zweiten Fall war sehr erfahren als Gourmet. Die therapeutische Utilisation der Lebensbereiche, in denen der Patient erfahren ist, müsste entsprechend dieser Untersuchungen die Effizienz der rehabilitativen Nutzung von hypnotherapeutischem mentalem Training unterstützen. Anzufügen wäre hier noch, dass einmalige, dafür jedoch besonders intensive Erlebnisse zu diesem Zustand des »Erfahren-Seins« manchmal mehr beitragen als viele emotional unbedeutende Ereignisse. Diese intensiven Erfahrungshöhepunkte eignen sich meiner Meinung nach zur therapeutischen Nutzung am besten.

Rehabilitation durch Provokation oder Das Nutzen von evozierten Emotionen wie Ärger und Wut

Das Nutzen von Emotionen wie Ärger und Wut, die durch Provokation ausgelöst wurden, stellt ein zweites Muster ericksonscher Rehabilitationsarbeit dar. Beginnen möchte ich hier mit einem Fall aus dem alten Persien, der mehr als 1000 Jahre zurückliegt. Es handelt sich dabei um eine Behandlung, die der berühmte persische Arzt Rasi (Rhases) durchführte, der von 865 bis 925 lebte.

Ein König war aufgrund einer schweren Gelenkerkrankung gelähmt. Er ließ den berühmten Arzt Rasi gefangen nehmen und zu sich bringen. Rasi versuchte alles Mögliche, blieb jedoch erfolglos. Schließlich erklärte er dem König, dass er eine neue Therapie beginnen wolle. Er brauche dazu jedoch die beiden schnellsten Pferde des Königs gesattelt vor einem Bad. In diesem Bad müsse er mit dem König völlig alleine ohne Diener und Wächter sein. Rasi setzte den König in das warme Bad und gab ihm ein selbstgemischtes Getränk, um entsprechend dem damaligen Krankheitsverständnis die Körpersäfte zu verflüssigen und ausreifen zu lassen. Dann kleidete sich Rasi an und begann, den König zu beschimpfen und zu beleidigen, um ihn in Wut und Angst zu versetzen. Unter anderem sagte er zu ihm: »Du befahlst, mich zu fesseln, aufs Schiff zu werfen und gewaltsam hierher zu holen. Wenn ich dich dafür nicht bestrafe, bin ich nicht mehr der Sohn meines Vaters.« Der König, in damaliger Zeit eine unantastbare Herrscherpersönlichkeit, war im Bade ganz alleine auf sich gestellt und hatte keinen Wächter, der den Arzt sofort mit dem Tode hätte bestrafen können. Voller Wut richtete sich der König bis zu den Knien auf. Rasi ging jedoch einen Schritt weiter, um die Affekte noch zu verstärken. Er zog einen Dolch und die Spannung steigerte sich. Der Herrscher erhob sich vor Wut und Angst. Rasi rannte ohne Zögern zu den Pferden und verließ den Herrschaftsbereich des Königs so schnell er konnte. Der König fiel in Ohnmacht. Als er wieder zur Besinnung kam und hörte, dass der Arzt davongeritten sei, erkannte er dessen Absicht.

> *Er ging zu Fuß und allein aus dem Bad. Die Nachricht der Heilung verbreitete sich und der König gab ein Fest. Am siebenten Tage brachte ein Diener Rasis die Pferde zurück und übergab dem König einen Brief, worin er ihm sein Vorgehen nochmals ausführlich erklärte. Der König ließ Rasi lebenslang eine Rente auszahlen* (Zafari 1989).

Das Evozieren von Wut und Ärger und die therapeutische Nutzung der Emotionen der Patienten, z. B. auch Ungeduld, ziehen sich auch durch die meisten Fallschilderungen Ericksons, sofern es sich um die Rehabilitation von Lähmungserscheinen handelt.

Ich möchte den Fall eines preußischen Schlaganfallpatienten (Erickson 1980c; Haley 1978) schildern, der das veranschaulicht:

> Eine Frau brachte ihren Mann, der durch einen Schlaganfall völlig gelähmt war und weder sprechen noch gehen, allerdings alles hören und verstehen konnte, was man ihm sagte, zu Erickson. Er war ein stolzer Preuße deutscher Abstammung. Das ganze vorherige Jahr hatte er in einer Klinik verbracht – als das beste Beispiel für einen hilflosen Patienten. Während dieser Zeit musste er mitansehen, wie das Geschäft, das er aufgebaut hatte, zugrunde ging und seine Familie Sozialhilfe in Anspruch nehmen musste. Seine Frau hatte davon gehört, dass Erickson auch Patienten nach Schlaganfällen behandeln würde und ihn deshalb nach Arizona gebracht. Während Erickson nun sehr ausführlich und umständlich die Krankengeschichte des Mannes aufnahm, zeigte der Patient mit seinen Augen und durch entsprechende Laute seinen Ärger und seine Ungeduld, und seine Frau warnte Erickson, dass ihr Mann ständig das Sagen haben wolle. Erickson brachte die Frau dazu, ihn in seiner Behandlung vorbehaltlos zu unterstützen, gleichgültig wie schockierend dies auch sein möge. Sehr zum Missfallen des Patienten begann Erickson in dieser ersten Stunde noch nicht mit der Behandlung. Da er sich weigerte, Ericksons Praxis zu verlassen, ehe nicht mit der Behandlung begonnen worden sei, beauftragte Erickson seine zwei Söhne, den Mann in seinem Rollstuhl hinaus zu expedieren. Während der ganzen Nacht und auch noch am nächsten Morgen war der Patient außer sich vor Zorn. Seine Frau war davon überzeugt, dass er Erickson nicht wiedersehen wollen würde; als sie aber das Auto vorgefahren hatte, musste sie voller Überraschung feststellen, dass ihr Mann es irgendwie fertiggebracht hatte, allein zur Tür zu kommen. In der Praxis eröffnete ihm Erickson, dass er ihm nun erklären werde, wie die Behandlung zu verlaufen habe; sollte er sich dieser Behandlung widersetzen, würde Erickson sie sofort abbrechen und ihn nach Hause schicken. Schließlich stimmte

der Patient zu, sitzen zu bleiben und zuzuhören. Erickson sagte nun, dass Hypnose angewandt würde und dass der Patient deshalb allen seinen Anordnungen widerspruchslos zu gehorchen habe. Die Frau wies er an, ihrem Mann zu sagen, er solle seinen Mund halten, falls er ihr etwas durch Gesten oder Laute mitteilen wolle; sie werde ausschließlich Ericksons Anweisungen folgen. Hierauf stand der Patient abrupt auf, verließ Ericksons Praxis und ging zum Auto, durch seine Frau nur leicht abgestützt. In der darauffolgenden Sitzung begann Erickson dann, über preußische Deutsche als tierische, stupide und verbohrte Nazis zu schimpfen. Den Patienten redete er scharf an, ein ganzes Jahr lang die Leute belogen und es sich gut gehen lassen zu haben. Ihm, Erickson, würde jetzt nicht einmal alles einfallen, was er ihm noch zu sagen habe, aber er werde den ganzen Rest des Tages darüber nachdenken. »Und Sie werden bestimmt wiederkommen, nicht wahr?« »Nein!«, schimpfte der Mann zurück. »So, über ein Jahr haben Sie nun nicht gesprochen, und ich musste Sie nur ein schmutziges Nazischwein nennen, damit Sie zu sprechen anfangen. Sie werden morgen wieder hier erscheinen und sich den Rest anhören.« »Nein, nein, nein!«, schrie der Patient zurück und stakste zur Tür. Den ganzen Weg bis zum Auto legte er diesmal allein zurück. Erickson bat nun die Frau, ihren Mann nach Hause zu bringen, ihn ins Bett zu legen und ihm zu sagen, dass er am nächsten Tag bei Erickson zu erscheinen habe. Am nächsten Tag ging der Patient nur mit leichter Unterstützung seiner Frau allein in Ericksons Praxis. Dieser eröffnete ihm nun, dass er ihn nicht länger beleidigen wolle, denn er könne ja auch auf freundliche Fragen mit »Ja« und »Nein« antworten. Erickson verordnete ihm sodann, jeden Tag ein Stück zu gehen. Nachdem er es eines Tages geschafft hatte, 15 Meilen zu gehen, bezichtigte ihn Erickson wieder der Faulheit. Schließlich erreichte der Patient ein so zufriedenstellendes Maß an Funktionstüchtigkeit, dass er wieder arbeiten und seine Familie ernähren konnte. Dies ging zehn Jahre lang gut, bis er einen weiteren Schlaganfall erlitt, worauf seine Frau Erickson wieder um Hilfe bat. Diesmal jedoch meinte Erickson, in Anbetracht des Alters des Patienten und seiner nun erreichten Unfähigkeit, nochmals ärgerlich zu werden, könne er nichts mehr für ihn tun.

Noch beeindruckender ist der lange Fallbericht über eine 38 Jahre alte Frau, den Erickson mit dem Titel »Hypnotically oriented psychotherapy in organic brain damage« (1980a, 1980b; dt. 2015) versehen hat.

Diese Frau litt an Aphasie, Alexie, rechtsseitigen Lähmungen und Schmerzen. Auch in diesem Fall arbeitete Erickson durchgängig mit dem Auslösen von Ärger und Frustration und bezog hierzu auch stark die Bezugspersonen und Helfer der Patientin mit ein. Diese hatten z. B. für die sprechunfähige Frau zu antworten und immer wieder sachlich unrichtige Antworten zu geben. Die frustrierte Patientin lernte schließlich, erste Worte zu sprechen. Ihre Krankenpfleger wurden ferner aufgefordert, sie durch das Servieren falschen Essens so lange systematisch zu frustrieren, bis die Patientin schließlich sagte, was sie essen wollte. Eine andere Strategie bestand darin, dass man die Patientin eine Stunde zu früh ins Bett schickte. Beeindruckend ist in diesem Fall, mit welch enormem Engagement und Ideenreichtum Erickson über viele Monate mit der Patientin und ihrem sozialen Umfeld arbeitete, um ihr zu helfen, einen Teil ihres Sprachvermögens, ihrer Fähigkeit zu lesen und sich zu bewegen zurückzugewinnen.

In einem weiteren Fall gab Erickson (1980a) dem Gatten einer Aphasie-Patientin die Anweisung, ein großes Aquarium mit tropischen Fischen zu kaufen. Der Mann wandte ein: »Aber meine Frau mag tropische Fische nicht.« Erickson antwortete, dass er das wisse, und bestand auf der Aufgabe. Zur Patientin sagte er: »Sie hassen tropische Fische. Sie hassen Aquarien. In Ordnung. Ich möchte aber, dass Sie sich jeden Abend um 7 Uhr zusammen mit Ihrem Mann vor das Aquarium setzen und eine halbe Stunde lang still und stumm diese Fische beobachten. Ihr Mann weiß nicht, warum. Verbringen Sie einfach eine halbe Stunde vor dem Aquarium; seien Sie selbst dabei absolut still! Und sagen Sie auch Ihrem Mann, dass er sich vollkommen still und stumm verhalten soll.« Es dauerte nicht lange, und die Frau begann wieder, mehr und mehr zu sprechen. Jay Haley, John Weakland und Gregory Bateson gegenüber erklärte Erickson zu diesem Fall: »Die Frau verbrachte eine geschlagene halbe Stunde voller Verzweiflung vor dem Aquarium und wünschte, sie könnte ihren Mann fragen: ›Was zum Teufel geht hier vor? Was soll das Ganze? Was will Dr. Erickson damit erreichen?‹ Ich wollte einfach ein überwältigendes Bedürfnis nach Sprechen erzeugen.« Haley meinte darauf: »Sie bestraften sie für ihr Stillsein, indem Sie sie mit Stille bestraften.« Erickson erwiderte: »Nennen Sie es Bestrafung, oder meinen Sie, dass ich Stille benutzte, um die Motivation zu entwickeln. Man macht Sprechen einfach zu etwas Wertvollem« (vgl. Haley 1985).

Ich möchte mit einer weiteren Geschichte abschließen.

»Am Hofe des samanidischen Königs wurde ein Arzt eingestellt. Mit der Gunst des Herrschers fand der Arzt ebenfalls Zugang zum Harem

und durfte sogar den Puls der Haremsdamen messen. Eines Tages saß er zusammen mit seinem Herrscher an einem Platz innerhalb des Harems, zu dem kein anderer Mann Zutritt hatte. Der König bestellte Speisen und die Dienerinnen brachten sie. Eine der Dienerinnen nahm das Tablett vom Kopf, bückte sich und stellte es auf den Boden. Danach wollte sie sich wieder aufrichten, doch es gelang ihr nicht. Aufgrund der Bildung eines zähen Schleims in den Gelenken verweilte sie starr und steif in dieser gebückten Haltung. Der König blickte zum Arzt und befahl, dass die Dienerin sofort geheilt werden müsse. Da der Mangel an Arzneien eine gewöhnliche Behandlung nicht zuließ, bediente sich der Arzt einer psychischen Behandlung. Er befahl, man solle der Dienerin den Kopfschleier entfernen, um ihre Haare zu entblößen. Diese Entblößung vor allen anderen würde ein unangenehmes Gefühl der Scham bei ihr hervorrufen.

Lange Zeit war es für mich unerklärlich, wie Erickson auf die Idee kam, Emotionen wie Wut und Ärger zu evozieren und Patienten derart zu ärgern und zu reizen. Zuerst dachte ich, dass er vielleicht die Techniken der alten persischen Ärzte kannte, denn gelegentlich hat er die Notwendigkeit betont, Anthropologiebücher zu lesen (Zeig 1980, p. 119.). Während der Arbeiten an diesem Artikel erinnerte ich mich jedoch an die Geschehnisse aus der Zeit seiner Polioerkrankung. In einem Gespräch mit Rossi fand ich folgende Passage (Erickson u. Rossi 2015, S. 165):

> »Erickson: ›Als ich an jenem Abend im Bett lag, hörte ich zufällig mit an, wie die drei Ärzte im Zimmer nebenan zu meinen Eltern sagten, ihr Junge werde am nächsten Morgen tot sein. Ich war sehr wütend, dass irgendjemand es wagte, einer Mutter zu sagen, ihr Junge sei am nächsten Morgen tot. Danach kam meine Mutter herein mit dem gelassensten Gesichtsausdruck, den sie nur irgend zustande bringen konnte. Ich bat sie, die Frisierkommode umzustellen, sie in einem bestimmten Winkel neben das Bett zu rücken. Sie begriff den Sinn nicht, nahm an, ich sei im Delirium. Meine Sprache war schwierig zu verstehen, aber unter diesem Winkel und dank des Kommodenspiegels konnte ich durch die Türöffnung und durch das Westfenster des Nachbarzimmers schauen. Ich wollte verdammt sein, wenn ich sterben würde, ohne noch einen Sonnenaufgang zu sehen. Mit ein wenig Zeichentalent könnte ich dann immer noch diesen Sonnenaufgang skizzieren.‹ Rossi: ›Ihre Wut und Ihr Wille, noch einen Sonnenaufgang zu sehen, das hielt Sie am Leben während dieses kritischen Tages und trotz der Voraussagen der Ärzte.‹«

Milton Erickson hatte also schon früh eigene Erfahrungen damit gemacht, dass intensiver Ärger therapeutische Wirkung haben kann. Vermutlich ist es vor diesem Hintergrund einfacher, die »Technik« des Evozierens von Ärger und Wut kongruent einzusetzen.

Ich selbst habe noch nie in vergleichbarer Weise gearbeitet, obwohl das Nicht-Besuchen meines zweiten Patienten bei diesem ebenfalls über das Evozieren von Ärger einen therapeutischen Durchbruch bedeutete. Über viele Jahre war mir schlicht rätselhaft, warum ich damals unbewusst das Bedürfnis entwickelt hatte, wieder nach Hause zu fahren. Ich kann mir momentan auch nicht vorstellen, so zu arbeiten wie Erickson mit dem preußischen Schlaganfallpatienten. Allerdings habe ich auch früher schon in Bezug auf andere therapeutische Techniken gesagt, dass ich persönlich nie so arbeiten würde. Und als die entsprechende therapeutische Situation mit ihren Notwendigkeiten da war, arbeitete ich dann plötzlich doch »so«. Vermutlich ist es unethisch, nach solchen therapeutischen Situationen zu suchen. Wenn es nicht mystisch klänge, würde ich sagen: Es ist besser, solche Situationen suchen dich, als dass du sie suchst. Unnötig zu betonen, dass die therapeutische Situation sowohl für die Person des Patienten als auch für die des Therapeuten passend sein sollte.

Abschließende Bemerkungen

Ziel dieses Artikels war es, den ericksonschen Utilisationsansatz für das Gebiet der Rehabilitation zu skizzieren. Da ich selbst nur am Rande im Rehabilitationsbereich gearbeitet habe, war es meine Absicht, das Interesse an diesem Bereich zu stimulieren. Nach meiner Meinung könnte dieser zu einem der wichtigen Gebiete der Hypnotherapie werden, vergleichbar dem Gebiet der Schmerzkontrolle.

Bei meinen Ausführungen bin ich auf zwei Bereiche eingegangen: das Arbeiten mit »sensorischem Erinnern« und seinen Bezügen zu imaginativen Verfahren und mentalem Training sowie das provokative Evozieren von Emotionen. Abschließend möchte ich noch einmal daran erinnern, dass in einer der genannten Untersuchungen körperliches Training allein am effektivsten war. Aus meiner Sicht gibt es keinen Olympiasieger ohne intensives körperliches Training. Weder geniale hypnotherapeutische Visualisierungen noch Trainer, die den Athleten aufs Blut reizen, können Leistungen hervorbringen, die jenseits der physischen und trainingsbedingten Möglichkeiten des Sportlers liegen. Für viele Rehabilitationsfälle wird deshalb die Priorität auf körperlichem Training liegen, und andere Vorgehensweisen können dabei nur unterstützend und beschleunigend wirken. Bei anderen Fällen kann jedoch das Aktivieren und Wiedererlangen früherer Fähigkeiten auch über hypnotherapeutische Verfahren gelingen.

Literatur

Asken, M. J. a. M. D. Goodling (1986): The use of sport psychology techniques in rehabilitation medicine. *International Journal of Sport Psychology* 17: 156–161.

Crasilneck, H. B. a. J. A. Hall (1970): The use of hypnosis in the rehabilitation of complicated vascular and post-traumatic neurological patients. *International Journal of Clinical and Experimental Hypnosis* 18: pp. 145–159.

Erickson, M. H. (1980a): Hypnotically oriented psychotherapy in organic brain damage. In: E. L. Rossi (ed.): The collected papers of Milton H. Erickson, Vol. IV. New York (Irvington), pp. 283–311. [dt. (2015): Hypnotisch orientierte Psychotherapie bei organischem Hirnsyndrom. In: Gesammelte Schriften von Milton H. Erickson, Bd. 6: Innovative Hypnotherapie II. Heidelberg (Carl-Auer), S. 11–47.]

Erickson, M. H. (1980b): Hypnotically oriented psychotherapy in organic brain damage: An addendum. In: E. L. Rossi (ed.): The collected papers of Milton H. Erickson, Vol. IV. New York (Irvington), pp. 312–314. [dt. (2015): Hypnotisch orientierte Psychotherapie bei organischem Hirnsyndrom: Nachtrag. In: Gesammelte Schriften von Milton H. Erickson, Bd. 6: Innovative Hypnotherapie II. Heidelberg (Carl-Auer), S. 48–51.]

Erickson, M. H. (1980c): Provocation as a means of motivating recovery from a cerebrovascular accident. In: E. L. Rossi (ed.): The collected papers of Milton H. Erickson, Vol. IV. New York (Irvington), pp. 321–325. [dt. (2015): Provokation als Mittel zur Genesung von einem Schlaganfall. In: Gesammelte Schriften von Milton H. Erickson, Bd. 6: Innovative Hypnotherapie II. Heidelberg (Carl-Auer), S. 59–67.]

Erickson, M. H. u. E. L. Rossi (2015): Selbsthypnotische Erfahrungen von Milton H. Erickson. In: E. L. Rossi (Hrsg.): Gesammelte Schriften von Milton H. Erickson, Bd. 1: Vom Wesen der Hypnose. Heidelberg (Carl-Auer), S. 161–194.

Eeltz, D. L. a. D. M. Landers (1983): The effects of mental practice on motor skill learning and Performance: A meta-analysis. *Journal of Sport Psychology* 5: 25–57.

Feltz, D. L., D. M. Landers a. B. J. Becker (1988): A revised meta-analysis of the mental practice literature on motor skill learning. In: D. Duckmann a. J. Swets (eds.): Enhancing human performance: Issues, theories and techniques. Washington (National Academic Press), pp. 61–101.

Görz, K. (1990): Rehabilitation von Schädelhirnverletzten durch Hypnose. *Experimentelle und klinische Hypnose* 2: 137–156.

Grossmann, J. (1892): Die Erfolge der Suggestionstherapie (Hypnose) bei nicht-hysterischen Lähmungen und Paralysen. Berlin (Brieger).
Grossmann, J. (1895): Die Erfolge der Suggestionstherapie (Hypnose) bei organischen Lähmungen und Paralysen. *Zeitschrift für den Hypnotismus* 3: 54-64; 76–80.
Görz, K. (2015): ZNS-Patienten. In: D. Revenstorf u. B. Peter (Hrsg.): Hypnose in Psychotherapie, Psychosomatik und Medizin. Manual für die Praxis. Heidelberg (Springer), S. 713–722.
Haley, J. (1978): Die Psychotherapie Milton Ericksons. München (Pfeiffer).
Haley, J. (1985): Conversations with Milton H. Erickson, Vol II. New York (Triangle Press).
Holroyd, J. a. A. Hill (1989): Pushing the limits of recovery: Hypnotherapy with a stroke patient. *International Journal of Clinical and Experimental Hypnosis* 37: 120–128.
Kroger, W. S. (1963): Clinical and experimental hypnosis in medicine, dentistry, and psychology (2nd. ed.). Philadelphia (Lippincott).
Manganiello, A. J. (1986): Hypnotherapy in the rehabilitation of a stroke victim: A case study. *American Journal of Clinical Hypnosis* 29: 64–68.
Peter, B. (1988): Milton H. Ericksons Weg der Hypnose. *Hypnose und Kognition* 5 (2): 46–53.
Rosen, S. (1982): Die Lehrgeschichten von Milton H. Erickson. Hamburg (Isko-Press).
Schlicht, W. (1992): Mentales Training: Lern- und Leistungsgewinne durch Imagination? *Sportpsychologie* 2: 24–29.
Surburg, P. R. (1989): Application of imagery techniques to special populations. *Adopted Physical Activity Query* 6: 328–337.
Trenkle, B. (2015): Ericksonsche Hypno- und Psychotherapie bei Bettnässen. In: S. Mrochen, K.-L. Holtz u. B. Trenkle (Hrsg.): Die Pupille des Bettnässers. Heidelberg (Carl-Auer), 8. Aufl., S. 124-153.
Zafari, A. M. (1990): Psychosomatische Aspekte in der mittelalterlichen Medizin des Irans. Köln (Univ. Diss.).
Zeig, J. K. (ed.) (1980): A teaching seminar with Milton H. Erickson. New York (Brunner/Mazel).

Hypnose bei der Behandlung chronifizierter Hornhautverletzungen[24]

unter Mitarbeit von Dipl.-Psych. Carolin Barth

Das hätte auch ins Auge gehen können

Das folgende Fallbeispiel zeigt einen für einen Psychologen eher ungewöhnlichen Fall, denn es handelt sich um ein augenärztliches Problem. Dadurch, dass sich die Beteiligten zu jenem Zeitpunkt weitab von der vertrauten medizinischen Versorgung befanden, ergab sich die Chance, Hypnose bei einem genuin augenärztlichen Problem einzusetzen, was zu einem überraschend positiven Ergebnis führte.

Die Ausgangssituation

Wir weilten zu unserem jährlich stattfindenden einwöchigen Hypnose-Weiterbildungsseminar im polnischen Kloster Wigry, wenige Kilometer von Litauen und Weißrussland entfernt. Am zweiten Abend hatte eine der studentischen Helferinnen ein völlig verschwollenes linkes Auge und starke Schmerzen in diesem Auge. Das Auge sah dramatisch aus. Ihre Universitätsdozentin meinte zu mir: »Das ist eine längere Geschichte und das Ganze führt dazu, dass wir sie morgen wohl die mehr als 1000 km mit dem Auto zurück nach Hause nach Deutschland werden fahren müssen, denn fliegen darf sie in diesem Zustand nicht, sonst verschlimmert sich die Situation wegen der veränderten Luftdruckverhältnisse.«

Die Studentin berichtete mir kurz die Geschichte ihres Hornhautrisses vor mehr als zwei Jahren mit mehreren nachfolgenden Operationen. Sie nahm aufgrund ihres Interesses an hypnotischen Konzepten an unserer Tagung teil und ich bot ihr an, sie direkt in den Schlaf zu hypnotisieren, ihr schmerzlindernde Suggestionen zu geben, um ihr wenigstens eine einigermaßen ruhige Nacht zu ermöglichen. Ihre Dozentin und einer meiner Praktikanten wollten dabei sein, um zu sehen, was man in einer solchen Situation mit Hypnose machen könne.

24 Eine vorläufige Variante dieses Artikels, die nur den hier ersten Fall enthielt, ist erschienen in: Ebell, H. u. H. Schukall (2004).

Ich setzte mich kurz abseits und begann, mich vorzubereiten und mir zu überlegen, wie ich in einer solchen Situation mit Hypnose über die mir vertraute hypnotische Schmerzkontrolle hinaus arbeiten könnte. Dann führte ich eine Sitzung mit ihr durch.

Das Ergebnis dieser einen Sitzung war frappierend. Am nächsten Morgen war keinerlei Schwellung mehr zu sehen. Das linke Auge sah wie das rechte aus. Die Studentin blieb die ganze Woche und anschließend noch zu einer einwöchigen Kajaktour. Bei einem Telefonat ein halbes Jahr später sprach sie von der längsten beschwerdefreien Zeit seit ihrem Unfall knapp zweieinhalb Jahre zuvor. Weitere zwei Jahre später war die Patientin immer noch beschwerdefrei.

Ich bat sie, ihre Krankheitsgeschichte aufzuschreiben, die ich hier gekürzt wiedergebe.

Danach folgt eine ebenfalls gekürzte Fassung der Hypnose, die ich mit ihr durchgeführt habe und wenige ergänzende Überlegungen, die zu dieser Vorgehensweise geführt haben.

Die gekürzte Krankengeschichte in den Worten der betroffenen jungen Kollegin

Ende Juli 2001: Bei einer Wanderung im Tessin in der Schweiz blieb das Mädchen, das vor mir herlief, mit dem Ärmel ihres T-Shirts an einem Ast hängen. Ich war unmittelbar hinter ihr, als sie sich mit einer ruckartigen Bewegung von dem Ast befreite und dieser blitzartig zurückschnellte – direkt in mein linkes Auge. Die Schmerzen wurden immer schlimmer und eine Freundin fuhr mich ins nächstgelegene Krankenhaus. Der behandelnde Arzt, der kein Augenspezialist war und lediglich mit einer handelsüblichen Taschenlampe in meinem Auge herumleuchtete, diagnostizierte dass meine Schmerzen nur aus dem Schock resultierten, und mein Auge von den ganzen Tränen etwas überreizt sei. Mit einem Schmerzmittel und Augentropfen ließ er mich gehen. Nachts wachte ich dann, als die Wirkung des Medikaments langsam nachließ, mit sehr starken Schmerzen auf. Es fühlte sich an, als würden etwa 1000 Nadeln in meinem Auge stecken. Meine Augen hörten nicht mehr auf zu tränen, und ich musste sie geschlossen halten, weil jede Bewegung der Pupillen die Schmerzen ins schier Unermessliche vergrößerte. Ich schlief in dieser Nacht so gut wie gar nicht und am nächsten Morgen brachte man mich in die nächstgelegene Augenklinik ins etwa 100 km entfernte Locarno.

Der dortige Fachmann erkannte, dass meine Hornhaut gerissen war, er salbte mein Auge, verband es und gab mir sehr starke Schmerzmittel mit, die mich für die folgenden Tage sedierten. Mein anderes Auge musste ich ebenfalls geschlossen halten, weil man aufgrund eines Reflexes stets beide Augen gleichzeitig bewegt, auch wenn eines geschlossen ist. Für den Heilungsprozess wäre es sehr nützlich, dass das Auge möglichst wenig bewegt würde. Somit war ich blind und die nächsten Tage völlig außer Gefecht gesetzt. Ich war voll und ganz auf die Hilfe anderer angewiesen und verschlief sogar meinen 21. Geburtstag am folgenden Tag. Täglich mussten wir nach Locarno zur Kontrolle fahren, was für mich jedes Mal eine schreckliche Tortur war, bis schließlich einige Tage später der Verband abgenommen werden konnte und ich wieder sah. Eine kleine Stelle sei zwar noch nicht zugewachsen, aber das würde sich in den nächsten Tagen geben, versicherte mir der Arzt. Den Rest des Urlaubs verbrachte ich also wieder sehend, wenn ich auch tagsüber eine Sonnenbrille tragen musste, da ich recht lichtempfindlich war.

Etwa zwei Wochen später verbrachte ich einen weiteren Urlaub gemeinsam mit einer Freundin. In einer Nacht wachte ich dann von einem mir noch sehr gut bekannten Schmerz auf. Ich wusste sofort, dass die Hornhaut erneut gerissen war ...

Auch in den folgenden Wochen und Monaten hatte ich immer wieder, gerade nachts oder morgens, das Problem, dass, wenn ich im Halbschlaf meine Augen rieb, eine kleine Stelle aufging. Dies bedeutete jedes Mal, dass ich für etwa eine halbe oder eine Stunde sehr starke Schmerzen hatte, solange, bis die Stelle wieder zuheilte. In dieser Zeit konnte ich nichts anderes machen, als darauf zu warten, dass meine Augen aufhören würden zu tränen und der Schmerz endlich nachließe. Zusätzlich begleitete mich stets die Angst, dass die Stelle am Auge nicht von alleine zuheilen würde. Doch selbst wenn die Stelle zuheilte, bedeutete das jedes Mal für mich, dass ich den ganzen Tag über Probleme mit dem Auge hatte. Ich konsultierte in dieser Zeit mehrere Ärzte, die alle nicht so genau wussten, was sie an diesem Zustand ändern könnten.

An einem Morgen im Mai 2002 wachte ich früh morgens mit großen Schmerzen auf. Ich bekam mein linkes Auge nicht auf und beide Augen wollten nicht mehr zu tränen aufhören. Ich wartete die übliche halbe Stunde, in der Hoffnung, dass mein Auge sich wieder erholen würde – doch vergebens.

Eine Freundin brachte mich dann sofort ins Krankenhaus, wo ich, nach diversen schmerzhaften Untersuchungen, bei vollem Bewusstsein am Auge operiert wurde. Die Ärztin schabte mit einem

Skalpell meine komplette Hornhaut ab, damit diese sich neu bilden und nahtlos zusammenwachsen könne. Ich verbrachte insgesamt fast eine Woche mit verbundenen Augen im Krankenhaus. Zweimal am Tag bekam ich unter Schmerzen einen neuen Salbenverband, den Rest des Tages schlief ich durch die starken Schmerzmittel fast komplett durch. Es dauerte keine drei Monate und ich hatte auch mit der nachgewachsenen Hornhaut wieder Probleme. Dieses Mal fuhr mich mein Vater zunächst in eine andere Augenklinik. Dort setzte man mir eine Kontaktlinse ohne Stärke ins Auge, um die offene Stelle meiner Hornhaut vor meinem Augenlid zu schützen. Doch der Effekt war lediglich, dass ich am nächsten Morgen mein Auge, das über Nacht völlig zugeschwollen war, gar nicht mehr öffnen konnte. Aus diesem Grund wurde ich erneut ins Krankenhaus eingeliefert. Zunächst wurde meine Hornhaut wiederum abgeschabt, doch am darauffolgenden Tag entschieden die Ärzte, zusätzlich zur Abschabung zu »sticheln«, das heißt, der Arzt machte rund um meine Linse kleine Nadelstiche, damit sich Narbengewebe bilden und die Hornhaut besser auf dem Epithel haften würde.

Juni 2003: Ich fuhr als Helferin mit auf eine Tagung in Polen. Am zweiten Morgen wachte ich dann nach einer recht kurzen Nacht auf und hatte sehr starke Probleme mit meinem Auge. Ich zog eine dunkle Sonnenbrille auf, um nach draußen zu gehen, aber ich merkte schon sehr bald, dass das auch nichts half. Den ganzen Tag verbrachte ich in einem abgedunkelten Zimmer, salbte immer wieder mein Auge ein. Zwar konnte ich mein Auge aufmachen und auch unter Tränen sehen, aber ich hatte doch relativ starke Schmerzen.

Abends kam dann Bernhard Trenkle auf mich zu und ich erzählte ihm die Kurzfassung meiner Geschichte. Er bot mir an, eine Schmerzhypnose durchzuführen, damit ich einerseits besser schlafen könne und andererseits die Schmerzen mich nicht noch weitere Tage außer Gefecht setzen würden.

Die Hypnosesitzung

Vor Beginn der Hypnose stellte ich der Patientin am Bett noch einmal einige ergänzende Fragen. Von ihren Medikamenten beschrieb mir die Patientin ihre entzündungshemmende Augensalbe als hilfreich. Sie habe auch kurz vor der Seminarwoche in Polen noch einmal eine Augenentzündung gehabt und Augenbewegungen seien schmerzhaft gewesen. Die Augen seien momentan lichtempfindlich und auch Rauch sei unangenehm. Morgens im Halbschlaf ertappe sie sich immer wieder dabei, dass sie sich in den Augen reibe und das sei nicht gut.

Ich fragte sie, wie sie das Behandlungsziel definieren würde. Eigentlich hatte ich das Ziel für die Hypnose-Behandlung gemeint, als Antwort bekam ich jedoch: »Einen Arzt finden, der mir so helfen kann, dass die Hornhautverletzung nicht mehr aufgehen kann.«

Auf meine Nachfrage bezüglich eines Zieles für diese Hypnosesitzung antwortete sie: »Dass meine Schmerzen weggehen und ich normal schauen kann.«

Vorbereitende Worte

Du kannst dich in deinem Bett in eine bequeme Position legen, eine Position gut zum Entspannen und späteren Einschlafen. Wann immer du willst, kannst du in eine noch bequemere Position gehen. Und wenn wir später das Zimmer verlassen, kannst du noch angenehmer, noch bequemer und noch tiefer entspannt in einen angenehmen erholsamen Schlaf gehen.

Ein Teil von dir kann aus beruflichem Interesse zuhören und ein anderer Teil sich voll auf deine unmittelbaren körperlichen Ziele konzentrieren.

Wann immer meine Stimme von außen hilfreiche Bilder anbietet, kannst du diesen Bildern folgen, wann immer du bessere eigene Bilder hast, folge deinen eigenen Bildern und meine Stimme kann dann zeitweise wie ein Stimme oder eine Musik im Radio sein, du hörst diese Stimme wie eine Begleitmusik und wenn eine wichtige Nachricht kommt, die Lieblingsmusik gerade gespielt wird, kannst du wieder mehr zuhören und dann wieder mehr und mehr in deine Bilder eintauchen ...

1. Suggestion mit dem Ziel, dass sie sich nicht mehr am kranken Auge reibt plus ergänzende Suggestionen in Richtung Heilung

Und wann immer du einen Impuls in deiner linken Hand in Richtung linkes Auge haben wirst: Dieser Impuls wird sich auf deine rechte Hand übertragen, dein rechter Arm wird sich heben und deine rechte Hand wird sanft dein rechtes Auge berühren, sanft darüber streichen. Sanft über dein rechtes Auge streichen denn in diesem Auge ist das Modell gespeichert, in welche Richtung dein linkes Auge heilen kann. Dein Körper kann sich dabei jedes Mal an das Gefühl eines gesunden Auges erinnern. Zwei Jahrzehnte Erinnerungen an das Gefühl, wie ein gesundes Auge sich anfühlt, so gesund und so normal, dass man sich bewusst gar nicht so besonders erinnert ... aber dein Unbewusstes hat dieses Gefühl gespeichert und auch dein linkes Auge hat sich über Jahrzehnte so normal angefühlt, dass man sich bewusst kaum daran erinnern kann ... und dieses Wissen, ein Auge im gesunden Zustand, ist in deinem Körper gespeichert ...

Und jedes Mal wenn dein linker Arm und deine linke Hand einen Impuls in Richtung linkes Auge hat: Dieser Impuls wird sich auf die rechte Hand, den rechten Arm übertragen und dabei wird das Wissen in Richtung Gesundung aktiviert werden ...

Und sagt man nicht, dass nach einigen Monaten und nach einigen Jahren sich ohnehin alle Zellen im Körper erneuert haben, nach einem inneren Bauplan, alles reorganisiert sich immer wieder entsprechend diesem inneren Bauplan und im Rahmen dieser natürlichen Neuorganisation: dein linkes Auge kann sich wieder mehr und mehr in Richtung Heilung und Gesundung entwickeln ...

2. Suggestion in Richtung Schmerzreduktion und Schmerzausschaltung

Und wann immer du Schmerzen verspürst, die keine unmittelbare Signalfunktion haben, kannst du dich darauf konzentrieren, dass es immer im Körper einen Punkt gibt, der sich relativ am wohlsten fühlt, und du kannst diesen Punkt finden und dich darauf konzentrieren, und mit jedem Einatmen kann sich dieser Punkt, der sich am wohlsten im Körper fühlt, etwas ausdehnen, und mit jedem Ausatmen kann jegliche Anspannung und jeglicher Schmerz, der keine Signalfunktion hat, durchs rechte Bein abfliessen und sich damit auflösen, und mit jedem Einatmen wird sich dieses Wohlempfinden von diesem einen Punkt mehr und mehr ausbreiten ...

3. Suggestion: Erinnerung an die Wirkung der Augensalbe

Und wann immer es nötig ist, kannst du dir im Halbschlaf oder im Traum vorstellen, etwas von dieser wohltuenden Augensalbe in dein Auge zu tun und dich dabei sehr genau – sehr real – an diese wohltuende Wirkung der Augensalbe erinnern. Im Traum, in der Vorstellung etwas Salbe und dann dich entspannt und konzentriert erinnern, was ist das Erste, was du fühlst, sobald du die Salbe im Auge hast, was spürst du dann als Nächstes, und dann als Nächstes, wohltuende Wirkungen dieser Salbe, dich Schritt für Schritt erinnern ...

4. Suggestion: Verkürzen und Reduzieren der REM-Schlafphasen, die mit schnellen Augenbewegungen verbunden sind

Und diese verschiedenen Schlafphasen ... immer wieder REM-Schlafphasen, in denen wir unsere Erlebnisse verarbeiten. Und nun beim

Einschlafen kannst du dich darauf konzentrieren: für diese Nacht und vielleicht die nächsten beiden Nächte nur das Allernötigste träumen ... Jeder von uns hat länger zurückliegende Ereignisse, die in den Träumen auftauchen und du kannst nun beim Einschlafen dein Unbewusstes bitten, nur das Allernotwendigste zu träumen ... alles andere aufzuschieben ...

Und wenn es nötig ist, etwas im Traum zu verarbeiten, wenn überhaupt träumen – in deinen Träumen kann eine objektiv kurze Zeit subjektiv sehr lange erlebt werden und deswegen kann alles, was geträumt werden muss, in objektiv kurzer Zeit subjektiv sehr lange erlebt werden, und gleich darauf können die Augen wieder zur Ruhe kommen, eine Tiefschlafphase, eine regenerierende Tiefschlafphase ...

5. Suggestion: Regenerieren und Stärken der körpereigenen Abwehr
Und in diesen Tiefschlafphasen kann sich dein Körper regenerieren, die körpereigene Abwehr kann sich erholen und dann diese erholten Abwehrkräfte gezielt und gebündelt auf diese relativ kleine Stelle in deinem Körper richten und dort die Entzündungen abbauen und alles kann dabei mehr und mehr in Richtung Gesundung gehen ...

Beenden der Sitzung und Überleiten in den Schlaf
Und so kannst du jetzt mehr und mehr einschlafen und alle Suggestionen können von deinem Unbewussten selbstständig und eigenständig umgesetzt werden.

Und wann immer deine linke Hand einen Impuls verspürt: dieser Impuls wird sich auf die rechte Hand übertragen und mehr und mehr in Richtung Gesundheit, Richtung Heilung und dabei immer wieder ein erholsamer tiefer Schlaf und alles was momentan einmal stört, wird dich dann gleich wieder umso tiefer in einen erholsamen Schlaf führen und so werden wir ganz allmählich das Zimmer verlassen und du kannst gut und sicher schlafen ...

Nachbetrachtung und Reflexion

Ich erinnere mich noch gut an mein eigenes Erstaunen beim Frühstück am nächsten Morgen, als ich auch bei mehrfachem genauem Hinsehen nichts mehr von dem Malheur wenige Stunden zuvor sehen konnte.

Mit den Worten der Patientin in ihrem schriftlichen Bericht ein halbes Jahr nach der Sitzung:

»Nun habe ich seit diesem Vorfall im Juni kaum noch Beschwerden gehabt und meinem Auge geht es relativ gut. Ich war, als ich wieder zu Hause war, beim Augenarzt, der nur feststellen konnte, dass meine Hornhaut wieder einigermaßen verheilt sei.«

Was waren meine Überlegungen für die Hypnosesitzung, und was hat hier gewirkt?

Hauptziel meines Vorgehens war es, dem entzündeten Auge einen möglichst großen Schonraum zu verschaffen.

Hypnotische Suggestionen sollen immer positiv sein. Daher war es nicht möglich zu suggerieren: »Reibe nicht in deinem entzündeten Auge.« Stattdessen versuchte ich, den Impuls, im kranken Auge zu reiben, auf die andere Körperseite zu verlagern. Diese Suggestion – wie auch die anderen Suggestionen – wurde in der realen Sitzung häufiger wiederholt als es aus dem obigen Hypnosetext hervorgeht, und sie wurde von der Patientin anscheinend umgesetzt, denn auch am nächsten Morgen als ich sie nach dem Befinden fragte, griff sie mit der rechten Hand unwillkürlich an das gesunde Auge und streichelte sanft darüber, wie es ihr suggeriert worden war. Erst als ich sie darauf aufmerksam machte, erinnerte sie sich schwach an meine Suggestionen und erkannte, dass sie soeben unbewusst den posthypnotischen Suggestionen gefolgt war.

Ein zweiter ergänzender Versuch, Augenbewegungen zu reduzieren bezog sich auf die suggestive Beeinflussung von Schlafphasen und den damit verbunden Einsatz des Trancephänomens Zeitverzerrung. Ob dies bei der überraschenden Heilung eine zusätzliche Rolle gespielt hat, kann niemand sagen. Dazu hätte man die Behandlung in einem Schlaflabor durchführen müssen. Ich habe eigene selbsthypnotische und selbstsuggestive Erfahrungen mit dem Beeinflussen von Schlafphasen. Ob das empirisch bereits einmal überprüft wurde, ist mir allerdings nicht bekannt. Es wäre einen Versuch wert, im Labor zu überprüfen, ob dies tatsächlich möglich ist. Milton Erickson hat jedenfalls eine Reihe von faszinierenden Experimenten zu hypnotischer Zeitverzerrung und Träumen durchgeführt, die es nicht unmöglich erscheinen lassen, in dieser Form den Heilungsprozess zu unterstützen (vgl. Rossi 2015).

Der Rest waren bei Hypnosetherapeuten bekannte Techniken, um Schmerz zu reduzieren oder auszublenden, die körpereigene Abwehr zu stärken und den Heilungsprozess zu unterstützen.

Wie hat es sich weiter entwickelt?

9 Monate später

Die Patientin war außer jenem Arztbesuch kurz nach ihrer Rückkehr neun Monate lang bei keinem Augenarzt mehr gewesen. Sie hatte jedoch den Eindruck, nachts manchmal ungünstig auf den Knöcheln ihrer Hand zu liegen und damit Druck auf das Auge auszuüben. Manchmal würde das Auge morgens etwas spannen.

Als sie beruflich in Süddeutschland war wünschte sie sich eine weitere Hypnosesitzung. Dabei wurde ihr suggeriert, dass sie nachts mit ihrem »inneren Wächter« die Schlafhaltung überwachen und diese völlig automatisch korrigieren könne.

Eine der Suggestionen der ersten Sitzung im Hinblick auf das Modell, das in ihrem gesunden Auge gespeichert sei und das sie zur weiteren Heilung benutzen könne, wurde wiederholt.

Das ganze traumatische Ereignis könne mehr und mehr abgeschlossen werden und hinter ihr liegen und allenfalls noch als wertvolle Lernerfahrung für ihr weiteres Berufsleben als Therapeutin dienen.

20 Monate später

20 Monate später war ich anlässlich eines Einführungsseminars in Klinische Hypnose in der Gegend, in der die junge Kollegin lebt. Sie kam ins Seminar und berichtete, dass sie weiterhin keine Probleme habe. Im Rahmen des Seminars fand dann eine weitere Stabilisierungssitzung statt.

2012 stellte ich diesen Fall im Rahmen meines Hauptvortrags auf der 19. Internationalen Hypnosekonferenz in Bremen vor. Zuvor hatte ich die Patientin noch einmal angerufen und festgestellt, dass seit über neun Jahren kein Problem an diesem Auge mehr aufgetreten war.

Abschließende Bemerkungen

Es ist immer wieder erstaunlich, welches Selbstheilungspotenzial in einem Körper steckt und wie dies hier in einer Nacht in beachtlichem Umfang aktiviert werden konnte. Der Hypnotiseur und die Hypnose haben nur die Rahmenbedingungen geschaffen und verändert, die Heilung wurde von der Patientin selbst bewerkstelligt. Deshalb ist es angebracht, sie als Mitarbeiterin, als Koautorin dieses Artikels zu bezeichnen.

Wäre ich derselben Situation in Deutschland begegnet, hätte ich ohne Frage die betroffene Kollegin sofort in eine Augenklinik gefahren und hätte mich niemals mit Hypnose an diesem Fall versucht. Der Fall zeigt jedoch auch, dass ein in Hypnose ausgebildeter Augenarzt oder ein anderer in Hypnose ausgebildeter Arzt oder Psychologe in einem Klinikum dieser Patientin mit großer Wahrscheinlichkeit einen langen Leidensweg hätte ersparen können, wenn gleich zu Beginn über hypnotische Suggestionen verhindert worden wäre, dass die Patientin sich in den Augen reibt oder die Augen auf andere Art unnötig gereizt werden.

In einer hypnotischen Trance wäre es der Patientin von Anfang an leichter gefallen, ihre Augen ruhig zu halten und sich dabei in entspanntem und schmerzarmem Zustand auf den Heilungsprozess zu konzentrieren.

Reflektiert man die Kosten, die während der mehr als zweijährigen medizinischen Behandlung der Patientin verursacht wurden, und zieht man in Betracht, dass die Hypnosebehandlung etwa 25 Minuten plus eine zweite Sitzung gedauert hat, kann man auch die ökonomische Relevanz einer konsequenteren Integration von Hypnose in Medizin und Psychotherapie erahnen.[25]

Interessant ist in dieser Hinsicht auch der nun folgende Fall.

Ein Dorn im Auge

In einem Hypnose-Seminar spricht mich eine Kollegin auf die oben beschriebene Heilung eines chronifizierten Hornhautrisses an und fragt mich, ob ich mit ihr im Workshop im Rahmen einer Demonstrationstherapie arbeiten könne. Sie habe ein ähnliches Problem.

Sie berichtet, dass sie irgendwann ein Kratzen im Auge gehabt habe. Sie sei von einem Augenarzt zum nächsten gepilgert, und alle hätten sie untersucht und gesagt: »Sie bilden sich das ein – da ist nichts.«

Schließlich habe eine junge Augenärztin gesehen, dass sie eine gar winzige Spitze eines Brombeerdorns in ihrer Hornhaut stecken hatte und dieser Minidorn das kratzende Gefühl verursachte.

25 Diese junge Kollegin wurde später in der Sendung »Rätselhafte Heilungen« vom ARD-Redakteur Joachim Faulstich interviewt und dabei fiel auch mein Name – als für diese rätselhafte Heilung über Nacht Verantwortlicher. Diese Sendung wurde mehrfach im Fernsehen wiederholt. Daraufhin haben sich immer mal wieder Patienten mit Augenerkrankungen ähnlicher Art bei mir gemeldet.

Diese junge Augenärztin hatte offensichtlich sehr gute Augen – allerdings nicht genügend Berufserfahrung. Sie schabte die Hornhaut ab, um den Dorn zu entfernen, anstatt zu versuchen, diesen »herauszuschrauben« oder spitz herauszuziehen. Die Folge ist, dass, da nachts keine Tränenflüssigkeit produziert wird, nun jede Nacht das Augenlid an der verletzten Stelle der Hornhaut festklebt. Die Kollegin hat also jeden Morgen Schmerzen, bis sie mithilfe von Augentropfen irgendwie ihr Auge vom Lid befreien kann. Sie ist damit wiederum bei vielen Ärzten gewesen und keiner fand eine Lösung. Einer dieser Ärzte sagte ihr: »Sie, manchmal ›sympathisiert‹ in solchen Fällen sogar das gesunde Auge.« Und was passierte? Ab dem nächsten Morgen klebten bei dieser Patienten jede Nacht beide Augenlider an der Hornhaut fest und mussten unter Schmerzen morgens wieder befreit werden.

Dies demonstriert allerdings auch eine hohe Suggestibilität meiner Kollegin, die wiederum für die hypnotische Behandlung hilfreich ist.

Wir machen also eine Hypnose im Rahmen dieses Workshops. Ich erzähle in Trance die komplette Behandlung des chronifizierten Hornhautrisses der jungen Studentin (s. o), füge aber noch ein weiteres Element hinzu, indem ich von Forschungsergebnissen erzähle, die ich vor langen Jahren im *Brain & Mind Bulletin* gelesen habe. Dort sei berichtet worden, dass es gelungen sei, aus der Tränenflüssigkeit zu bestimmen, ob es sich um Freudentränen, Trauertränen oder Tränen der Wut handele. Damals sei auch spekuliert worden, ob über Tränen wirklich Stoffe aus dem Gehirn gespült würden und dadurch nach dem Weinen dieses Ruhegefühl eintrete. Danach suggeriere ich der Patientin in etwa Folgendes: »Und du kannst dich ab jetzt jede Nacht an besondere Kinofilme erinnern. Wobei weder mein Bewusstes noch dein Bewusstes vermutlich eine Idee haben kann, ob Freudentränen besser heilen als Trauertränen oder Wuttränen. Manchmal schauen wir ja Filme und wir schämen uns, dass wir Tränen in den Augen haben wegen so eines Kitsch-Filmes. Jedenfalls kannst du dich ab jetzt immer mal wieder im Verlauf der Nacht in den Traumphasen an besondere Filme erinnern und über diese Filme kann deine Tränenproduktion angeregt werden, du kannst dich auch erinnern an reale Trauerfälle und Beerdigungen und an andere Dinge, die es zu betrauern gab ... du kannst deinen ganzen Schatz an Erinnerungen nutzen, um immer wieder in kurzen nächtlichen Momenten lange innere Träume zu produzieren, die Tränen produzieren.«

Der Effekt ist ähnlich erstaunlich wie im ersten hier beschriebenen Fall. Die Kollegin schickt mir anfangs täglich E-Mails. Im Rahmen einer E-Mail über berufliche Probleme schreibt sie mir am ersten Tag:

»... ich weiß nicht, aber es wäre vielleicht ganz interessant ... für dich zu erfahren, dass ich die letzte Nacht ohne Bepanthen-Salbe im Auge verbracht habe und es sich bis jetzt noch nicht extrem gemeldet hat. Leichtes Kratzen im Innenwinkel. Nicht rot. Heute zweiter Versuch.«

2. Tag:

»Guten Morgen!

Kleiner Zwischenbericht. Zweite Nacht ohne Bepanthen. (Die Frisur hält. Drei Wetter Taft.) Ich kann morgens sowie zwischendurch nachts, die Augen auch ganz plötzlich aufreißen, ohne Schmerzen zu haben (sonst öffnete ich nur langsam und vorsichtig und in letzter Zeit oftmals trotz Salbe mit Schmerzen die Augen). Auge nur ein ganz bisschen rötlich, fällt nur auf, wenn man drauf achtet, und gestern Abend durch lange PC-Arbeit leicht ansatzweises Reibungsgefühl. (Ich erinnere mich ein bisschen, dass du Ericksons Zeitungsartikel, die er nachts schrieb, erwähntest in der Trance, und ich stellte amüsiert fest, dass ich blinzeln muss, wenn ich daran denke.)

Ich wache zwischenher mehrmals auf, das scheint aber nicht zu stören (was ich komisch finde, normalerweise ärgere ich mich dann, dass ich nicht durchschlafe, und fühle mich gerädert). Auch fühle ich mich erholter morgens, innerlich friedlich, sag ich mal, und der Wecker reißt mich nicht irgendwo raus; es ist, als wüsste ich dann bereits, dass er bald klingelt.

Wie auch immer ... es scheint ja zu funktionieren.«

3. Tag:

»Guten Morgen, Bernhard!

Zwischenbericht 3: Heute bisschen Augenschmerz beim Aufwachen, bin auch nicht wach geworden heute Nacht zwischendurch. Ob das mit dem Kutscher zu tun hat, dessen Zettel ich mir nicht nur metaphorisch unter's Kissen gelegt hab? Allerdings war mein Auge andererseits robust genug, um über Nacht offenbar einen Rest Wimperntusche zu ertragen, den ich heute früh herausfischen konnte. Denke trotzdem nicht, dass der Schmerz damit zu tun hatte, da eben auch das fehlende Erwachen war, und ich mich nicht ganz so gelassen und friedfertig fühle heute wie die letzten Tage.«

4. Tag:

»Das Auge brannte beim Öffnen bisschen, aber wieder viel PC, außerdem seit Sonntag weder Salbe noch Tropfen. So lang ging das noch nie gut das letzte Jahr.«

Weitere 4 Tage später:

»Ich weiß ja nun wirklich nicht, was du mir alles in der Trance erzählt hast, aber es hatte noch einen Nebeneffekt, der mir zunächst gar nicht so aufgefallen ist: ich habe seitdem nicht einmal das Asthmaspray benutzen brauchen. Erst, nachdem ich routinemäßig manchmal danach griff und dabei merkte ›Nö, warum? Krieg doch Luft‹, fiel es mir auf.

Auge nur bisschen trocken, dadurch leichtes Reibungsgefühl, aber noch immer o. k. Schlafe nachts aber wieder durch, wache nicht mehr auf, um ungestört weiterzuschlafen. Es hat mir ja nichts ausgemacht. Es war sogar fast angenehm, zu meiner Überraschung.«

Noch mal weitere 10 Tage später:

»Heute Morgen leider noch mal Augenprobleme gehabt, sie klebten fest, musste die Augenlider mit den Fingern hochschieben. Aber es ist nichts aufgerissen, nur leichter Trockenheitsschmerz, aber sonst o. k. Hab allerdings auch verschlafen. War meine ›Traumarbeit‹ nicht auf einen Zeitraum von 6–7 Stunden ausgelegt? Diesmal waren es eher 5. Ob es daran lag? Bin aber die zwei letzten Wochen auch ab und an mal wach geworden und zwischendurch war's ja auch o. k. …«

Weitere 8 Wochen später:

»Nach Langem noch mal ein Augenbericht: Nachdem mich die letzten vier Tage eine Erkältung mit übler Bronchitis geplättet hatte und ich drei Tage fast nichts tun konnte, außer zu schlafen, geht es mir jetzt schon wieder erstaunlich gut, für die Kürze der Zeit und die Heftigkeit der Erkältung. Atemwege und Augen fühlten sich oft sehr trocken an, jeder Atemzug schmerzte, doch die Augen überstanden es unbeschadet, sogar ohne Hypnose-CD. Zwar taten sie manchmal grippeartig von innen her weh, aber es kam trotz eines zuweilen auftretenden Trockenheitsgefühls nicht im Geringsten zu den gefürchteten Hornhautrissen. Blieb alles heil und ganz.

Eigentlich wollte ich mich hypnotisieren gegen die blöde Erkältung, bin aber jedes Mal gleich eingeschlafen, kam nie zu irgendwelchen Suggestionen, hat mich ja so grummelig geärgert. Naja, vielleicht brauchte ich die Zeit und Ruhe einfach mal.«

Ein halbes Jahr später kamen nochmals Berichte, dass die Augen auch die Heuschnupfenzeit mit allergischen Reaktionen unbeschadet überstanden hatten.

Insgesamt ist es in beiden Fällen auch für mich als erfahrener Hypnosetherapeut erstaunlich, dass trotz dieser langen Chronifizierungen mit jeweils nur einer Sitzung nachhaltige Heilungen bewirkt werden konnten.

Literatur

Ebell, H. u. H. Schukall (Hrsg.) (2004): Warum therapeutische Hypnose? Fallgeschichten aus der Praxis von Ärzten und Psychotherapeuten. München u. a. (Pflaum).

Rossi, E. L. (Hrsg.) (2015): Gesammelte Schriften von Milton H. Erickson, Bd. 3: Die Veränderung sensorischer, perzeptueller und psychophysiologischer Prozesse durch Hypnose, Abschnitt IV: Zeitverzerrung. Heidelberg (Carl-Auer), S. 302–408.

Die Krokodil-Trance – Hypnotherapeutische Behandlung von Zähneknirschen

Bruxismus ist ein Symptom, das mir meist beiläufig oder im Rahmen von Behandlungen anderer Symptome begegnet ist. In einem meiner Einführungsseminare in Klinische Hypnose wollte ich die sieben Schritte der Tranceinduktion nach Steve und Carol Lankton demonstrieren. Ich fragte nach Kollegen mit überschaubaren therapeutischen Zielen, da ich primär die Technik der Tranceinduktion zeigen wollte, ohne zu viel Zeit auf ein Erstgespräch zu verwenden.

Ein Kollege meldete sich. Er habe ein so starkes nächtliches Zähneknirschen, dass er separat schlafen müsse. Da dieses Knirschen so starke Geräusche verursache, weigere sich seine Frau nämlich, mit ihm in einem Zimmer zu schlafen.

Im therapeutischen Teil dieser kurzen Demonstrationstrance arbeitete ich mit der Krokodil-Geschichte, die ich in der Arbeit mit einigen Bruxismus-Patienten über die Jahre entwickelte hatte.

Diese Geschichte berücksichtigt, dass in der Hypnotherapie positive Suggestionen gegeben werden. Suggestionen mit Negationen sind nicht sinnvoll. Die Suggestion »Bitte denken Sie jetzt beim Lesen dieses Satzes auf keinen Fall an rosa Elefanten. Ansonsten ist jeder Gedanke und jedes Bild erlaubt. Es gibt nur eine Regel: Denken Sie nicht an rosa Elefanten« ist kontraproduktiv. Niemand hat zu Beginn dieses Artikels an rosa Elefanten gedacht, aber das Verbot, daran zu denken, bringt natürlich sofort rosa Elefanten ins Blickfeld. Genauso können wir auch nicht suggerieren: »Du spürst jetzt keine Schmerzen«. Mit dieser Suggestion fokussieren wir auf den Schmerz.

Natürlich wäre die Suggestion »du wirst in Zukunft nicht mehr knirschen« nicht sehr hilfreich und produktiv. Diese Grundüberlegung wird sich in der folgenden Krokodil-Geschichte widerspiegeln. Nach Induktion einer Trance erzähle ich die folgende Geschichte:

> ... und so ein Krokodil ... Was viele nicht wissen ... Krokodile haben eine sehr disproportionale Muskulatur. Die Muskulatur zum Öffnen des gefährlichen Mauls ist unglaublich schwach. Diese Muskulatur reicht gerade mal zum Öffnen. Aber mit einem einfachen Bindfaden kann man einem ausgewachsenen, gefährlichen Krokodil das Maul

> zubinden. An anderer Stelle im Internet finden sich sogar Hinweise, dass dafür schon ein schwaches Gummiband reicht. Die Muskulatur zum Öffnen ist unglaublich schwach. Aber die Muskulatur zum Zusammenbeißen ist schrecklich stark, extrem ausgebildet. Da gibt es wenig Chance für ein Beutetier zu entrinnen. Und nun ... bei Leuten mit wochenlanger Erfahrung, monate- oder gar jahrelanger Erfahrung im Knirschen besteht ebenfalls eine disproportionale Muskulatur. Die Muskulatur zum Zubeißen wird ständig trainiert, und die Muskulatur zum Öffnen ist viel schwächer ausgebildet. Von daher, Sie können sich ab jetzt darauf konzentrieren, die Muskulatur zum Öffnen zu trainieren ... oder: wann immer in Zukunft ein Impuls entsteht, mit den Zähnen zuzubeißen, wird sich dieser Impuls umkehren, Sie werden die gegenläufige Muskulatur trainieren. Sie werden den Unterkiefer nach unten ziehen. Sie können mehr und mehr immer früher erspüren und erkennen lernen – mitten in der Nacht, im Tagtraum oder auch beim Einschlafen – immer früher erkennen, wann Sie zubeißen wollen, und mehr und mehr wird sich stattdessen der Unterkiefer gegenläufig nach unten bewegen. Durch dieses Trainieren der gegenläufigen Muskulatur können sich Spannungen abbauen, auflösen, und die Dinge können mehr und mehr ins Gleichgewicht kommen.

Der Kollege kam acht Wochen später zum zweiten Seminar des Curriculums und berichtete, dass das Knirschen völlig verschwunden sei.

Vom langen Gesicht

Manchmal füge ich noch die folgende Passage an.

> ... und dieses Trainieren der gegenläufigen Muskulatur ... Sie können sich auch vorstellen, wie Ihr Gesicht länger und länger wird ... durch das Herunterziehen des Unterkiefers wird Ihr Gesicht länger ... und können Sie mehr und mehr erfahren, wie Sie mit einem immer längeren und längeren Gesicht immer besser und besser aussehen werden. Und je länger Sie das trainieren, desto mehr können Sie erfahren, mit einem »langen« Gesicht immer besser auszusehen.

Über die Jahre habe ich den Eindruck gewonnen, dass mit den Zähnen knirschende Menschen eher sehr loyal ihrer Familie gegenüber sind. Darunter sind vor allem viele Frauen, die in ihren Familien- und Lebenskontexten sehr viel Verantwortung übernehmen. Diese »verbissene« Verantwortlichkeit führt nach meinem Eindruck zu sichtbaren Verspannungen in der Wangenmuskulatur. Das zeigt sich meist in einer Art von »Pausbäckigkeit«. Nach meiner Beobachtung führt eine erfolgreiche Behandlung des Bruxismus dann wirklich zu einem längeren Gesicht. Die Pausbäckigkeit löst sich auf, und die Klienten sehen, nach meinem Eindruck, durch diese Entspannung mit einem »langen Gesicht« paradoxerweise besser aus.

Längere Choronifizierung

Über das Erfolgserlebnis dieses Seminarteilnehmers wurde mir dann eine Klientin überwiesen, die seit über zehn Jahren knirschte und bei der vorher nichts geholfen hatte. Auch diese Klientin kam dann in eines meiner Seminare und ich arbeitete mit ihr.

Vier Wochen später kam eine E-Mail:

»Lieber Herr Trenkle,
ich war Ihre ›Demo-Patientin‹ wegen meines Zähneknirschens und war sehr beeindruckt von Ihrer Art der Hypnotherapie! [...]

Ich habe danach ca. 10 Tage gar nicht mehr geknirscht, jetzt merke ich aber seit einigen Tagen morgens wieder eine starke Verspannung der Kiefermuskeln. Der Gedanke an das Krokodil reicht nicht mehr. Und da Sie in unserem Telefonat vor der Sitzung von einem eventuellen »Nachrüsten« sprachen, möchte ich gerne darauf zurückkommen und Sie fragen, ob es möglich wäre, dass Sie mich noch einmal behandeln. Das wäre wunderbar, weil ich das Gefühl habe, dass diese Methode mir entspricht und mir als einzige wirklich hilft. Ich richte mich da gerne ganz nach Ihnen! [...]

Mit ganz herzlichen Grüßen«

Bei diesem zweiten Termin erzählte mir die Klientin noch mal ausführlicher, dass sie schon vor über 30 Jahren mit Anfang 20 solche Symptome gehabt habe. Die Ursache sah sie im plötzlichen Tod ihres Lebensgefährten. Es habe auch immer wieder Phasen ohne dieses Knirschen gegeben. Die letzten zehn Jahre sei es allerdings relativ stark, und es habe auch viele Todesfälle in ihrem Umfeld gegeben. Ihre Mutter, zu der sie ein sehr intensives Verhältnis habe, werde vermutlich auch in den nächsten Monaten versterben. Sie gab mir noch einige weitere Informationen über ihre Familie.

Dann machte ich mit ihr, wie von ihr gewünscht, die Krokodil-Trance noch einmal mit Aufnahmegerät, sodass sie das zu Hause regelmäßig anhören könnte. Da auch bei dieser Klientin die von mir oft konstatierte große Verantwortlichkeit in Bezug auf ihre Mutter erkennbar war, flocht ich noch weitere Geschichten in die Trance ein. Diese Geschichten zielten darauf, ihre Beziehungen innerhalb der Familie zu reflektieren und das eine oder andere vielleicht verzeihend abschließen zu können.

Drei Geschichten – in jeder Beziehung relevant

Zwei Wölfe
Ein alter Cherokee-Indianer unterrichtet seinen Enkelsohn über das Leben. Er erzählt ihm Geschichten. Viele Geschichten. Geschichten aus der Zeit als es noch keine Bücher gab. Geschichten, mit denen die alte Generation die junge Generation über das Leben unterrichtet. Erfahrungen, wertvolle Erfahrungen. Verpackt in Geschichten.

Darunter ist eine besondere Geschichte, die den Enkelsohn sehr betroffen macht. Der Opa sagt nämlich plötzlich:

»Ein Kampf ist in mir. Ein schrecklicher Kampf und es ist der Kampf zweier Wölfe. Der eine der Wölfe ist schlecht. Er ist ärgerlich, neidisch, gierig, arrogant, selbstmitleidig, schuldig, nachtragend, fühlt sich minderwertig, lügt, hat einen falschen Stolz und ist überheblich, er ist egozentrisch. Der andere ist gut. Er ist voller Freude, friedlich, liebevoll, hoffnungsvoll, ernsthaft, bescheiden, freundlich, wohlwollend, empathisch, großzügig, wahrhaftig, voller Mitgefühl und glaubt an sich und die anderen. Diese beiden Wölfe kämpfen einen schrecklichen Kampf in mir.«

Der Enkelsohn ist ganz betroffen über die beiden Wölfe, die im Opa kämpfen. Dann fügt der Opa noch an: «Diese beiden Wölfe kämpfen auch in dir, und in jedem anderen Menschen auch.«

Der Enkelsohn schweigt lange und muss über die Geschichte nachdenken. Lange kann er nicht mehr reden. Schließlich findet er die Sprache wieder und fragt: »Ja, aber Opa? Opa, welcher Wolf gewinnt?«

»Der, den du fütterst«, antwortet der Opa.

Der Käfig im Kopf
Ein Freund erzählte mir mal eine interessante Geschichte aus seiner Heimatstadt Münster: Im Zweiten Weltkrieg wurde die Stadt bombardiert. Dabei wurden auch die Vogelvolieren von großen Raubvö-

geln getroffen und zerfetzt. Die überlebenden Vögel flogen in Panik davon. Nach einigen Stunden kehrten sie wieder zurück und flogen auf den alten Bahnen in den nicht mehr vorhanden Käfigen. Einige Tage später wurden die Käfige wieder repariert, und die Vögel waren wieder gefangen.

Eigentlich hätten sie jetzt das Leben eines stolzen und freien Raubvogels führen können, aber wie will so ein Vogel erkennen, dass alte Beschränkungen nicht mehr da sind und dabei immer und immer und wieder und wieder auf den alten Bahnen fliegen?? (Der letzte Halbsatz »und wieder und wieder auf den alten Bahnen fliegen??« wurde durch die Betonung deutlich als Frage markiert.)

Zwei Brüder
Es waren einmal zwei Brüder. In alten Zeiten, in denen es noch kein elektrisches Licht gab. Die beiden bewirtschafteten gemeinsam einen Bauernhof. Die Leute in dem Dorf redeten oft über die beiden. »Das kann eigentlich nicht gut gehen mit diesen beiden«, das war die einhellige Meinung. Der eine der Brüder war unverheiratet und kannte nur die Arbeit. Heute würde man sagen, er sei ein Workaholic. Er arbeitete tagaus und tagein, von Montag bis Sonntag, von morgens bis abends, kein Urlaub, keine Freizeit. Der andere Bruder war lebensfroh. »Lieber Feste feiern als feste arbeiten« war sein Lebensmotto. Er war verheiratet und hatte drei Kinder. Morgens mal länger im Bett bleiben, abends sich früher abseilen, Urlaube, Partys. Die Leute redeten oft über die beiden: Der eine arbeitet nur, und der andere feiert doch recht häufig.

Es war im November. Die Zeit nach dem Erntedank.

Der verheiratete Bruder liegt im Bett und findet keinen Schlaf. Sehr ungewöhnlich für ihn. Er kann sonst immer schlafen. Selbst auf Kindergeburtstagen mitten im Trubel konnte er bisher immer schlafen. Seine Frau wundert sich, dass er immer noch wach ist. Er sieht das ganze Jahr mit Frühling und Sommer und die Erntezeit. Es war wirklich ein gutes Jahr: eine gute Kartoffelernte, eine gute Obsternte und eine gute Getreideernte. Er sieht vor sich das ganze Jahr. Im Frühjahr das Pflügen, das Eggen, das Düngen, das Aussäen, Bäume schneiden, neue Bäume setzen usw. Er erinnert sich an das furchtbare Unwetter am Wochenende. Er selbst war im Nachbarort auf dem Volksfest, wie viele andere auch, und sah aus der Ferne, wie das Unwetter im Heimatort wütete. Sein Bruder war wie immer zu Hause und hatte das Unwetter kommen sehen. Er stützte in Windeseile die Obstbäume ab, er zimmerte gar noch auf die Schnelle einige zusätzliche Stützen, und so rettete er nicht nur die Obsternte, auch die Bäume blieben auf ihrem Gelände weitgehend unversehrt.

Es war ein gutes Jahr. Nur: er kann keinen Schlaf finden. Er hat immer wieder einen merkwürdigen Satz im Kopf: »Es liegt am Fifty-Fifty, es liegt am Fifty-Fifty.« Anfangs kann er mit diesem Gedanken gar nichts anfangen. Je länger er jedoch wach liegt, desto mehr und mehr dämmert es ihm. »Wir haben alles geteilt: fifty-fifty, halbe-halbe: das Winterobst, das Getreide und die Kartoffeln.«

Das lässt ihm keine Ruhe: fifty-fifty. Aber sein Bruder hat schließlich unendlich viel mehr gearbeitet. Der hatte keinen Urlaub, keinen Sonntag und keinen Feiertag und keine abendlichen Tanzpartys. »Ich selbst war so oft im Urlaub und abwesend, und mein Bruder hat nur gearbeitet und gearbeitet.«

Er steht auf und tastet sich im Dunkeln an seine Arbeitskleider. Im Mondlicht geht er in Richtung Lagerkeller und schleppt im Dunkeln viele Kisten mit Winterobst in den Bereich seines Bruders. Dasselbe macht er mit den Kartoffeln. Dann geht er auf den Getreidespeicher und schleift viele Säcke mit Getreide in den Bereich seines Bruders.

Zufrieden geht er zurück ins Bett. Er hat das Gefühl: So, jetzt ist alles stimmig. Er muss in diesem Moment nicht einmal einschlafen. Zeit spielt irgendwie keine Rolle. Er weiß am nächsten Morgen nicht mehr, ob er dann eine lange Zeit daliegt, und sie kommt ihm kurz vor, oder ist es eine kurze Zeit, und die kommt ihm lang vor. Er hat Momente ohne Wünsche, ohne Interessen und ohne Bedürfnisse. Er ist einfach nur da, ohne Wünsche, ohne Interessen und ohne Bedürfnisse. Er muss dann irgendwann eingeschlafen sein. Ein tiefer erholsamer ruhiger Schlaf.

Was er nicht wissen kann: In derselben Nacht kann auch sein arbeitsamer Bruder keinen Schlaf finden. Auch er wälzt sich im Bett. Er denkt über sein Leben nach: Sollte ich nicht mal heiraten? Aber welche Frau macht mein Leben wohl mit? Außerdem habe ich keine Zeit, eine Frau kennenzulernen. Ich bin ja immer nur bei der Arbeit. Bin ich jetzt schon so verrückt, dass ich nicht mehr schlafen kann, wenn es nach der Ernte mal weniger zu arbeiten gibt? Auch er sieht das ganze Jahr vor sich. Das Pflügen, das Vorbereiten der Felder, die Aussaat, das Pflegen der Bäume, neue Bäume pflanzen und vieles andere. Dieses Unwetter, bei dem er als Einziger im Dorf nicht auf dem großen Volksfest im Nachbarort war und dadurch die Obsternte retten konnte und ihre Bäume weitgehend unversehrt blieben. Und immer dieser Satz im Kopf: »Es liegt am Fifty-Fifty, es liegt am Fifty-Fifty.« Anfangs hat er keine Idee, warum ihm ständig dieser Satz im Kopf ist. Später in der Nacht dämmert ihm: »Ja klar, wir haben alles geteilt: fifty-fifty, halbe-halbe. Das Winterobst, die Kartoffeln, das Getreide, alles halbe-halbe.«

Das lässt ihm mehr und mehr keine Ruhe. Auch er steht auf und sucht in der Dunkelheit seine Arbeitskleider. Er macht sich auf in Richtung Keller. Er murmelt vor sich hin: »Mein Bruder hat Frau, mein Bruder hat Kinder. Ich bin alleinstehend. Da kann ich mir ja nicht im Ernst einfach die Hälfte davon wegnehmen. Das ist nicht fair unter Brüdern.« Und so geht er in die Keller und auf die Speicher und schleppt viele Kisten mit Winterobst und viele Säcke mit Kartoffeln in den Bereich seines Bruders. Dasselbe macht er mit dem Getreide. Zurück im Bett wird er immer ruhiger und ruhiger. Er muss nicht einmal einschlafen. Er weiß am nächsten Morgen nicht mehr, ob er eine lange Zeit wach im Bett lag, und sie kam ihm kurz vor, oder ob es eher eine kurze Zeit war, und die kam ihm lang vor. Zeit spielt keine Rolle. Einfach nur da sein. Ohne Wünsche, ohne Interessen, ohne Bedürfnisse, irgendwo, ohne Zeit und ohne Raum. Irgendwann eingeschlafen. Ein tiefer erholsamer Schlaf.

Gegen Morgen dann dieser interessante Traum. Die innere Stimme spricht mehrfach denselben Satz: »Schau weit voraus auf den Punkt, von dem aus du zurückschaust.« Das hört er mehrfach. »Schau weit voraus auf den Punkt, von dem aus du zurückschaust.«

Plötzlich weit voraus in der Zukunft. An einem wichtigen Ziel. Ein wichtiges Lebensziel ist erreicht. Und er ist so zufrieden, so glücklich, so gelassen, so ruhig. Ein wirklich wichtiges Ziel. Und in diesem Traum: Er kann den ganzen Weg sehen, der zu diesem wichtigen Ziel führt. Mit allen Etappen, Umwegen, Abkürzungen, Sackgassen. Und so glücklich an diesem Ziel. Nach dem Aufwachen erinnert er sich nur noch daran: Ich war an einem wichtigen Ziel und habe den Weg gesehen. Er denkt sich: Auch der längste Weg beginnt mit dem ersten Schritt.

Am Morgen ... die beiden Brüder ... Beide wundern sich: Keller voll und Speicher voll. Typische Bauernbrüder. Reden nicht viel. Sie wundern sich. Der eine prüft seine Arbeitskleidung: Ja, da sind die Spuren der nächtlichen Arbeit, ich habe es nicht geträumt. Und trotzdem der eigene Keller voll. Der andere findet die Schleifspuren auf dem Speicher, richtig, da wurden doch heute Nacht die Getreidesäcke von mir rüber geschleift und trotzdem – mein Speicher ist voll, merkwürdig. Unerklärlich. Wirklich unerklärlich? Bei beiden Jahr für Jahr die Keller voll, die Speicher voll. Und das ganze Jahr für Jahr, kommt Februar nach Januar, wird's neue Jahr wie's alte war ... Kommt Februar nach Januar, wird's neue Jahr wie's alte war? (Die Wiederholung dieser lustigen Bauernregel wird beim zweiten Mal am Schluss deutlich als Frage betont. Dies wirkt in Richtung indirekte Suggestion, die Dinge zu verändern.)

Fünf Jahre später habe ich anlässlich dieses Artikels per E-Mail versucht zu erfahren, wie der weitere Verlauf gewesen ist und leider keine Antwort bekommen.

Die zweite Sitzung ist trotzdem typisch für die Arbeit mit Bruxismus-Klienten. Wegen der weiten Anfahrt der Klientin hatte ich in diesem Fall allerdings versucht, mehrere Themen in eine einzige längere Hypnosesitzung zu packen. Das ergab für sie die Chance, diese Sitzung immer wieder zu Hause anzuhören.

4 Selbsthypnose

Medizinische Hypnose und Selbsthypnose in der Rolle des Patienten – Lernerfahrungen

Einleitung

Das Ziel dieses Artikels ist es, die Möglichkeiten von Hypnose und hypnotischer Kommunikation in medizinischen Behandlungssituationen aus der Doppelperspektive des Patienten und des Hypnoseexperten zu reflektieren.

Mein erstes Hypnoseseminar habe ich im Januar 1979 besucht, und seit etwa 1981 benutze ich Hypnose selbst als Therapeut. Meine Erfahrung mit medizinischen Behandlungen unter Hypnose begann auch schon in den frühen 1980er-Jahren. Ich lernte dabei viel – nicht nur als Hypnotherapeut an einem Universitätsklinikum arbeitend, sondern auch von Zeit zu Zeit als Patient.

Meine vielfältigen Erfahrungen mit Hypnose und Selbsthypnose während medizinischer Behandlungen und Prozeduren ergaben immer wieder Möglichkeiten zu reflektieren, was in solchen Situationen geschieht, etwa bei Wurzelbehandlungen, kieferchirurgischen Eingriffen oder beim Zähneziehen. Dazu zählen aber auch spezielle Situationen, wie zum Beispiel die, als ich mich nach einem Rasenmäherunfall in der Notaufnahme einer chirurgischen Universitätsklinik wiederfand.

Meine ersten überraschenden Erfahrungen als Patient

Mein erstes Erlebnis mit medizinischer Hypnose hatte ich in einem Workshop, den ich Anfang der 1980er-Jahre zusammen mit Gunther Schmidt organisierte. Von dieser mehrtägigen Veranstaltung war ein Tag der zahnärztlichen Hypnose gewidmet. An diesem – meines Wissens – ersten Workshop zur zahnärztlichen Hypnose in Deutschland nahmen damals nur wenige Zahnärzte teil, darunter auch mein eigener Zahnarzt. Marc Lehrer und Deborah Ross aus Santa Cruz, Kalifornien waren unsere Lehrer. Während einer Gruppeninduktion induzierten sie eine Armlevitation und hypnotische Anästhesie in dem Arm und der Hand. Dieses Erlebnis war nicht wirklich überzeugend für mich und auch nicht für andere im Workshop. Mein subjektives

Erleben war: Wenn ich wirklich will, kann ich diesen Arm jederzeit wieder herunternehmen. Ebenso war die Schmerzreduktion alles andere als wirklich überzeugend.

Die beiden Workshop-Leiter behaupteten, dies wäre in einer tatsächlich relevanten Situation anders.

Wenige Wochen später – nur Tage vor einer geplanten Urlaubsreise mit unseren Kindern – bekam ich Zahnschmerzen. Mein Zahnarzt machte eine provisorische Füllung, um die Entzündung zur Ruhe kommen zu lassen. Er meinte, ich solle unmittelbar nach dem dreiwöchigen Urlaub kommen, damit er den Zahn endgültig sanieren könne. Nach dem Urlaub lag da allerdings ein riesiger Stapel an Post, der zu bearbeiten war. Das war eine gute Entschuldigung, nicht sofort zum Zahnarzt zu gehen; auch vier Wochen nach dem Urlaub nicht und sogar vier Monate danach – es gab wirklich viel zu tun. Der Zahn tat ja auch nicht weh. Nach acht Monaten bekam ich von einer Minute auf die nächste schwerste Zahnschmerzen. Ich fühlte jeden Pulsschlag in diesem Zahn. Plötzlich hatte ich Zeit für meinen Zahnarzt.

Der war ziemlich ärgerlich darüber, dass ich die provisorische Füllung so lange in meinem Zahn gelassen hatte, ohne ihn zu konsultieren. Dann stellte er mir eine sehr unerwartete Frage: »Möchtest du eine Spritze oder mit Hypnose?« Auf diese Frage war ich nicht vorbereitet gewesen und steckte nun in einem wirklichen Dilemma. Auf der einen Seite versuchte ich schon lange, den Zahnarzt zu überzeugen, dass er Hypnose lernen sollte, und auf der anderen Seite stand die Angst vor der nun folgenden unangenehmen Zahnbehandlung. Es war ein innerer Kampf zwischen Angst und Ehre. Die Ehre gewann schließlich knapp mit 5:4: »Natürlich mit Hypnose«, hörte ich mich selbst sagen. Aber ich hatte nicht realisiert, dass der Zahnarzt Selbsthypnose meinte. Er dachte wohl: »Er ist doch der Hypnose-Experte.« So begann er einfach mit seiner Arbeit, ohne mir Zeit zu lassen.

Ich erinnere mich noch, dass im Behandlungszimmer an der Decke zufällig ein kleiner schwarzer Fleck war. Ich fokussierte also auf diesen Fleck und hoffte verzweifelt, dass mein Unbewusstes irgendwie wissen würde, wie ich diese Situation selbsthypnotisch beherrschen könnte. Schlagartig ging ich in eine sehr tiefe Trance. Irgendwie bekam ich noch entfernt mit, was der Zahnarzt tat und wie er mich behandelte. Er konnte nach einiger Zeit nicht glauben, dass ich so absolut relaxed und regungslos bzw. stocksteif dalag. Er fragte mich: »Kannst du etwas von der Zahnbehandlung spüren?« Ich selbst dachte, dass ich diese Frage nickend beantwortet hätte, aber das hat er offenbar nicht wahrgenommen. Dann hörte ich ihn sagen: »Dieser Zahn muss tot sein, der Nerv ist nicht mehr aktiv.« Da bewegte ich mich klarer, um anzuzeigen, dass ich noch was spürte. Der Zahnarzt testete dies und als ich wegen des plötzlichen Schmerzes zuckte, war er überzeugt. Er führte die Wurzelbehandlung und Zahnsanierung fort.

Als ich mich nach Ende der Behandlung reorientierte, fühlte es sich so an, als käme ich aus einer ganz anderen Welt zurück. Bis heute war dies eine der tiefsten Tranceerfahrungen meines Lebens.

Lernerfahrung

Es scheint eine intuitive Kenntnis über Trance und Trancestadien zu geben, die schlagartig aktiviert oder abgerufen werden kann. Falls nötig, können wir unvermittelt in tiefe Trancezustände gehen – auch ohne elaborierte lange Tranceinduktionen.

Was wir Hypnose nennen, ist das Utilisieren und Aktivieren von Phänomenen, die in der menschlichen Natur angelegt sind. Falls »notwendig« können tiefe Trancephänomene ganz natürlich von alleine, ohne hypnotische Induktion ausgelöst werden. »Notwendig« steht deshalb in Anführungszeichen, weil dieses Wort aus »Not« und »wenden« zusammengesetzt ist. Solche Phänomene werden sich manchmal in Demonstrationshypnosen nicht zeigen, solange sie keine wirklich medizinische oder psychotherapeutische Relevanz in der gegebenen Situation haben.

Weitere Zahnbehandlungen

Inzwischen habe ich viele Zahnbehandlungen ausschließlich unter Hypnose durchführen lassen, ohne jegliche chemische Anästhesie: Ersetzen aller Amalgamfüllungen durch Gold, Parodontosebehandlung, Elektrotom-Behandlung, damit sich das Zahnfleisch näher um die Zähne schließt, Ziehen von drei Weisheitszähnen in einer Sitzung. Mein Zahnarzt war Albrecht Schmierer. Er wurde später zu einem der großen Pioniere der zahnärztlichen Hypnose in der Welt.

Vor einer dieser Behandlungssitzungen erzählte mir Albrecht Schmierer mit leuchtenden Augen von einem Motorradurlaub in der Karibik. Da meldete sich in mir ein kleines Neidgefühl, dass er sich als Zahnarzt so eine tolle teure Reise leisten konnte und ich als armer Psychologe nicht. Albrecht begann dann die Behandlung. Während der Hypnoseinduktion sagte er: »Das Geräusch des langsamen Bohrers kann sein wie das Geräusch eines schweren Motorrades, und der langsame Bohrer kann klingen wie das Singen exotischer Vögel.« Eigentlich keine schlechte Idee, aber ich war dafür der falsche Patient. Ich selbst hatte volle 13 Jahre an Universitäten studiert und mit zwei Diplomen abgeschlossen. Und ich hatte einen drei Jahre jüngeren Bruder, der Automechaniker gelernt hatte. Natürlich hatte mein Bruder früh Motorräder und Autos, die für mich, den »ewigen« Studenten, unerreichbar waren. Da verlief in diesem Moment so etwas wie eine »Neid-Affektbrücke« von Albrecht zu meinem Bruder. Ich hasste diese Technik mit »langsamer Bohrer gleich schweres Motorrad«. Gute Technik – falscher Patient. Allerdings arbeitete Albrecht einfach an meinen Zähnen, und ich modifizierte sehr schnell sein Bild mit dem Motorrad, sodass es für mich stimmiger wurde. Ich begann, die Behandlungsgeräusche in moderne Minimal Music im Stil von Philip Glass zu verwandeln. Das war stimmiger und besser für mich.

Später habe ich Albrecht gesagt: »Eigentlich hätte ich es bevorzugt, wenn du in etwa Folgendes gesagt hättest: ›Wann immer meine angebotenen Vorstellungsbilder und Metaphern für dich passend sind, nimm meine Worte und meine Bilder. Wann immer du bessere eigene Bilder und Worte hast, nimm deine eigenen Worte und Bilder, und meine Stimme kann dann eher zu einer Begleitmusik im Hintergrund werden. Wie eine Musik, die man beiläufig im Autoradio hört oder aus dem Nebenzimmer. Musik, die man hört und irgendwie auch nicht hört.‹« Ich erklärte ihm, dass mir das geholfen hätte, seine Bilder mit dem Motorrad und den exotischen Vögeln schneller meinen Bedürfnissen entsprechend zu modifizieren.

Lernerfahrung

Die Klienten modifizieren die Worte des Hypnotherapeuten und passen sie ihren inneren Bedürfnissen entsprechend an. Wenn man diese Modifikationsmöglichkeit während der Tranceinduktion aktiv anbietet, macht man es dem Klienten wie auch dem Therapeuten bzw. Arzt selbst leichter.

Behandlungsunterbrechungen für diagnostische Maßnahmen

Bei einer Zahnbehandlung versuchte Albrecht, mich zu reorientieren, damit eine Röntgenaufnahme gemacht werden könnte. Ich hatte in dem Moment große Widerstände gegen diese Reorientierung. Ich fühlte mich einfach zu gut und zu komfortabel in meiner Trance. Und – ich hatte Zweifel, ob ich danach wieder in diesen angenehmen Zustand würde kommen können. Deshalb war ich nur teilweise reorientiert. Ich war kaum in der Lage zu gehen. Zwei Personen links und rechts von mir versuchten, mich zu stabilisieren und zu halten, damit ich den Röntgenraum erreichte.

Lernerfahrung

Danach sagte ich zu Albrecht: »Ich glaube, wenn du mir irgend so etwas wie das Folgende gesagt hättest, dann hätte ich mich gerne und leicht reorientiert: ›Du kannst jetzt diesen schönen tiefen Trancezustand in der Erinnerung speichern. Und dann kannst du dich teilweise reorientieren, nur teilweise, sodass du in den Röntgenraum gehen kannst. Du wirst in diesem angenehmen Trancezustand bleiben und dich nur in insoweit reorientieren, dass du zum Röntgenraum gehen kannst. Und danach, sobald du mit deinem Körper diesen Zahnarztstuhl wieder berühren wirst, dann wirst du in denselben tiefen angenehmen Trancezustand zurückkehren und noch tiefer und noch angenehmer. So – und jetzt – teilweise reorientieren.‹«

Eine FAQ: Was ist, wenn sich der Klient während einer medizinischen Behandlung selbst reorientiert?

Nach meiner eigenen Erfahrung gibt es für einen Patienten während einer Behandlung absolut keine Motivation, sich zu reorientieren. Im Gegenteil hat sogar der Hypnotherapeut/Arzt eher Probleme den Patienten zeitweise zu reorientieren, so wie ich es selbst bei Albrecht Schmierer in Bezug auf diese Röntgenaufnahme erlebt habe.

Einmal allerdings, als der Zahnarzt meine alten Amalgamfüllungen herausgenommen hat, lag auf meinem Zungenrücken relativ weit hinten ein großes Amalgamstück. Die Zahnarzthelferin, die all diese Dinge absaugen sollte, hatte es offensichtlich übersehen. Also reorientierte ich mich recht schnell und zeigte mit dem Zeigefinger, dass sie das schnell absaugen sollte, weil es beinahe hinten runtergerutscht wäre. Meine Motivation war, das Blei aus dem Körper zu bekommen, und nun drohte ein großes Stück in meinen Magen zu gelangen.

Lernerfahrung

Wenn eine wirkliche relevante Notwendigkeit besteht, wird der Patient sich rasch reorientieren können. Wenn dies nicht der Fall ist, ist die Wahrscheinlichkeit gering, dass sich ein Patient während einer medizinischen Behandlung aus der Trance reorientiert.

Heute mit Hypnose? – Entschuldigung, nein danke!

Wenige Tage vor meinem Sommerurlaub hatte ich einen Behandlungstermin bei Albrecht Schmierer. Am gesamten Oberkiefer sollten die alten Amalgamfüllungen entfernt und durch Gold ersetzt werden. Geplant waren dafür drei bis vier Stunden. Ich war absolut erschöpft, nervös, gereizt und in schlechter Stimmung, weil ich die letzten Tage irgendwie versucht hatte, noch alles zu regeln, bevor wir für drei Wochen in Urlaub fahren wollten.

In dieser Stimmung sah ich mich absolut außerstande, die Konzentration aufzubringen, um den Stress und den Schmerz während der langen Zahnbehandlung zu kontrollieren. So sagte ich zu Albrecht: »Sorry, ich kann das heute nicht.« Er erwiderte: »Das ist unmöglich. Du bist der einzige Patient für den ganzen Vormittag. Wer soll das bezahlen?« Plötzlich verstand ich, was ich in einem Buch von Josephine Hilgard gelesen hatte. Dort stand, man solle nicht enttäuscht sein, wenn ein Kind oder ein Jugendlicher nach mehreren medizinischen Eingriffen unter Hypnose eines Tages plötzlich doch nach einer Spritze verlangt.

Schließlich willigte ich doch in diese lange Behandlung ein. Nach einiger Zeit fand ich mich in einer der tiefsten und schönsten Trancen wieder, die ich jemals erlebt hatte. Der Faktor Zeit schien nicht zu existieren. Nach 3 Stunden und 40 Minuten war ich erfrischt und in bester Laune. In dieser Stimmung investierte ich eine Menge Geld in viele CDs in einem sehr guten Musikgeschäft, das nur 100 m von der Zahnarztpraxis entfernt lag.

Lernerfahrung

Verweigert ein Patient nach vorausgegangenen erfolgreichen Behandlungen eine Behandlung unter Hypnose, heißt das nicht, dass mit den früheren Behandlungen etwas nicht in Ordnung war. Es ist wahrscheinlicher, dass der Patient sich an diesem Tag in einer speziellen Stimmung befindet, die mit einer Behandlung in Trance inkompatibel ist.

Der Patient kommt schon in einem prähypnotischen Zustand in die Praxis, der sich utilisieren lässt

Nach all der umfangreichen zahnärztlichen Arbeit mit Goldfüllungen und Parodontosebehandlung, eröffnete mir Albrecht Schmierer: »Einer der Weisheitszähne ist kariös. Der sitzt so ungünstig, da komme ich nicht ran, den kann ich nicht reparieren, den müssen wir ohnehin ziehen. Und nachdem jetzt alles so schön saniert ist, empfehle ich dir, die anderen beiden verbliebenen Weisheitszähne auch gleich zu ziehen. Die sitzen alle so, dass du sie nicht richtig pflegen kannst. Damit wäre die gesamte Sanierung auf perfekte Art abgeschlossen.«

Das war eine schockierende und beängstigende Botschaft. Zähne ziehen war seit meiner Kindheit nicht gerade mit positiven Erinnerungen belegt. Dann fragte Albrecht noch, ob er die ganze Prozedur filmen dürfe, da er ein Handbuch der zahnärztlichen Hypnose plane.

Die Idee des Mitfilmens akzeptierte ich spontan. Ich dachte mir: Beide wollen wir zeigen, dass es funktioniert. Wir werden beide viel konzentrierter bei der Sache sein als ohne Filmteam. Allerdings kam ich in den Wochen vor diesem Eingriff mehr und mehr in Stress. Ich hatte Zweifel, ob so etwas auch unter Hypnose gelingen kann. Heimlich konsultierte ich einen anderen bekannten Hypnose-Zahnarzt. Der beruhigte mich etwas, aber meine Ängste blieben. Ich wusste bis zum Schluss nicht, ob ich nicht besser anrufen und sagen sollte: »Ich bin nicht feige, ich bin nur stärker als der Held in mir.«

In der Nacht vor dem Zähneziehen hatte ich einen intensiven Traum. Ich erinnerte mich an ein Zähneziehen in meiner Kindheit, mit einer Äthernarkose. Der einzige Zahnarzt des Heimatdorfes hatte im Stockwerk über uns gewohnt. Eines Sonntags hatte er mir auf dem elterlichen Küchentisch einen Zahn gezogen. Dazu hatte er eine kurze Äthernarkose benutzt. In meinem Traum erinnerte ich mich sehr lebendig an diese Situation und auch an den Traum, den ich in der Narkose hatte. Gleichzeitig analysierte ich das ganze Geschehen aus psychologischer Sicht. Ich war fasziniert davon, mich an einen Traum aus meiner Kindheit zu erinnern. So fasste ich einen Plan: Morgen beim Zähneziehen werde ich mich mental in diese alte Äthernarkose zurückorientieren, und dann kann mir nichts passieren. Es war der komplexeste Mehrebenentraum, den ich je hatte.

Die Bahnfahrt am nächsten Morgen dauerte 1 Stunde und 40 Minuten, und dann hatte ich noch 15 Minuten zu Fuß in die zahnärztliche Praxis. Während der ganzen Zeit habe ich mich auf die Suggestion konzentriert: Sobald du den Zahnarztstuhl berühren wirst, wirst du in eine tiefe, tiefe Trance gehen. In der Praxis setzte ich mich ins Wartezimmer und verweigerte jedes Gespräch, ich wollte auf mein Ziel »schnelle tiefe Trance« fokussiert bleiben.

Das Behandlungszimmer war beeindruckend. Zwei riesige Fernsehkameras waren aufgebaut. An jeder Kamera ein Kameramann und ein dazugehöriger Tonmann. Wie geplant legte ich mich in den Zahnarztstuhl und ging in eine tiefe Trance. Albrecht und seine Frau Gudrun begannen mit einer Doppelinduktion, gleichzeitig sprechend. Es ging gerade los, da stoppte plötzlich einer der Kameraleute das Geschehen: »Mist, meine Kamera geht nicht! Wir fahren schnell zu Sony und schauen nach einer Ersatzkamera.«

Nun war es acht Uhr morgens, das heißt Berufsverkehr in Stuttgart. Es war also klar, dass es mindestens eine Stunde dauern würde, bis die Kameraleute wieder zurück wären. Ich blieb im Zahnarztstuhl sitzen und begann, mit Albrecht Fachfragen zu diskutieren, dann sprachen wir über unsere Freunde und Kollegen und schließlich erzählten wir uns die neuesten Witze. Irgendwie hatte ich vergessen, dass gleich Zähne gezogen würden. Schließlich kamen die Kameraleute nach langer Pause zurück. Das Wartezimmer war voller Patienten, deren Behandlungen ebenfalls für den Lehrfilm im Drehplan standen. Inzwischen lagen die Dreharbeiten weit hinter dem ursprünglichen Fahrplan zurück. Albrecht begann recht schnell mit seiner Tranceinduktion. Er war ja daran gewöhnt, dass Bernhard Trenkle schnell und tief in Trance gehen kann. Das dachte ich auch. Aber durch dieses 90-minütige Reden und Witzeerzählen hatte ich meine gute prähypnotische Vorbereitung aufgelöst. Ich kam nicht so schnell und sicher in Trance, wie ich mir das vorgenommen hatte. Es war letztlich ertragbar, aber schmerzhafter als alles, was ich von den bisherigen Zahnbehandlungen kannte.

Lernerfahrung

Patienten, die zu einer wichtigen medizinischen oder psychotherapeutischen Behandlung kommen, sind innerlich oft zur sofortigen Behandlung bereit. Reden und Witze erzählen kann diese prähypnotische Vorbereitung stören. Es ist daher weise, auf Anzeichen zu achten, die diese innere Bereitschaft signalisieren, und dann unmittelbar mit der Behandlung zu beginnen.

Die Heilprozesse sind durch Hypnose beschleunigt

Am Vormittag wurden mir also die drei Zähne gezogen und am Nachmittag habe ich schon wieder mit Klienten in meiner Praxis gearbeitet. Zur Feier des Tages bin ich abends mit meiner Frau in ein Gourmetlokal zum Essen gegangen. Ich hatte keine Schmerzen und keine Schwellungen. Der schnelle Heilungsprozess war erstaunlich.

Später nach einem Rasenmäherunfall mit nachfolgender Notoperation hatte ich ein ähnliches Erlebnis: keine Schmerzen und keine nachoperativen Beschwerden. Dieses Erlebnis beschreibe ich weiter unten in diesem Artikel.

Lernerfahrung

Medizinische Maßnahmen unter Hypnose – anstatt chemischer Anästhesie – scheinen die Heilungsprozesse zu beschleunigen. Es treten weniger Schwellungen und Nachbeschwerden auf. Im Hinblick auf die geringeren Schmerzen und Beschwerden ist es daher sinnvoll, dem Patienten zu empfehlen, sich trotzdem zu schonen und sich nicht allzu sorglos zu belasten.

Arbeit mit direkten autoritären Techniken oder mit indirekt-permissiven Techniken

Etwa zwei Jahre nach dem Ziehen meiner drei Weisheitszähne in einer Sitzung, präsentierte Albrecht Schmierer auf der Jahrestagung der M. E. G. einen neuen Workshop: »Die Turboinduktion«. Wir hatten schon vorher davon gehört, dass unsere zahnärztlichen Kollegen eine sehr schnelle Induktionstechnik entwickelt und »Turboinduktion« genannt hätten. Albrecht demonstrierte diese sehr autoritär-direktive Methode, die auch Elemente von überraschender Überrumpelung beinhaltete. Danach übten wir das in Kleingruppen. Es war beeindruckend, wie schnell diese Hypnosetechnik funktionierte und zu profunden Trancezuständen führte.

Auf dem Heimweg nahmen mich Albrecht und Gudrun Schmierer in ihrem Auto mit. Während der Fahrt sagte ich zu Albrecht: »Um ehrlich zu sein, vor dem Zähneziehen damals hatte ich eine sehr große Angst. Insgeheim hatte ich irgendwie darauf gehofft, dass du so eine schnelle Methode wie diese Turboinduktion einsetzen würdest – eine Technik, die ich nicht kannte und bei der du die Sache resolut in die Hand genommen hättest.«

Albrecht schmunzelte und wandte sich an seine Frau Gudrun: »Hast du das gehört? Ich hab das damals gesagt. Aber du warst der Meinung, dass er ein Ericksonianer ist und wir deswegen mit indirekten Suggestion arbeiten sollten.«

Später nahm ich an einem Workshop von Sandy Sylvester aus den USA teil. Sie unterrichtete medizinische Hypnose und ihre Erfahrungen damit. Einer der Teilnehmer fragte: »Aber in welcher Situation empfiehlst du denn jetzt, mit indirekter Kommunikation zu arbeiten und wann direktiv und eher autoritär?«

Die Antwort von Sandy Sylvester war elegant: »In einer guten Hypnose sagt der Hypnotherapeut das, was die innere Stimme des Patienten in diesem Moment gerne hören will.«

Lernerfahrung

In angstbesetzten medizinischen Situationen können direkt-autoritäre Ansätze indiziert sein. Das ist speziell in Notfallsituationen sinnvoll und in Situationen, in denen der Patient auf das »handwerkliche« Können des Arztes vertrauen muss.

Atherom-Operationen

Schon drei Mal benötigte ich chirurgische Hilfe, um Atherome – auch Grützbeutel genannt – entfernen zu lassen. Das erste Mal in Heidelberg fand ich einen Arzt, der ein intuitives Genie im Umlenken der Aufmerksamkeit war. Seit seiner Kindheit kannte er den Professor des Universitätsklinikums, an dem ich arbeitete, und er wusste wirklich viel über ihn, z. B. kannte er den Spitznamen, den mein Professor in seiner Schulzeit gehabt hatte. Er erzählte mir so interessante Dinge und vor allem immer so präzise »getimt«, dass ich nicht in der Lage war, auf die Operation zu achten.

Viele Jahre später stand mir diese Prozedur wieder bevor. Gleich fünf Atherome am Kopf waren zu entfernen. Ich entschied mich, dies mit Selbsthypnose zu tun bzw. mit einer Hypnoseaufnahme von Albrecht Schmierer, die ich von meinen Zahnbehandlungen bereits kannte. Der Chirurg wollte sich auf dieses Experiment mit Selbsthypnose und ohne chemische Anästhesie zuerst nicht einlassen. Dann hat es ihn aber doch interessiert. Es wurde für mich allerdings eine schwierige Erfahrung. Der Chirurg war so ängstlich und so zögerlich, dass er mir ständig kontraproduktive Suggestionen gab, wie etwa:

»Haben Sie wirklich keine Schmerzen? Soll ich nicht doch spritzen? Halten Sie es noch aus?« Plötzlich jedoch waren der Chirurg und auch seine beiden Assistentinnen ruhig – angenehm ruhig. Sie arbeiteten schweigend weiter, was für mich sehr angenehm war.

Als die fünf Atherome entfernt waren und ich mich reorientiert hatte, begann der Chirurg sofort, zu mir zu sprechen: »Das war ja vielleicht gespenstisch. Ich konnte auch die Stimme auf dieser Aufnahme vom Kopfhörer mithören. Und da wurde plötzlich so etwas gesagt wie: ›An Ihren blutzuführenden Gefäßen sitzt ein großes Rad. Sie nehmen das Rad fest in Ihre Hände und drehen langsam nach rechts zu. Das wird den Blutzufluss unterbrechen, und das wird das Bluten stoppen.‹« Der Arzt fügte an: »Sie, und dann hat es an allen Wunden gleichzeitig zu bluten aufgehört. Das kann doch nicht sein! Das war wirklich gespenstisch.«

Dann wollte er von mir wissen, wie so etwas funktioniert. Sein Wartezimmer war vergessen, und ich hielt ungefähr 40 Minuten lang einen Kurzvortrag über Hypnose. Ich erklärte ihm, dass er natürlich genauso wie ich wisse, dass da nirgends ein großes Rad sitzt, an dem man drehen kann. Es ist nur klar, dass es einen blutstillenden (blut*fluss*stillenden) Mechanismus über Adrenalin und die Muskulatur an den Gefäßen gibt, den er als Arzt besser kennt als ich, und dass dieser Körpermechanismus in hypnotischer Trance über Bilder wie das große Rad angesprochen werden kann. Was für mich noch interessant war, ist, dass ich keinerlei Erinnerungen an diese blutstillenden Suggestionen hatte. Da hatte ich eine Amnesie.

Lernerfahrung

Wenn man mittels selbsthypnotischer Techniken in medizinische Behandlungssituationen geht, ist ein Minimum an Hypnoseausbildung bei den behandelnden Ärzten von Vorteil. Es ist zumindest gut, einige wenige unterstützenden Worte zu hören, wie beispielsweise »sehr gut, das machen Sie sehr gut«. Ebenso kann ich aus meiner eigenen Erfahrung sagen, dass Körperkontakt, wie etwa eine Hand auf der Schulter des Patienten, als sehr angenehm und unterstützend empfunden wird. Falls das Behandlungsteam keinerlei hypnotische Vorerfahrung hat, ist es besser, darum zu bitten, dass während der Behandlung so wenig wie möglich gesprochen werde.

Der Rasenmäherunfall

Einige Jahre später hatte ich einen Unfall mit einem Rasenmäher. Dabei hätte ich beinahe meinen rechten Fuß zerstört. Durch viel Glück hatte ich nur einen offenen Bruch und einen Trümmerbruch am großen Zeh. Der allerdings war stark beschädigt.

Viele Jahre zuvor hatte ich an der Stimm- und Sprachabteilung des Universitätsklinikums Heidelberg Rehabilitationsbehandlungen mit Patienten mit Schluck- und Zungenlähmungen beschrieben. Dabei war es hilfreich gewesen, die selbsthypnotischen Erfahrungen von Milton Erickson zu reflektieren, die dieser bei der Überwindung seiner Polio-Erkrankung gemacht hatte. Erickson war damals fast völlig gelähmt gewesen. Er beschrieb, wie er in der Rehabilitation reale Erinnerungen aus gesunden Tagen nutzte. Dazu gehörte beispielsweise eine Erinnerung daran, wie er sich kochendes Wasser übers Bein gegossen hatte.

Rossi interviewte Erickson zu diesem Rehabilitationsansatz und fragte ihn: »Ich verstehe, dass sie mit Imagination gearbeitet haben?« Erickson antwortete: »Nein, nicht Imagination, mit realen Sinneserinnerungen.«

Diese Beschreibung half mir dann in der Arbeit mit Schluck- und Zungenlähmungen, und dieses Wissen war hilfreich für mich, als ich nach meinem Rasenmäherunfall stundenlang in der Klinik auf die Behandlung warten musste.

Es war ein wunderschöner Samstag damals in Freiburg. Ich wartete von 11.30 Uhr bis 15.30 Uhr, bis endlich eine Ärztin Zeit für mich hatte. Die ganze Zeit über fuhren Ambulanzwagen vor. Bei bestem Wetter gab es im nahen Schwarzwald ständig Motorradunfälle. Diese Patienten befanden sich in deutlich lebensbedrohlicheren Situationen als ich, und so musste ich warten. Interessanterweise konnte ich meine Blutungen sehr gut kontrollieren, und ich hatte die ganze Zeit keinerlei Schmerzen.

Was habe ich getan? Ich habe die Idee realer Sinneserinnerungen für mich genutzt. Meine Schwiegereltern hatten mitten im Schwarzwald eine Hütte. Dort gab es fließendes Wasser nur in Form eines Baches, der an der Hütte vorbeifloss. Man musste sich in diesem Gebirgsbach auch waschen. Lange Zeit vorher war ich erstmalig auch im Winter dort gewesen. Es hatte Schnee gelegen und ein Teil des Baches war bereits zugefroren gewesen. Es war mir damals nicht klar gewesen, dass es schwierig sein kann, Seife vom Körper zu spülen, wenn das Wasser und die Luft sehr eisig sind. Ich war eingeseift, aber die Seife ging nicht so einfach ab. Es gab schließlich nur eine Möglichkeit: Ich musste voll in dieses Eiswasser eintauchen, um die Seife loszuwerden. Ein unvergesslicher Moment. Jede Zelle des Körpers zog sich schmerzhaft zusammen. Als ich nun im Wartezimmer der Notfallambulanz saß, erinnerte ich mich einfach an diesen Moment, als ich in dieses Eiswasser gestiegen und schließlich voll reingesessen bin. Die Erinnerung an diesen Eiswassermoment stoppte die Blutung sofort.

Das gab mir ein großes Gefühl von Kontrolle und Kompetenz. So insistierte ich vor der Chirurgin: »Ich mache die OP mit Selbsthypnose, ohne jegliche chemische Anästhesie.« Die Ärztin wollte das anfänglich nicht akzeptieren, aber ich war klar entschieden, das so zu handhaben, und sie stimmte schließlich zu. Sie rekonstruierte meinen großen Zeh und nähte ein Stück Teflon darauf. Dies diente als künstlicher Nagel zum Schutz der Wunde und auch, um den Zeh wieder in Form zu bringen. Während dieser OP betrat ein anderer Chirurg den OP-Saal, weil er etwas Privates vergessen hatte. Meine Chirurgin sagte sofort: »Ich bin kein Sadist, er wollte es so.«

Nach dieser Operation verließ ich die Klinik mit einem eingegipsten Bein und an Krücken. Interessanterweise hatte ich keine Schmerzen und das blieb auch in den Wochen nach dieser Operation so. Einer meiner Kollegen meinte: »Das ist nicht möglich. Da müssen vielleicht deine Nerven beschädigt sein, deshalb kannst du keine Schmerzen mehr spüren.« Jedenfalls war das kein unangenehmer Zustand, bis mir eines Tages eine der Krücken aus der Hand fiel. Die Krücke traf genau meinen verletzten großen Zeh. Das war ein explosionsartiger Schmerz, der den ganzen Körper entlang nach oben raste, und ich wusste sofort, dass alle Nerven noch intakt waren. Es war ein schreckliches Schmerzgefühl, das noch minutenlang anhielt. Nun hatte ich auch verstanden, warum wir Hypnotherapeuten immer suggerieren »nur Schmerzen, die keine Signalfunktion haben, werden ausgeblendet«.

Natürlich hat es keinen Sinn, einen akuten Schmerz auszublenden, der beispielsweise signalisiert, dass mir jemand auf die Füße tritt – speziell wenn der Fuß in einem Heilungsprozess ist und besonderen Schutz braucht.

Bis auf diese eine Situation, als mir die Krücke aus den Händen geglitten war, hatte ich jedenfalls bis der Gips abgenommen wurde nie Schmerzen.

Aufgrund der fehlenden Schmerzen allerdings, schonte ich den Fuß auch weniger, als der Arzt mir empfohlen hatte. Die Heilung war dadurch etwas verzögert, verlief aber dennoch ohne Beschwerden und problemlos.

Lernerfahrung

Blutungskontrolle mit Selbsthypnose durch das Nutzen von realen »eisigen« Sinneserinnerungen ist leicht möglich. Falls es einem, wie bei meinem Rasenmäherunfall, gelingt, den Schmerz von Anfang an zu kontrollieren, scheint es bei Unfällen wie mit dem Rasenmäher möglich zu sein, die ganze Zeit schmerzfrei zu sein. Schmerzen, die Signalfunktion haben, bleiben dabei weiter aktivierbar.

Vulnerabilität und Trancezustände nach ernsthaften Diagnosen und überraschenden medizinischen Eingriffen

Während einer Ultraschalluntersuchung beim Kardiologen, zu dem ich überwiesen worden war, sagte dieser zu meiner völligen Überraschung: »Haben Sie jemanden, der Sie morgen in die Herzklinik fährt? Da ist eine sofortige Operation notwendig.« Dabei war ich gerade von einem mehrwöchigen Urlaub im Zelt, mitten in wunderbarer Natur, zurückgekehrt. Dort hatte ich 19 Bäume mit der Axt gefällt. Da hatte ich nachts manchmal Atemprobleme gehabt, hätte aber nicht vermutet, dass das etwas mit Herzproblemen zu tun haben könnte.

Rückblickend wurde mir klar, dass ich meinen Körper mit der – wie ich dann erfuhr – geschwächten Mitralklappe durch die Holzfällerarbeiten sehr viel mehr gefordert hatte, als dadurch, wie üblich im Workshop zu sitzen und Hypnose zu unterrichten. Es hatte zwar Herz- und auch Mitralklappenprobleme in meiner Familie gegeben, dass ich selbst davon betroffen sein könnte, war mir jedoch nie in den Sinn gekommen.

In einer über sechsstündigen Operation wurde mir diese Mitralklappe schließlich rekonstruiert. Danach ging ich in die Rehabilitationsklinik, in der mein Freund Klaus-Diethard Hüllemann ärztlicher Direktor war. Nach etwa zwei Wochen Rehabilitation bekam ich an einem Sonntagnachmittag einen überraschenden Anruf. Der Chefarzt einer anderen Klinik rief mich an und bot mir einen zusätzlichen Erholungsaufenthalt in seinem Privathaus an. Er sagte mir, ich könnte die Angebote der Klinik, wie Schwimmbad oder Sportgeräte, einfach kostenlos mitnutzen. Viele Jahre zuvor hatte ich diesen Arzt in einer schwierigen beruflichen Situation unterstützt. Jetzt wollte er mir etwas zurückgeben und schien sehr entschlossen, mich von seinem Geschenk zu überzeugen. Ich visualisierte seinen großartigen Wohnsitz mit wunderbarer Aussicht und hatte mich bei diesem Telefonat schnell entschieden: »Das gönne ich mir. Gute Idee.« Mein Freund war wirklich sehr motiviert, mich von seinem Angebot zu überzeugen, und redete und redete. Irgendwann schob er als kleine Randbemerkung ein: »Wir wollen ja auch keine Re-Operation riskieren.« Vielleicht zehn Minuten später endete das Telefonat.

Unmittelbar nach Ende des Telefonats realisierte ich, dass ich schweißgebadet war. Dieser Satz »Wir wollen ja keine Re-Operation riskieren« ging mir nicht mehr aus dem Kopf. Meine lange Herz-Operation lag gerade drei Wochen zurück. Könnte es sein, dass ich aus irgendwelchen Gründen nochmals operiert werden müsste? Mein Freund war ja Arzt. Hatte man mir irgendetwas nicht gesagt? Ich war aufs Äußerste beunruhigt und wirklich verwirrt.

Glücklicherweise kannte ich die private Telefonnummer des Chefarztes meiner Reha-Klinik. Obwohl es Sonntag war, rief ich dort an. Seine Frau war am Telefon. Sie arbeitete als Oberärztin ebenfalls an dieser Klinik. Ich fragte sie: »Kann es sein, dass ich noch mal operiert werden muss?« Sie meinte sofort: »Wer redet denn so einen Unsinn?« Ich erklärte ihr, dass in einem Telefonat ein anderer Chefarzt das erwähnt habe. Sie erwiderte nur: »Quatsch, ich gebe dir mal Klaus, der kann dir erklären, was Sache ist.« Das tat der Chefarzt dann auch in wenigen Minuten. Ich fand schnell wieder zu meinem inneren Gleichgewicht.

Rückblickend

Die überraschende Botschaft »sofortige Herz-OP nötig« war wie eine Trance-Induktion mit der Überraschungstechnik. Drei Wochen nach der Operation war ich immer noch in einem vulnerablen Geisteszustand. Ohne es zuerst bewusst zu realisieren, habe ich unterschwellig auf die Einstreusuggestion »wir wollen keine Re-Operation riskieren« reagiert. Dabei waren die ganze Unterhaltung und auch die Beziehung zu diesem Arzt äußerst angenehm und positiv. Und trotzdem war ich danach schweißgebadet.

Lernerfahrung

Nach überraschenden und schockierenden Diagnosen gehen die Patienten oft in einen Trancezustand, in dem sie sehr suggestibel sind. Ärzte und Pflegepersonen sollten diese erhöhte Suggestibilität für unterstützende Suggestionen nutzen und sich der Gefahr von negativen Suggestionen bewusst sein.

Ein Dankeschön an Christel Bejenke

Meine Herz-Operation wurde nur wenige Tage vor der Internationalen Hypnose-Konferenz in München durchgeführt. Eine Pionierin im Nutzen von Hypnose zur Vorbereitung von Operationen, Christel Bejenke, unterstützte mich via Telefon. Dieses Gespräch habe ich als sehr angenehm und beruhigend in Erinnerung. Später erzählte sie mir, sie habe mich auch nach der Operation noch einmal angerufen. Für dieses zweite Telefonat habe ich eine Amnesie. Auch an den Inhalt des ersten Telefonats erinnere ich mich nicht mehr. Ich weiß nur noch, dass ich es als äußerst unterstützend und hilfreich erlebte. Gleichzeitig bewunderte ich die Brillanz ihrer hypnotisch-suggestiven Sprache.

Zusammenfassende Lernerfahrung

Das Erlernen und Verstehen hypnotisch-suggestiver Sprachmuster ist in der Kommunikation mit Patienten sehr hilfreich, auch wenn Ärzte und andere mit Patienten arbeitende Berufsgruppen keine formellen Hypnosetechniken einsetzen. Ein Training in hypnotisch-suggestiver Kommunikation führt zu einem besseren Verständnis von guter, effektiver Gesprächsführung.

Selbsthypnosetraining als Tranceinduktion – Die Löwen-Geschichte

Die folgende Vorgehensweise bei Selbsthypnosetraining entwickelte ich erstmals im Rahmen einer Therapie mit einem Klienten, der in seiner Kindheit häufig misshandelt worden war. Er konnte sich deshalb verständlicherweise nicht sehr tief auf eine Tranceerfahrung einlassen und unterbrach die Induktion immer wieder mit Unbehagen. Über das Selbsthypnosetraining gelang es ihm dann, mehr loszulassen, zu entspannen und zu spüren, dass er trotzdem jederzeit die Kontrolle behalten konnte.

Interessanterweise sehen scheinbar einige Klienten das »Hypnotisiertwerden« als Möglichkeit, Folgen von sexuellem oder aggressivem Missbrauch zu überwinden. Eine Klientin formulierte dies direkt: »Wenn du mich mit Hypnose ›knacken‹ kannst, dann kann ich mich wieder auf eine Beziehung zu einem Mann einlassen.«

Die Gewalt, die diesen Menschen angetan wurde, spiegelt sich hier in der Wortwahl und im Therapieauftrag wider. Es ergibt aus meiner Sicht und nach meiner Erfahrung wenig Sinn, mit der hypnotischen Trickkiste die aus der Lebensgeschichte gewachsene vorsichtige Widerständigkeit auszuschalten. Alte gewalttätige Muster würden sich dadurch wiederholen.

Die hier vorgestellt Methode des Selbsthypnosetrainings, die entsprechend der Persönlichkeit der Klienten sanft und allmählich in Richtung einer ersten heterohypnotischen Erfahrung führt, bietet dagegen Möglichkeiten, neue kooperativere Beziehungsformen zu erfahren. Das damit verbundene vertrauensvolle Sich-Einlassen auf ein Loslassen in einer Tranceerfahrung in Anwesenheit und Begleitung eines anderen kann dann modellhaft für ein Sich-Einlassen in anderer und jeder Beziehung sein. Ich verwende die hier beschriebene Methode unterdessen generell bevorzugt, wenn ich meinen Klienten eine erste Tranceerfahrung vermitteln will. »Selbsthypnose« symbolisiert für mich auch die Eigenverantwortung der Klienten und weist auf die Notwendigkeit eines aktiven Mitwirkens hin. Zudem lernen die Klienten ein Entspannungsverfahren kennen, das schnell erlernbar ist und mit dem viele im Anschluss unter Zuhilfenahme von CDs oder Büchern selbstständig weiterarbeiten.

Das Folgende entspricht über weite Strecken dem »Trance«skript der Live-Demonstration auf dem 1. Europäischen Kongress für Hypnose und Psychotherapie nach Milton H. Erickson im September 1989. Gelegentlich gebe ich dazwischen einige kurze Erläuterungen und Kommentare.

Ich begann damals damit, dass ich erklärte, es solle keine Therapiedemonstration werden, sondern eine Vorführung dieses konkreten Verfahrens. Trotzdem bat ich die Kollegin, die sich dankenswerterweise bereit erklärt hatte, vor einigen hundert Leuten Selbsthypnose zu erlernen, ein persönliches Ziel zu benennen. Sie formulierte ihr Ziel folgendermaßen: »Ja, also, ich möchte es gerne schaffen, in gewissen Situationen einfach Nein sagen zu können, ohne dass ich ein schlechtes Gewissen habe.«

Ursprünglich hatte ich geplant, wenigstens einige Minuten darauf zu verwenden, das Ziel und den dazugehörigen Kontext zu explorieren. Ich entschied mich jedoch, auf das Ziel »mit gutem Gewissen Nein sagen können« mit »ich finde, das können wir gerade so stehen lassen« zu reagieren – frau kann Nein sagen, ohne dass es dazu noch was zu sagen, zu fragen oder zu diskutieren gibt.

Abklären der Vorannahmen

Unabhängig davon, ob ich mit Heterohypnose oder Selbsthypnosetraining arbeite, kläre ich in einem ersten Schritt ab, welche Meinungen, welches Wissen, welche Vorbehalte und Vorannahmen mein Klient zum Thema Hypnose hat. Einerseits ist es oft notwendig, auf Befürchtungen wie »Werde ich auch sicher wieder aufwachen?« oder »Verliert man da völlig die Kontrolle?« einzugehen. Andererseits erhalte ich auch oft wertvolle Informationen über spezielle Erwartungen und auch Fähigkeiten in Bezug auf Trancephänomene, die sich entsprechend leicht oder schwer induzieren lassen werden.

BT Aber vorher möchte ich noch etwas erfragen. Sie haben gestern auch als Ziel genannt, Sie seien einfach neugierig, Sie wollen erleben, was bei Hypnose passiert. Haben Sie dabei irgendwelche Fantasien oder irgendwelche Erwartungen? Was würden Sie gerne erleben? Was haben Sie darüber gelesen, gehört oder mit Kollegen darüber gesprochen? Was denken Sie, was passieren wird oder was Sie erleben werden?

Klientin Also ich glaube – und das ist interessant, dass Sie das im ersten Satz gesagt haben –, dass ich eben sehr schwer zu hypnotisieren bin und sehr schwer in eine Trance falle, und ich erwarte eben, dass es eben doch gelingen wird, irgendwie. Und ich bin neugierig, wie sich das anfühlt.

BT Was denken Sie, was dann anders sein wird?

Klientin Hmm ... Es ist schwer zu sagen ... Ja, also, dass man irgendwie zum Beispiel an das Problem oder an anderes nicht nur mit dem Verstand herankommt, was irgendwie so mein vorrangiges Bewältigungssystem ist.

BT Dass Sie auf andere Art rankommen und irgendwie was anderes machen können. Haben Sie irgendwelche Fantasien: Wie wird sich der Körper anders anfühlen, oder wird irgendwie sonst in der Wahrnehmung irgendwas anders sein? Was erwarten Sie da?

Klientin Ich erwarte zum Beispiel, dass jetzt die Aufregung weggeht, in der ich bin, dass ich die Leute nicht mehr wahrnehme, dass ich einfach in mir sein kann.

Vorbereitend auf eine entspannte Haltung konzentrieren

BT Die Haltung, die man dabei einnimmt, ist eher so, dass die Hände sich nicht berühren und auch die Beine nicht übergeschlagen sind. Es gibt Theorien darüber, dass es mit dem Gehirn zusammenhängt. Dazu gibt es auch solche Redewendungen: »Die Rechte weiß nicht, was die Linke tut.« In einer anderen Kultur gibt es die Redewendung »die Linke soll nicht wissen, was die Rechte tut.« Je nachdem, aus welchem Blickwinkel man das sieht ... Sonst schauen Sie einfach auf einen Punkt, Sie können auch jederzeit die Haltung korrigieren, sich anlehnen, sich wohlfühlen dabei.

Die Selbsthypnosemethode skizzieren

BT Ich werde Ihnen die Methode jetzt kurz beschreiben. Sie brauchen sich nicht alles zu merken. Ich kann es Ihnen hinterher auch noch mal sagen, wenn Sie nicht mehr alles wissen. Und dann werde ich die Methode ein Stück weit vorführen. Die Methode hat erst mal zwei Durchgänge. Im ersten Durchgang sind die Sinne noch nach außen orientiert. Und dabei schaut man auf einen Punkt. Man kann einen Punkt auf der eigenen Hand nehmen, oder man kann einen Punkt auf dem Boden nehmen. Zu Hause habe ich einen schönen Wandteppich. Das wird hier nicht so gut funktionieren mit dem hellen Licht da. Und dann sagt man sich, während man auf den Punkt schaut, vier Mal, was man sieht. Man sieht natürlich den Punkt, aber im peripheren Sehen sieht man ja eigentlich, wenn man so konzentriert auf einen Punkt schaut, sehr viel mehr. Also zum Beispiel: Ich sehe diesen Punkt, ich sehe diese Farben in dem Holz, ich sehe die Flecken in dem Holz, ich sehe gerade die kleine Bewegung, die Sie machen, und so weiter. Danach sagt man sich vier Mal, was man hört. Irgendwelche Geräusche im Raum, gerade einen hohen Ton irgendwo, jemand reißt Papier ab und so weiter. Dann vier Mal was Sie fühlen: alle Körpergefühle, die Temperatur der Hände, Spannungen in den Schultern, die Temperatur der Füße, die Atmung, Schluckbewegungen, einen Schluckreiz, egal was – was Ihnen in den Sinn kommt. Dann dasselbe mit drei Mal sehen, drei Mal hören, drei Mal fühlen; schließlich zwei Mal, zwei Mal, zwei Mal; ein Mal, ein Mal, ein Mal. An diesem Punkt schließen Sie die Augen.

Es gibt wenige Leute, die haben es lieber, wenn sie die Augen offen haben und weiter konzentriert auf den Punkt schauen, aber die allermeisten können sich besser konzentrieren, wenn sie die Augen geschlossen haben.

Und dann nehmen Sie, im zweiten Durchgang, irgendeine Szene und, da Sie sich ja entspannt fühlen wollen, vielleicht irgendeine Situation, in der Sie sich wirklich aufgehoben und geborgen gefühlt haben – in sich – mit einer vertrauten Person, oder die letzten drei Tage von einem schönen Urlaub, wo man noch nicht an die nächste Prüfung zu Hause denkt, wo man so total entspannt ist. Und dann gehen sie diese Situation genau nach demselben Muster durch: vier Mal sehen, vier Mal hören, vier Mal fühlen, drei Mal, zwei Mal, ein Mal. Sie machen also eine Art Livereportage, wie wenn Sie tatsächlich in der Situation wären.

Klientin Wieder laut oder in Gedanken?

BT Nein, nur innerlich. Zu Hause können Sie mal ausprobieren, was für Sie besser funktioniert, leise oder laut. Ich werd's Ihnen vormachen ein Stück weit, und Sie versuchen dann, entsprechend Ihrer eigenen Prozesse vorzugehen. Bei dem Teil, wo Sie nach außen orientiert sind, wird's da ziemlich parallel laufen, also die Dinge, die ich sehe, werden Sie vielleicht auch sehen, wenn hier jemand durchgeht, oder die Geräusche sind dieselben. Nur wenn es mich an der Nase juckt, muss es Sie nicht unbedingt auch jucken. Also, Sie konzentrieren sich auf die Dinge, die Sie sehen, hören, fühlen.

Im zweiten Durchgang habe ich natürlich keinerlei Ahnung mehr, mit wem Sie zusammen sind, ob Sie da allein sind, was für Sie Geborgenheit und »sich aufgehoben und sicher fühlen« heißt. Dann werde ich von meinen inneren Bildern weggehen und versuchen, Ihnen zu helfen – zumindest solche Dinge sagen, dass ich Ihnen nicht unnütz im Weg rumstehe, während Sie sich konzentrieren.

Dann werde ich wahrscheinlich eine Geschichte erzählen, die erfahrungsgemäß den Leuten hilft, sich besser reinzufinden. Es wird eine Geschichte aus dem orientalischen Bereich sein. O.k., wir fangen an …

Die Selbsthypnosemethode demonstrieren

Der erste Durchgang: Die Sinne nach außen richten

BT Haben Sie einen Punkt, auf den Sie sich konzentrieren? Sie können auch einen Punkt auf ihren Händen nehmen. Ich sehe meinen Punkt.

KLIENTIN Ich sehe meinen Punkt.

BT Sie brauchen es nicht laut zu sagen; Sie können es zu Hause dann einmal laut probieren.

KLIENTIN Ich denke es nur mit.

BT Sie sagen es innerlich und nehmen meine Aussagen sozusagen als Anregung.

Also, ich sehe meinen Punkt, ich sehe Ihre Bewegungen. Ich sehe immer noch diesen Punkt. Ich sehe die Farben im Raum, ich höre verschiedene Geräusche im Raum … immer noch Geräusche, ein Krachen … ein Baby schreit … ich fühle meine Hände … die Temperatur von meinen Händen, die eine eine Idee wärmer als die andere, die Füße fest auf dem Boden …

Ich sehe immer noch diesen Punkt … Die Farben werden bei mir ein bisserl heller … und noch ein bisserl heller … Schrittgeräusche … und wieder dieser helle Ton … eine Tür … beginnende Entspannung in der Schulter … angenehme Gefühle … Wärmegefühle … mehr und mehr Entspannung … und immer noch dieser Punkt … leichte Bewegungen … der hohe Ton … zunehmende Ruhe … verschiedene Körperempfindungen … die Schultern entspannen sich … und dieser Punkt … Schritte … verschiedene Körperempfindungen … um dann die Augen zu schließen …

Der zweite Durchgang: Aufmerksamkeit nach innen orientieren

Hier fordere ich nun dazu auf, die Aufmerksamkeit nach innen zu orientieren und nach dem Muster viermal sehen, viermal hören und viermal fühlen, dann dreimal, zweimal, einmal eine konkrete angenehme Situation in der Erinnerung wieder zu erleben. Durch eine Vielzahl von assoziativ miteinander verknüpften Themen wird das bewusste Denken tendenziell überbeschäftigt und »überladen«. Es ist für das Wachbewusstsein unmöglich, gleichzeitig allen folgenden Assoziations- und Konzentrationsangeboten zu folgen und dazu noch gleichzeitig eine angenehme Situation in der Erinnerung nach beschriebenem Muster wiederzubeleben. Mit Dissoziationsangeboten, wie zum Beispiel »Ihr bewusstes Denken kann X tun, während Ihr Unbewusstes vielleicht eher an Y interessiert ist«, wird der stufenlose Übergang vom Selbsthypnosetraining zu heterohypnotischen Induktionsmethoden gefördert, wie ich sie auch sonst benutze. Weiterhin gebe ich die Erlaubnis, eigenen Assoziationen zu folgen, denn »meine Stimme kann wie ein Autoradio im Hintergrund sein«; gerade bei der Vielfalt von Assoziationsangeboten und -möglichkeiten ist dies wichtig. Dieses Mir-zuhören-und-doch-nicht-Zuhören greift zudem den Wunsch der Versuchsperson auf, dass sie die Leute nicht mehr wahrnimmt und dass sie einfach nur in sich ist. Das Publikum und auch ich kann und darf in den Hintergrund treten. Suggestionen in diese Richtung werden später verstärkt aufgegriffen und angeboten, zum Beispiel an der Stelle, wo der Löwe in der Geschichte hört und nicht hört, sieht und nicht sieht.

BT Im richtigen Moment ... sich zu konzentrieren ... auf diese inneren Bilder ... Gefühle ... von Geborgenheit und Sicherheit und sich die Zeit lassen ... und bei manchen Leuten tauchen auch Fragmente auf ... von verschiedenen Situationen ... Und diese Methode ist erst einmal eine Standardmethode. Sie können Ihre eigene Methode daraus entwickeln ... Vielleicht mit Fragmenten aus verschiedenen Situationen, Teile von Sicherheit, ein Bild von der einen Situation, ein Gefühl von der anderen Situation, irgendwas Gehörtes, eine vertraute Stimme von einer dritten Situation ... und meine Stimme kann wie ein Autoradio im Hintergrund sein ... oder wie wenn jemand beim Lernen nebenher gern Musik hört ... oder bei den Hausarbeiten ... sie läuft im Hintergrund, aber wenn wirklich was Wichtiges kommt im Radio ... dann können Sie's hören ... ansonsten bleibt es einfach im Hintergrund ... und Sie konzentrieren sich einfach auf die Dinge, die Sie sehen, hören und fühlen ... in Ihrem Tempo ... soweit Sie wollen ... und ich weiß natürlich nicht, ob Sie im Moment beim Sehen sind oder Hören oder Fühlen ... und das ist auch nicht wichtig, weil meine Stimme im Hintergrund wie beiläufig mitläuft und Sie doch alles mitbekommen können, vor allem, wie im Autoradio, die wichtigen Verkehrsmeldungen ... die können Sie mitbekommen und ansonsten wieder Ihre Gedanken und Ihre Gefühle ... genauso wie Ihr bewusstes Denken eine berufliche Neugier hat ... beruflich was lernen möchte ... Ziele, Lebensziele ... ärztliche Tätigkeiten ... vielleicht bestimmte Erwartungen und Hoffnungen, während das Unbewusste all die anderen Botschaften erkennen kann ... und diese Geschichte ... weil das bewusste Denken kann immer nur eine Sache zur selben Zeit ... oder manche Leute können wenige Sachen zur selben Zeit ... aber das Unbewusste kann viele Dinge parallel ... Geborgenheit ... berufliche Ziele ... alte Erinnerungen ... gleichzeitig ... und so auch noch gleichzeitig eine Geschichte hören ... weil das bewusste Denken hat die eine Sprache, und das unbewusste Denken hat eine andere Sprache ... Das Bewusste denkt eher in logischen Sätzen und das Unbewusste eher in Bildern ... und dabei auf die Bewegungen achten ... und die Neugier ... und diese Geschichte von dem Löwen ...

Die Löwen-Geschichte

Das Grundgerüst der folgenden Geschichte stammt aus einem Buch von Idries Shah (1978). Je nachdem, welche therapeutischen Ziele und welche Trancephänomene angestrebt werden, modifiziere und erweitere ich diese Grundgeschichte.

Am Anfang erzähle ich von der BBC, auf die ich dann am Schluss der Geschichte überraschend wieder zurückkomme. Über diese im Übrigen uralte Technik des Erzählens einer Geschichte in der Geschichte in der Geschichte aus hypnotherapeutischer Sicht kann man bei Lankton und Lankton (1992) Näheres erfahren. Unter anderem dient dies dem Aufbau von Spannung und höherer Aufmerksamkeit, fördert jedoch auch das Auftreten von Amnesien für Teile der Geschichte.[26]

26 Dies lege ich ausführlich im Buch *Die Löwen-Geschichte* (Trenkle 2016) dar.

BT Diese orientalische Geschichte ... Als die erzählt wurde vor 20 Jahren im BBC in London, im Kinderfunk ... weil ... damals dachte man ... solche Geschichten gehören in den Kinderfunk ... und diese afghanische Märchenerzählerin diese Geschichte für die Kinder erzählt hat ... Einige Tage später die Verwunderung bei der BBC ... bei den Mitarbeitern der BBC ... und diese Geschichte von dem Löwen ist eigentlich eine kurze Geschichte.

Der Löwe, der lebte im Wald. Es war sein Wald ... auch wenn es manchmal unwirklich war, dieser Wald ... mit diesem ständigen Wind ... aber er wusste um seine Kraft ... er wusste um seine Stärke und so konnte er in diesem Wald wohnen ... in diesem Wald war es nämlich immer windig ... und so war ein beständiges Rauschen in den Blättern ... dieses beständige Rauschen in den Blättern ... was er immer hört und doch nicht hört, weil es beständig rauschte ... und da hat er dieses Wasserloch, und das war der Grund, wieso er in diesem Wald wohnte. Weil dieses herrlich frische Wasser, sein Wasser, unglaublich wohlschmeckendes Wasser ... aber da der Wald so dunkel war ... und immer windig, und das Wasser immer in Wellen, hat sich niemals irgendein Lichtstrahl in diesem Wasser gespiegelt. Und eines Tages ging er auf die Jagd ... und er kam so ins Jagen ... von einem Moment auf den anderen ... auf seiner Spur ... er sieht die Bäume ... und die Löwen, die sind so, wenn die beim Jagen sind ... Obwohl das bewusste Denken durchaus erkennen kann, dass ein realer Löwe sich anders verhält als ein Löwe in einer Geschichte ... das kritische, bewusste Denken kann durchaus reflektieren, genauso wie das erwachsene Denken reflektieren kann, wie diese Geschichte für einen Erwachsenen wäre ... und wie diese Geschichte für ein Kind wäre... und so sieht der Löwe die Bäume, so sind die Löwen. Sie sehen die Bäume und sie sehen sie nicht ... Er hört das Rauschen und, so wie die Löwen sind bei der Jagd, sie hören das Rauschen und sie hören es nicht ... Und am Anfang spürt er noch die Stärke von seinem Körper ... und er genießt das Muskelspiel, die jugendliche Kraft ... und nach einiger Zeit, wie von innen heraus, er läuft und läuft auf seiner Spur, sein Ziel ... und so, er sieht, wie er aus dem Wald rausläuft in die Wüste, aber er sieht's auch nicht ... Er riecht die anderen Gerüche von der Wüste, und er riecht sie nicht ... Er hört die Tierstimmen, die veränderten, und er hört sie nicht ... Und er spürt natürlich jeden Schritt, aber er spürt ihn eigentlich nicht ... Nur irgendwann ... die Bedürfnisse ... die Bedürfnisse ... er hat Durst ... Und so weit weg von seinem Wasserloch ... Natürlich, er hat genügend Reserven, um zurückzulaufen, aber er hat jetzt Durst ... Und so weit weg ... Aber die Löwen, die können riechen über große Entfernungen ... Wasser riechen ... frisches Wasser ... gar nicht so weit weg. Und da hinlaufen ... und dieser kleine See ... Windstille ... spiegelglatt ... blau ... hinlaufen ... aber als er den Kopf über das Wasser streckt und trinken möchte ... da ist da der andere Löwe ... Und er zieht sich zurück und denkt ärgerlich: Jetzt, wo ich trinken möchte, ist da dieser andere Löwe! Und er legt sich in den Schatten ... und beschließt, einen Moment sich auszuruhen ... nach der Jagd einfach noch mal vor sich hinzudösen und zu warten. Und sie können warten, die Löwen ... weil er denkt: Irgendwann wird der andere weggehen ... Und dann, dann kann ich trinken ... Dann steht er wütend auf und läuft hin. Aber, Kopf über dem Wasser ... da ist der andere wieder ... und wie er dann wieder im Schatten liegt ... dann fängt er an, sich selbst fertigzumachen ... Er ärgert sich über sich, wie er schon wieder ... schon wieder ist ihm das passiert ... so unbesonnen ... schon immer hat er sich's gesagt ... und jetzt so weit weg von seinem Wasserloch ... Und er weiß nicht genau wie's passiert ... irgendwie ... er steht auf und beschließt, den anderen zu verjagen ... er spürt den Ärger, wie Ärger sich mehr und mehr nach außen richten kann ... und er geht hin und er reißt das Maul auf und brüllt und donnert und grollt so laut er kann ... aber der andere Löwe reißt das Maul genauso weit auf ... und brüllt und donnert genauso laut zurück ... Und dann liegt er wieder auf seinem Platz ... ziemlich hilflos ... Was ihn noch mehr hilflos macht, beim vierten Mal schaut ihn ein sehr ängstlicher Löwe an ... Damit kann er gar nichts anfangen ...

Und er hat im Moment keine Lust zurückzulaufen ... einfach nur daliegen ... im Schatten ... Und diese Bilder von der Jagd ... die mischen sich ... er sieht Dinge, die er nicht gesehen hat, und er hört Dinge, die er nicht hört ... und diese Bilder ... die mischen sich auf merkwürdige Art ... mit anderen Bildern ... mit längst vergessenen Bildern, wie einer Schmetterlingsjagd, als er ein ganz kleiner Löwe war ... Und er duckt sich und sieht diesen Schmetterling. Er hat nie einen gefangen von diesen Schmetterlingen ... aber er hat geübt ... Immer wieder anschleichen und springen ... in der Zeit, da gibt's keine Fehler ... da gibt's nur Tun ... Neugier, Experimentieren immer wieder ... und diese Neugier in ihm ... die Erinnerung an seine Neugier ... und seine Experimentierfreude ... sogar damals ... wie er über diesen Stamm balanciert ist ... und in diesen Fluss fiel ... und er war nass ... Aber es gab keine Fehler ... es gab nur Ausprobieren ... und nur Experimentieren ... und sein Fell war nass ... und trotzdem die Neugier ... die Neugier ... diese vielen Bilder ... Und er erinnert sich an den Schrecken, als er einmal den Stein umgedreht hat, und diese furchterregenden Ameisen hervorgekrabbelt sind ... Und er spürt, wie seine Mundwinkel sich bewegen in der Erinnerung ... wie ein kleiner Löwe ... vor so was erschrecken kann ... Und er kann sich's nicht erklären ... wie er für einen Moment die Augen aufmacht ... und das Wasser vor sich sieht ... er bewegt sich anders ... irgendwie bewegt er sich minimal anders ... wie wenn ein bisschen von der alten Neugier ... Und er geht zu dem Wasser ... und zu seinem eigenen Erstaunen hört er sich innerlich sagen ... Löwe hin und Löwe her ... Er läuft an das Wasser ... er steckt den Kopf in das Wasser ... er trinkt ... das Wasser wirft Wellen ... und da war kein anderer Löwe mehr ... Aber schon Lebenserfahrung ... Er trinkt nicht zu viel auf einmal ... nach diesem aufregenden Erlebnis ... Er legt sich wieder in den Schatten ... Und all diese Bilder von den Schmetterlingen ... und auch von einigen schwierigen Situationen damals, die können sich begegnen ... auf neue Art ... Und es war ihm für einen Moment, als müsste er gar nichts tun ... keine Wünsche ... keine Interessen ... keine Bedürfnisse, einfach nur in sich ... in sich ... in sich ... in sich ... in Sicherheit ... in sich ... in sich ... und diese Bilder von dem Weg ... Er merkt, wie er neugierig wird auf seinen Heimweg ... wieder mal Steine umdrehen ... wieder mal an vertrauten Pflanzen schnuppern ... an unbekannten Pflanzen schnuppern ... die Bäume angucken im eigenen Wald, die man so lange immer wieder sieht und doch nicht sieht ... sehen, hören, fühlen, riechen und schmecken ... ganz in sich ... Und er trinkt noch mal von diesem wohlschmeckenden Wasser ... Und wie er anschließend zu Hause in seinem Wald ... das vertraute Rauschen ... da schien ihm, als wäre irgendwas Wichtiges geschehen an diesem Tag ... ohne dass er's genau erklären musste ... Er konnte am nächsten Morgen nicht einmal mehr genau sagen, wie lange er noch einfach so dalag und einfach nur dalag ... und einfach nur da sein ... Und er wusste auch nicht ... mit welchen Nachtträumen diese ganzen Erfahrungen ... wann wo die Schmetterlinge ... wieder fliegen ... Und er hat vielleicht bewusst nur am Rande registriert ... wie die Augenlider während dieser Träume sich bewegen können ... ohne dass ein Löwe unbedingt ... auf wissenschaftlicher Basis wissen muss ... gute Zeichen ... von inneren Prozessen ... in sich ... und all diese Prozesse sich weiter fortsetzen können ... in Nachtträumen wie in Tagträumen ... auf ihre eigene Art und Weise ... Und deshalb vielleicht die Verwunderung bei den Mitarbeitern von BBC ... weil da kamen Anrufe und Briefe ... von den Eltern dieser Kinder ... die die Kinderstunde gehört haben ... weil diese Kinder ... seit dieser Sendung ... bestimmte Kinder ein bestimmtes Problem nicht mehr hatten ... Und wir, die wir uns beruflich und bewusst mit Geschichten beschäftigen, können uns manches erklären ... aber nur manches erklären ... Aber die Mitarbeiter von BBC waren wirklich verwundert ... über diese Kinderstunde ... und wenn Sie zu Hause Selbsthypnose üben ... können Sie Ihre eigene Methode herausfinden, fünfmal sehen, dreimal hören, einmal fühlen oder fünfmal fühlen, dreimal hören, zweimal sehen oder nur hören oder nur fühlen ... und anschließend ... von 1 auf 20 zählen ... um mit jeder Zahl frischer und wacher hierher zurück ... Und bei welcher Zahl sich die Augen öffnen möchten ... und bei welcher Zahl sich der Rest vom Körper zurückorientieren möchte ... (lange Pause)

Ich sage Nein

Hauptziel des Selbsthypnosetrainings war es, der Klientin eine erste angenehme tiefe Tranceerfahrung zu vermitteln und ihr die Methode erfahrbar zu machen. Unmittelbar nach der Reorientierung versuche ich mit einer weiteren Geschichte, ergänzende Ideen zu ihrem Ziel »Nein sagen können« zu geben. In der Löwen-Geschichte kamen dazu sicher auch hilfreiche Bilder vor, zum Beispiel wenn der Löwe vor sich selber zurückschreckt und schließlich einfach den Kopf ins Wasser streckt. Diese abschließende Geschichte gibt unter anderem indirekt die Empfehlung, das »Nein« und andere Standpunkte mittels »Ich-Formulierungen« zu vertreten.

BT Es gäbe auch noch Löwen, denen würde ich eine weitere Geschichte erzählen ... (Lachen bei der Klientin und im Saal) ... In der Zeit, als ich am Universitätsklinikum in Heidelberg gearbeitet habe, hatten wir eine Stotterergruppe. Es waren sieben Männer und eine Frau, und ich war auch interessiert, ein bisserl was zu wissen über den Kontext, in dem sie lebten. Ich wollte nicht nur an dem Symptom arbeiten, sondern ich wollte auch wissen, wo leben die, mit wem leben die, wie ist die Beziehung zu den Eltern. Also hat jeder für sich eine Skulptur gestellt und hat so mithilfe der anderen Gruppenmitglieder seine Familie dargestellt. Und die Skulptur von einem 31-jährigen Handwerksmeister sah so interessant aus, dass ich dachte, da machen wir gleich ein Rollenspiel daraus ... Und er übernahm seine eigene Rolle, er spielte sich selbst. Vorher gab's überhaupt keinerlei Information, was in seinem Elternhaus ablief. Im Rollenspiel ging es dann im Nu unheimlich rund. Also das lief etwa so ab:

Vater sagt zum Sohn: »So, bist wieder mal da.«

Sagt der Sohn: »Wie redest denn du schon wieder mit mir?«

»Wenn du kommst, gibt's jedes Mal Streit«.

»Du fängst doch an!«

Und da sagt die Mutter: »Wie redst denn du schon wieder mit dem Vater?«

Dann herrscht der Sohn die Mutter an: »Halt du dich raus, wenn ich mit dem Vater was hab!«

Und da sagt der Vater: »Hier im Haus, da bestimmen immer noch wir.«

Und so ging das dann sehr schnell, ist sehr schnell eskaliert.

Es war Sommer, wir hatten die Fenster offen, und ich hatte eh mit einem Professor von einer benachbarten Abteilung schon mal Ärger gehabt, weil wir in einer Übung so laut geschrien hatten. Und da hab ich gedacht, stoppen wir das Ganze mal, und dann hab ich gefragt: »Wer dominiert die Situation?« Er war der Einzige in der Runde, der gedacht hat, er dominiere in Bezug auf die Eltern. Ich sagte zu ihm: »Vielleicht brauchst du einen Trainer.« Und dann bin ich mit ihm vor die Tür und hab ihm gesagt: »Einfach nur mal für ein Experiment: Wenn du jetzt wieder reingehst, ist das Wort ›Du‹ völlig gestrichen. Kein Satz fängt mit dem Wort ›Du‹ an, stattdessen fängt jeder Satz mit dem Wort ›Ich‹ an. Da hat er verwundert gefragt: »Warum?« Worauf ich antwortete: »Probier's einfach mal aus. Probier mal aus, was passiert.« Und dann ging er rein.

Der Vater: »So, bist wieder da.« Darauf sagt er erst: »Ja, ich hab gedacht, ich bin grad auf der Durchfahrt, ich sag mal schnell Guten Tag.« Sagt der Vater: »Wenn du da bist, gibt's immer Krach.« »Ja, ich bin, ich bin nicht interessiert an Krach. Ich wollt, ich wollt echt nur mal Guten Tag sagen.« Der Vater: »Ich kann dir eins sagen, solange du die Füße unter meinem Tisch hast, bestimm hier ich.« Und da sagt der Sohn: »Also ich hab mir gerade ein Haus gekauft, ich verdiene zur Zeit recht gut. Mir geht's eigentlich gut. Ich bin zufrieden. Ich wollt' nur Guten Tag sagen.«

Und da sagt der Vater – der Vater hat die Rolle unheimlich gut gespielt: »Ich glaub, ich bin müd'. Ich glaub, ich geh ins Bett.« (Lachen) Geht der Vater raus, mein Patient wechselt einige freundliche Worte mit seiner Mutter, dann macht der Vater die Tür wieder auf und sagt: »Dass du mir aber ja anständig zur Mama bist!« Und sofort ging es dann wieder weiter: »Jetzt geh du doch ins Bett!« »In meinem Haus werd ich noch, da werd ich mir von meinem Sohn sagen lassen, wann ich ins Bett zu gehen hab.« »Jetzt geh doch!« »Ich ...«

Und dann ist es sofort wieder eskaliert, und fünf Sätze weiter flog er raus – aber nur in diesem Rollenspiel. (Lachen)

In der nächsten Stunde kam er und hat mir gesagt: »Ich hab meiner Mutter gesagt: ›Ich möcht nimmer, ich möcht nimmer, dass du in meinem Haus putzt. Ich würd es gerne selbst machen.‹ Aber was soll ich jetzt machen? Sie hat nicht nur geputzt, am nächsten Tag hat sie sogar das Bettzeug neu bezogen gehabt in meinem Bett.« Dann hab ich zu ihm gesagt: »Ja, ich weiß auch nicht.« Da hat er gesagt. »Ja, und die Mutter rückt den Schlüssel nicht mehr raus. Und ich weiß nicht, sie hat den Schlüssel und geht dann einfach ins Haus.«

Da hab ich gesagt: »Ich weiß auch nicht, wie man das Problem lösen kann. Ich hab nur, ich hab die Erinnerung, dass du im ersten Gespräch mal stolz darauf gewesen bist, dass du nicht nur in deinem eigentlichen Handwerksberuf unheimlich gut bist, sondern auch behauptest, du könntest dich eigentlich in vielen Handwerksberufen zurechtfinden. Da würd ich mich jetzt fragen, ob das für das Schlosserhandwerk auch gelten würde.« (Lachen)

Und dann kam er zur nächsten Stunde und sagte, er habe ein neues Schloss eingesetzt, und die Mutter habe keinen Kommentar dazu gegeben. Und drei Monate später fuhr er am Heiligen Abend schon um vier Uhr zu seinen Eltern. Ein sehr symbolträchtiger Tag. Bisher war immer erwartet worden, dass er mit seinen Eltern zusammen Heiligabend feiert. Er war noch nie länger in einer festen Beziehung gewesen, und nun ging er also um vier Uhr nachmittags mit den Geschenken zu seinen Eltern und sagte: »Ich wollt' euch Frohe Weihnachten wünschen und euch die Geschenke jetzt schon bringen. Ich feier' heut' Abend ja mit jemand anders. Wir sehen uns ja vielleicht später noch in der Christmette. Und ja, ich wünsch' euch schöne Weihnachten!«

Damit endete die Live-Demonstration in Heidelberg. Diese Sitzung war typisch dafür, wie ich innerhalb eines Selbsthypnosetrainings mit erster Tranceerfahrung individuelle therapeutische Ziele einbaue und die Standardvorgehensweise jeweils modifiziere.

Literatur

Lankton, C. u. S. Lankton (1992): Geschichten mit Zauberkraft. München (Pfeiffer).

Shah, I. (1978): A perfumed scorpion: the way to the way. London (Octagon Press).

Trenkle, B. (2016): Die Löwen-Geschichte. Hypnotisch-metaphorische Kommunikation und Selbsthypnosetraining. Heidelberg (Carl-Auer), 7. Aufl.

5 Grundsätzliche Überlegungen

Humor, Hoffnung und Hypnose

Einleitendes Einschlafen

Vor einiger Zeit erzählte mir eine Kollegin von einer bemerkenswerten Begebenheit. Der Mann dieser Kollegin ist Chef einer psychiatrischen Klinik und jeder in der Region kennt ihn als »den« Psychiatriefachmann.

An einem Freitagabend am Ende einer harten Arbeitswoche, lange nach dem offiziellen Dienstschluss, ist dieser Psychiatrieprofessor endlich dabei, seine Tasche zu packen, um ins verdiente Wochenende zu gehen. Genau zu diesem Zeitpunkt kommt ein in dieser Region ebenso bekannter Politiker auf eigene Veranlassung aufgrund einer akuten Krise in die Klinik. Als er erfährt, dass der Chef noch im Hause ist, besteht er darauf, von ihm persönlich aufgenommen zu werden.

Obwohl er sehr erschöpft ist, führt der Chefarzt dieses Aufnahmegespräch selbst. Die Müdigkeit hat jedoch Folgen: Mitten im Gespräch nickt der Arzt im Sekundenschlaf kurz ein. Dies ist ihm peinlich, und als analytisch geschulter Therapeut macht er sich übers Wochenende Sorgen, welche Implikationen dieses Einschlafen für die therapeutische Beziehung mit sich bringen könnte.

Als der Chefarzt am Montag wieder in die Klinik kommt, stellt er überrascht fest: Der Patient ist nicht mehr da. Schon Samstagfrüh hat er sich selbst auf eigene Verantwortung wieder entlassen. Zum diensthabenden Assistenzarzt habe er gesagt: »Wissen Sie, als ich sah, wie dieser erfahrene Arzt, der schon so viele Patientengeschichten gehört hat, bei meiner Geschichte gelangweilt eingeschlafen ist, da habe ich mir gedacht, so schlecht kann es um mich nicht stehen.«

Man hat also als Therapeut viele Möglichkeiten; selbst Einschlafen während der Sitzung kann Hoffnung suggerieren.

Humor ist wie Einschlafen in der Therapie

Humor hat nach meinem Eindruck meist dieselbe Wirkung wie das Einschlafen in obiger Sitzung. Der Patient gewinnt den Eindruck: Solange mein Therapeut solche Witze und Sprüche macht, kann es um mich wohl nicht so schlimm bestellt sein.

Wenn ich mich selbst in der Arbeit beobachte, stimmt dieser Eindruck des Patienten auch. Je besser ich mich bezüglich der geschilderten Problematik auskenne, je größer meine Erfahrung ist, desto mehr neige ich dazu, humorvoll mit der Situation umzugehen.

Je schwieriger die Situation ist, je weniger ich auf eine therapeutische Fragestellung spezialisiert bin und je mehr an Problemen zusammenkommt, desto mehr sinkt die Humorrate. »Das ist nicht mehr zum Lachen«, wie man dann volkstümlich zu sagen pflegt.

Allerdings: Je mehr ich Zugang zu meinem Humor halte oder wiederherstelle, desto mehr Hoffnung suggeriere ich und desto eher bleibe ich selbst locker, finde ich vielleicht doch neue Lösungsansätze und vermeide auf jeden Fall den »Tunnelblick« mit dem Fokus »alles hoffnungslos«.

Der Begründer der provokativen Therapie Frank Farrelly sagte einmal:

> »Als ich die ersten grauen Haare bekam wusste ich, dass ich jetzt die zwei Dinge habe, die ein guter Therapeut braucht. Die grauen Haare für das würdevolle Aussehen und die Hämorrhoiden für das sorgenvolle Aussehen.«

Auch wenn es natürlich Situationen gibt, in denen ein sorgenvolles Aussehen therapeutisch adäquat sein kann, dürfte humorvolle Zuversicht für die Klienten in den meisten Fällen die hilfreichere Haltung sein.

Von Änderungen vor und während der Therapie

Im Studium arbeitete ich als studentische Hilfskraft in einem katamnestischen Forschungsprojekt: Ich durfte Patienten testen. Es sollte die Wirksamkeit stationärer Psychotherapie belegt werden. Dazu wurden die Tests zu vier Zeitpunkten durchgeführt: 1. im ambulanten Aufnahmegespräch; 2. zu Beginn der stationären Therapie; 3. am Ende der dreimonatigen stationären Therapie; 4. nach einer zweijährigen Katamnesezeit.

Nach knapp zwei Jahren hatten wir einige Dutzend Patienten bereits drei Mal getestet. Das Ergebnis war unerwartet. Die einzigen positiven Veränderungen, die wir damals in dieser ersten Auswertung messen konnten, lagen in der Wartezeit zwischen der ersten und zweiten Testung.

Zu dieser Zeit hatte ich auch in der Rolle des Patienten die Gelegenheit, über dieses Ergebnis zu reflektieren. Nach langem Zögern hatte ich meine Frau und mich zu einer Paartherapie angemeldet. Bis dahin hatte ich lange gedacht: Ich bin vom Fach, weiß viel und löse meine Probleme selbst. Die Entscheidung für die Therapie, die Zusage eines Therapieplatzes mit einem Termin zum Erstgespräch bei einer der ersten Adressen für Paar- und Familientherapie setzte sehr viel Hoffnung frei. Hinzu kam, dass ich bei dieser bekannten Therapeutin nicht als der Buhmann in unserer Beziehung dastehen wollte. Ich begann also schon lange vor dieser Sitzung mit Veränderungen in meinem Verhalten, die sich dann therapeutisch ausbauen ließen.

Hochsuggestible und Halluzination

Die Hypnoseforscher Wickless und Kirsch (1989) haben ein aufschlussreiches Experiment durchgeführt. Dabei wurden die Versuchspersonen hypnotisiert und dann aufgefordert, die Augen zu öffnen. Es wurde suggeriert, dass sie wahrnehmen, wie der Raum sich in Richtung Rot verfärbt. Was die Versuchspersonen nicht wussten, war, dass der Raum sich durch einen raffinierten versteckten Mechanismus tatsächlich in Richtung Rot verfärbte. Die Versuchspersonen dachten, sie halluzinierten. Dann wurde suggeriert, dass der Raum sich in weiteren Farben verfärbt. Schließlich wurde suggeriert: »Sie glauben, eine merkwürdig klingende Musik zu hören.« Auch hier wurde eine merkwürdig klingende Musik eingespielt und die Versuchspersonen glaubten wieder, dass sie diese Musik halluzinierten.

Als später diese Versuchspersonen bezüglich ihrer Suggestibilität untersucht wurden, hatte man plötzlich überdurchschnittlich viele Hochsuggestible. Irving Kirsch schließt daraus, dass Suggestibilität keine Persönlichkeitseigenschaft ist, sondern eine Variable der eigenen Erwartung. Wer davon ausgeht und daran glaubt, dass er halluzinieren kann, der kann es eher als jemand, der nicht daran glaubt. Aufbau und Erhalt von positiver Erwartung und Hoffnung spielen dementsprechend eine große Rolle in der Therapie.

Über Humor und Champagner

Humor ist in der Therapie so etwas wie Champagner in der feinen Küche. Mit Champagner kann man eine Soße abschmecken, man kann auch im Rahmen eines größeren Menüs ein großartiges Sorbet kreieren. Wenn man Champagner als Hauptnahrungsmittel definiert, hat man allerdings ein Problem. Das Nachvollziehen der kunstvollen Verwendung von Champagner im Rahmen der Kochkunst ist etwas schwierig, wenn zuvor nicht definiert wird, ob französisch, türkisch oder spanisch gekocht wird.

Humor – wie Champagner – lockert, Wahrheiten werden leichter genießbar. Humor ist manchmal so etwas wie ein Sorbet vor dem Hauptgericht oder ein Dessert nach getaner Arbeit.

Es ist jedoch schwierig, etwas über die Funktion von Humor zu schreiben, ohne etwas über die Grundküche zu sagen.

Ericksonsche Hypnotherapie oder Von Jesus und anderen Zimmerleuten

In meiner Arbeit orientiere ich mich stark an der Hypnotherapie von Milton Erickson. Erickson gilt nicht nur als Vater einer modernen Hypnosetherapie, seine vielseitige Praxis begründete auch vieles und nahm vieles voraus, was heute in lösungs- und ressourcenorientierter Psychotherapie und in der Familientherapie angewandt wird.

Als zentrales Prinzip des ericksonschen Ansatzes gilt der Utilisationsansatz. Dieses Prinzip besagt, dass alles, was ein Patient in die Therapie einbringt, für therapeutische Zwecke genutzt also utilisiert werden kann. Besonders beeindruckend sind die vielen Beispiele aus der mehr als zwei Jahrzehnte andauernden Arbeit Ericksons in der stationären Psychiatrie. Das Utilisieren von Wahnsystemen ist besonders spektakulär und für dieses Prinzip illustrativ. Aus diesem Prinzip resultiert der große Einfluss Ericksons auf die zeitgenössische Psychotherapie unterschiedlichster Ansätze.

Wie in einem guten Witz entfalten diese Haltung und die damit verbundenen Interventionen ihre Wirkung oft über eine überraschende Wende, einen Wechsel der Betrachtungsebene, eine humorvolle Umdeutung und Neubewertung einer Situation. Oft verknüpft sich auch so etwas wie eine theatralisch und strategisch geplante Inszenierung damit. Der Schwerpunkt liegt auf aktivem Handeln und manchmal weniger bis gar nicht auf Einsicht. Die spektakulärsten Beispiele liefert Ericksons psychiatrische Arbeit in den Momenten, in denen er ein Wahnverhalten utilisiert und nutzt. Hierzu ein Beispiel für dieses Utilisationsprinzip, das bereits Klassikerstatus hat:

> Ein Psychiatrie-Patient hält sich für Jesus und vertritt diese Identifikation offensiv in der Klinik. Erickson spricht ihn an: »Ich habe gehört, Sie haben gewisse Erfahrung als Zimmermann.« Was soll der Patient antworten? Als Sohn von Joseph sollte man gewisse Erfahrung als Zimmermann haben. Als der Patient bejaht, beauftragt Erickson ihn, ein Bücherregal für die Klinik zu bauen, was dieser schließlich auch schafft.

Von der Hoffnung zum Wahn und zurück

Liest man im Übrigen in Kluges *Etymologischem Wörterbuch der deutschen Sprache* nach, was Wahn eigentlich heißt, so findet man dort Erstaunliches. Wahn hatte im Alt- und Mittelhochdeutschen als Substantiv die Bedeutung von Hoffnung und Erwartung und trug nur im adjektivischen Gebrauch die negative Bedeutung von hohl und leer. Die negative Bedeutung ging schließlich auf das Substantiv über.

Beim Wort »Wahn« wird auch gleich das Wort »Verwandtschaft« gelistet. Man könnte meinen, dass in der Verwandtschaft auch das Wort »Wahn« stecke, was sicher vielen unmittelbar einleuchten würde. Die Verwandtschaft, das sind diejenigen, die einen gemeinsamen Wahn teilen. Ursprünglich wohl mal in der Bedeutung »Hoffnung und Erwartung«. Zieht man die heutigen Scheidungsraten in Betracht, ahnt man allerdings auch, wie rasch aus »Hoffnung« und »Erwartung« schließlich »hohl« und »leer« werden kann. Der Duden und der Verlagslektor belehrten mich jedoch, dass das Wort Verwandtschaft nicht mit dem Wahn verwandt ist. Schade, die Idee war so einleuchtend.

Das Utilisationsprinzip könnte man trotzdem als therapeutische Umkehrung dieses Prozesses sehen: Aus hohl und leer, aus Hoffnungs- und Hilflosigkeit wird wieder Hoffnung, Erwartung und Perspektive. Aus Schwächen werden Stärken, aus Problemen werden Lösungen und aus Handicaps werden Ressourcen.

Aufbau von Hoffnung – eine vorbereitende hypnotherapeutische Grundtechnik

Eine besondere Variante, Hoffnung aufzubauen, ist das, was in der ericksonschen Hypnotherapie die »Frühe Lernhaltung« genannt wird (Erickson, Rossi u. Rossi 1978; Lankton a. Lankton 1983). Bevor Milton Erickson die eigentliche hypnotherapeutische Intervention einbrachte, sprach er in Hypnosesitzungen frühere Lernerfahrungen an. Eine seiner Lieblingsvarianten war das Erlernen von Lesen und Schreiben:

> ... und war es nicht spannend damals ... das kleine »d« ... wo hat das kleine »d« den Bauch ... und wo hat das kleine »d« den Strich ... und wo hat das kleine »b« den Bauch ... und wo hat das kleine »b« den Strich ... und das kleine »p« ... ist das kleine »p« ein umgefallenes kleines »b« ... oder ein umgefallenes kleines »d« ... und nach welcher Seite umgefallen ... und hat das kleine »m« jetzt zwei Füße oder drei Füße ... Versuche des kindlichen Denkens ... sich an die Buchstaben zu erinnern ... und schon wieder dieser Fehler ... die Ungeduld ... Ungeduld der Lehrer, der ... manchmal hilflos ... und doch ... das Unbewusste ... wie von alleine ... es bilden sich Bilder von diesen Buchstaben ... und wie von alleine ... wenige Wochen später ... keine Fragen mehr ... wo hat das kleine »b« den Bauch und wo den Strich ... es geht alles wie von alleine ... lesen und schreiben ... völlig automatisch ... ein ganzes Leben lang ...

Eine der Implikationen und indirekten Suggestionen dieses Vorgehens ist: »Therapie ist wie Lernen. Schon oft hast du gedacht: Das schaffe ich nie. Und schon wenige Wochen später ging alles wie automatisch, und du hast schon völlig vergessen, dass das überhaupt einmal ein Problem gewesen ist.« In den letzten Jahren habe ich ab und zu diese Technik nicht nur als Vorbereitung für die nachfolgende Intervention, sondern als eigentliche Hauptintervention eingesetzt. Dieses Erinnern an frühere erfolgreiche Lernerlebnisse baut nach meiner Erfahrung Hilflosigkeit ab und Hoffnung auf.

Ab und zu bekam ich Rückmeldungen und Kommentare vonseiten meiner Patienten. So sagte etwa eine Klientin: »Ich weiß zwar nicht, warum Sie mir letzte Sitzung das alles erzählt haben. Aber seither habe ich das Gefühl: ›Der Mann traut mir was zu.‹« Sicher kein schlechtes Grundgefühl, ganz gleich welches Problem man zu lösen hat.

Ein Klient zählte einmal unmittelbar nach einer dieser Hypnose-Sitzungen mit leuchtenden Augen auf: »Das stimmt eigentlich. Das ist einem gar nicht so bewusst. Man kann eigentlich viel mehr, als einem klar ist. Es ist unglaublich, was man in so einem Leben alles lernt. So viele Kleinigkeiten, die man gar nicht würdigt, wie Schuhe binden, Hemd zuknöpfen, Krawatten binden, eine Uhr anziehen.«

Genau dieses Grundgefühl von »ich kann ja was, ich bin ja was, und ich habe bereits so viele Dinge gelernt und gemeistert« ist das Grundgefühl, das als Hoffnung schaffende Ressource aktiviert werden soll.

Einmal misslang mir das Aktivieren dieses positiven Grundgefühls gründlich. An Ostern 1988 hielt ich meinen ersten Workshop in Leipzig. Anstatt »Lernen des Alphabets« hatte ich eine andere Variante gewählt: Autofahren lernen.

»... und wie schwer war es damals in der ersten Fahrstunde: Bremse, Gas, Kupplung, Gangschaltung, Rückspiegel, Seitenspiegel, Ampeln, Zebrastreifen, der Fahrlehrer und die vielen anderen Verkehrsteilnehmer und der Gedanke ›so viele Dinge gleichzeitig ... das lerne ich nie ...‹ und schon wenige Wochen später ... alles wird mehr und mehr automatisch und man muss nicht mehr bewusst auf die Bremse und das Gaspedal treten ...«

Nach dieser Gruppentrance war die Stimmung im Workshop etwas betreten. Ich war über diese untypische Reaktion irritiert.

Schließlich erfuhr ich, dass die Hälfte der Gruppe gar keinen Führerschein hatte, und mir wurde peinlich klar, wie lang die Wartezeiten für Autos in der DDR waren.

Ich hatte nicht Hoffnung induziert, sondern eher das Gegenteil. Ergo: Hervorragende Technik, aber leider der falsche Ort dafür.

Immerhin habe ich damit aber nun ein gutes Beispiel dafür, wie man es nicht machen sollte.

An anderer Stelle schildere ich die Wirkung dieser Technik in einem klinischen Fallbeispiel mit einem depressiven suizidalen Patienten (Trenkle 2016).

Von schnüffelnden Kollegen und kampfstarken Schwiegermüttern – Fallbeispiele

Humorvolle Anekdoten dienen ebenfalls in hervorragender Weise dem Vorbereiten der eigentlichen Intervention. Wie im folgenden Fall sichtbar, wäre die Intervention ohne die vorbereitende Anekdote undenkbar.

In einer Supervisionsgruppe mit Teilnehmern einer hypnotherapeutischen Ausbildungsgruppe beginnt eine Teilnehmerin mit ihrer Fallschilderung. Nach wenigen Worten bricht ihre Stimme, und sie beginnt zu schluchzen. Die anderen Supervisionsteilnehmer sind überrascht, da diese Kollegin bislang immer sehr beherrscht und selbstbewusst aufgetreten ist.

Die Gefühle brechen regelrecht aus ihr heraus: »Es geht eigentlich gar nicht um den Fall. Es geht um meinen Arbeitsplatz. Ich halte das nicht mehr aus. Gegen diesen Chef macht ohnehin niemand was. Er geht in drei Jahren in Ruhestand und hat große Verdienste. Mein Mann hat eine Stelle in dieser Region, die er nicht verlassen kann und wird. Ich werde keine andere Stelle finden. Und ich halte das nicht mehr aus. Ich dachte mir schon, dass ich weinen muss, wenn ich damit anfange, und ich kann mich nicht leiden, wenn ich in so einer Gruppe einfach losheule.«

Als sie sich wieder etwas gefasst hat, beginnt sie zu erzählen:

»Die Stimmung in unserem Team ist einerseits recht förmlich und andererseits eher pathologieorientiert. Es wird teils negativ über die Patienten geredet, teils negativ die Arbeit der Kollegen kommentiert. Ich komme zum Beispiel gerade in eine Team-Sitzung, die noch nicht wirklich begonnen hat, und höre: ›Haben Sie schon gehört, Herr Kollege, wenn Patienten einen schweren Ambivalenzkonflikt haben, soll es neuerdings Therapeuten geben, die diese Patienten an den Neckar schicken, um dort zwei gleich große Kieselsteine zu finden. Diese beiden Steine müssen dann vier Wochen in der Hosentasche herumgetragen werden. Haben Sie schon so etwas gehört? Hört sich etwas bizarr an, Herr Kollege, finden Sie nicht?‹«

Die Kollegin fügt an, dass klar sei, wer damit gemeint sei – natürlich sie. Damit könne sie aber umgehen. Sie habe nach ihrer tiefenpsychologischen Ausbildung eine systemisch-lösungsorientierte Fortbildung gemacht, ergänze diese jetzt durch die Hypnotherapie und benutze unterdessen solche symbolischen Interventionstechniken.

Was die Kollegin jedoch enorm empört, schildert sie etwa so: »In den letzten Wochen tauchen immer häufiger Sticheleien auf, deren Inhalte nur aus meinen Patientenakten stammen können. Ich finde das absolut daneben. Wir haben im Haus ab und zu auch bekannte Patienten, und die erzählen ihre Geschichte mir und nicht dem ganzen Team. Das ist für mich ein Bruch der Schweigepflicht, und ich kann es aber nicht ansprechen. Wenn ich es ansprechen würde, käme bestimmt so etwas wie: ›Paranoia ist eine der häufigsten Krankheiten in psychosozialen Kreisen.‹«

In dieser Supervisionsstunde habe ich als Supervisor schon während ihrer Schilderung eine Idee. Es ist mir jedoch klar, dass ich diese nicht direkt anbieten darf. Die Empörung und Verletzung der Kollegin sind zu groß. Sie ist noch zu nahe an ihrem Teamproblem. Deshalb lenke ich die Aufmerksamkeit auf eine andere Ebene und beginne:

»Kennst du eigentlich schon die Fallgeschichte mit der kampfstärksten Schwiegermutter, von der ich je gehört habe?«

Schon bei der Formulierung »kampfstärkste Schwiegermutter« beginnt sie zu schmunzeln, und ich fange an, diesen Fall zu erzählen.

»Ich hatte eine Patientin mit einer psychogenen Dysphonie. Da sie beruflich ihre Stimme benötigte, war mit dieser wiederkehrenden Heiserkeit nicht zu spaßen. Sie hatte drei Fehlgeburten gehabt, bevor ihr bei der nächsten Schwangerschaft der Gynäkologe ein ärztliches Attest ausstellte. Das Attest besagte, dass weder Mutter noch Schwiegermutter sie während der Schwangerschaft anrufen oder gar besuchen dürften. Absolute Ruhe war angesagt.

Nach der Geburt begann jedoch der alte Terror vonseiten der Schwiegermutter wieder. Sie rief täglich pünktlich um 19 Uhr an. Man konnte beinahe die Uhr danach stellen. Tenor dieser Anrufe war in etwa: ›Erziehst du mein Enkelkind richtig? Bügelst du die Hemden von meinem Sohn bzw. deinem Mann korrekt? Hast du ihm mal wieder neue Krawatten gekauft? Du weißt, in welch wichtiger Position er ist.‹ Schon zwei Stunden vor diesen Telefonaten begann die Patientin regelmäßig zu schwitzen.

Noch belastender waren jedoch die Besuche. Die Schwiegermutter hielt keine Grenzen ein. Sie ging ins Schlafzimmer, öffnete Schränke und hielt auch Einsicht in die Kontoauszüge der Familie und begutachtete die finanzielle Lage.

Ich erinnere mich, dass ich damals dachte: Da würde ich glattweg auf mildernde Umstände bei Totschlag setzen.

Schließlich stellte ich der Patientin eine meiner in solchen Situationen regelmäßig vorkommenden Fragen: ›Was bei diesem ganzen belastenden Schwiegermutterthema ist subjektiv am schwierigsten?‹

Die Antwort war verblüffend: ›Immer wenn die Schwiegermutter so alle vier bis sechs Wochen zu Besuch kommt und wir zu Beginn regelmäßig bei Kaffee und Kuchen sitzen, bückt sie sich und hebt vom Teppich eine wirkliche oder imaginäre Fluse auf, spreizt ihren kleinen Finger ab und legt mit etwas angeekeltem Gesichtsausdruck diese Fluse auf den Tisch oder auf ihren Unterteller.‹

Die Patientin fügte an, dass sie zu Beginn der Ehe einmal ›ausgerastet‹ sei und erregt etwas dazu gesagt habe. Darauf habe sich die Schwiegermutter an ihren Sohn, den Ehemann meiner Patientin, gewandt und gesagt: ›Habe ich es dir nicht gesagt? Diese Frau passt nicht in unsere Familie und hat kein Niveau.‹ Ihr Mann habe sich daraufhin schweigend neutral verhalten und habe sie nicht geschützt. Ich konnte von daher verstehen, warum die Schwiegermutter ihre repetitive nonverbale Altersregressionstechnik liebte, mit der sie ihre Schwiegertochter immer wieder an die damalige Demütigung erinnern konnte.

Zur Patientin sagte ich: ›Das mit Ihrer Schwiegermutter und der Fluse ist wirklich einfach zu lösen. Aber ich habe auch leicht reden. Bei anderer Leute Schwiegermüttern hat man immer gute Ideen, und in der eigenen Familie geht es einem wie allen anderen Leuten auch.

Sie wurde neugierig. Bis zum Ende der Sitzung spannte ich sie immer wieder auf die Folter, indem ich mehrfach sagte, es mache eigentlich keinen Sinn mehr, ihr zu sagen, wie man mit der Schwiegermutter umgehen könne. Es sei zu spät. Sie habe zu oft verloren und sei zu sehr traumatisiert.

Schließlich gab ich meine Idee doch Preis: ›Wenn das meine Schwiegermutter wäre, ich würde putzen so gut es sich gehört. Eine halbe Stunde bevor sie käme, würde ich allerdings den Staubsauger aufmachen und vier oder fünf kleine Flusen rauszupfen. Vier würde ich auf dem Boden auslegen und eine auf die Armlehne von dem Sessel, auf dem meine Schwiegermutter zu sitzen pflegt. Dann würde ich warten und mitzählen, ob sie alle fünf Flusen aufhebt.‹

Die Patientin begann zu schwitzen, und es wurde sichtbar wie verletzt und traumatisiert sie war: ›Um Gottes willen! Wenn die merkt, dass ich sie auf den Arm nehmen will!‹ Ich erwiderte: ›Sie sollen sie nicht auf den Arm nehmen. Niemand weiß etwas davon, weder die Schwiegermutter noch ihr Mann. Wenn Sie Bedenken haben, so legen sie ihr doch nur eine Fluse hin. Sie hebt doch ohnehin immer eine auf, ob eine daliegt oder nicht. Dann legen Sie ihr doch eine hin.‹ Diese Idee gefiel der Patientin schon besser. Ihre Mimik begann, sich zu verändern.

Die nächste Sitzung fand 14 Tage später statt, und die Patientin wirkte verändert. Sie trug neue Kleidung, war lebendiger und wirkte beweglicher. Sie erzählte, dass ihre Schwiegermutter bisher noch nicht zu Besuch gewesen wäre. Allerdings habe sie ganz vergessen zu erzählen, dass ihr Mann auch manchmal so Flusen aufhebe und dabei seinen kleinen Finger abspreize. Vor allem, wenn er in Gedanken sei und über seine Firma nachgrüble. Sie habe ihm also eine Fluse hingelegt, habe eine Stunde warten müssen, und dann habe er sie aufgehoben.

Ich fragte sie, was noch in diesen zwei Wochen passiert sei. Sie begann: ›Ich habe meine Putzfrau gefeuert. Die hat nie geputzt, was ich ihr sagte, sondern das, was sie für nötig hielt. Dazu hat sie noch Bemerkungen über unsere Unordnung gemacht. Das habe ich jetzt abgestellt. Und das Kindermädchen habe ich gleich mit gefeuert.‹ Ich fragte, was mit dem Kindermädchen gewesen sei. Sie ergänzte: ›Ach, eigentlich sollte die nachmittags immer auf mein Kind aufpassen, sodass ich einen Mittagsschlaf machen und mich regenerieren kann. Die hatte aber so viele Probleme. Ich habe dann regelmäßig mit ihr über ihre Probleme gesprochen, habe quasi mit ihr Therapie gemacht und ihr dann hinterher das Kindermädchengeld ausbezahlt.‹

Die Patientin sah offensichtlich keinen Zusammenhang zwischen der Fluse und ihrem neuen Verhalten. Ihr neues Verhalten erinnerte jedenfalls an das Motto von Muhammed Ali: ›Geben ist seliger als Nehmen.‹«

Die Kollegin aus der Supervisionsgruppe sitzt mit zunehmendem Interesse da. Während sie zuhört, kommen ihr üblicher Humor und ihre sympathische Power wieder zurück. Ich beginne dann, die eigentliche ursprüngliche Idee für sie vorzubereiten, und erzähle ihr noch mal eine kurze Anekdote:

»Milton Erickson hatte einen Patienten in der Psychiatrie. Dieser Patient hatte die Angewohnheit, relativ direkt zu fragen: ›Wie geht es mir denn, Herr Doktor?‹ Wenn Erickson sagte, dass er finde, es gehe gut voran, sagte der Patient: ›Was sollen Sie auch anderes sagen. Es ist Ihre Aufgabe als Therapeut, in dieser Art zu sprechen.‹ Erickson schätzte nun den Patienten so ein, dass dieser heimlich in seiner Akte lesen würde, wenn er es unbeobachtet tun könnte. Erickson schrieb also z. B. vorne in die Akte: ›Patient macht unerwartet gute Fortschritte.‹ Dann ließ er sich während der Sitzung aus dem Behandlungszimmer rufen und ließ die Akte liegen. Nach seiner Rückkehr stellte er fest, dass die Akte minimal anders dalag und die Botschaft offensichtlich beim Empfänger angekommen war.«

Die Kollegin aus der Supervisionsstunde begann zu ahnen, was mein Vorschlag sein würde, und ich fügte an:

»Das ist doch gar nicht schlecht, wenn deine Kollegen deine Akten studieren. Du kannst es zwar nicht ansprechen und auch nicht verhindern, aber du kannst es vielleicht utilisieren. Wenn irgendjemand schon mit großem Interesse deine Akten studiert, dann präpariere die Akten doch. Hefte alles möglich rein, was du deinem Team mitteilen willst: Buchbesprechungen von lösungsorientierten Büchern, kurze Abstracts von Fortbildungsveranstaltungen. Oder hefte gleich vorne ein Blatt rein: ›In unserem Team gefällt es mir von Woche zu Woche besser.‹« Die Augen der Kollegin leuchten und in der Supervisionsgruppe beginnt eine Blödelei: Was, wenn man eine Intervention zweistufig also mit Fortsetzung aufbauen möchte? Woher weiß man, dass die erste Botschaft schon gelesen wurde? Möchte die Kollegin die Akten mit einem ihrer Haare versiegeln? Oder welche anderen Möglichkeiten gibt es zu erkennen, ob eine Akte bereits heimlich gelesen wurde? Die Kollegin entschließt sich dann, mit Plastikeinlagen zu arbeiten und damit ein Eselsohr zu bilden, das sich aufrichtet, sobald jemand die Akte öffnet.

Etwa ein Jahr später traf ich diese Kollegin auf einer Tagung und sie erzählte, dass sie in Bibliotheken gegangen sei und in Buchhandlungen, um sich Aphorismen- und Anekdotenbücher zu besorgen. Ich bat sie, mir einige der Sprüche zu faxen, die sie in die Akten geheftet hatte:

- »Oh Diamant! Der Bimsstein gehört auch zu den Mineralien.«
- »Die meisten Nachahmer lockt das Unnachahmliche.«
- »Je kürzer der Fleiß, je länger der Tag.«
- »Der niemals Ehrfurcht empfunden hat, wird sie auch niemals erwecken.«
- »Wenn die, die uns nachfolgten, uns nicht mehr erreichen können, schwören sie darauf, dass wir uns verirrt haben.«
- »Viele Leute glauben, wenn sie einen Fehler erst mal eingestanden haben, brauchen sie ihn nicht mehr abzulegen.«
- »Ausnahmen sind nicht immer Bestätigungen der alten Regel, sie können auch Vorboten einer neuen Regel sein.«
- »*Nicht hinsehen:* Zwei Bewohner eines Taubstummenheims zankten sich. Als ein Angestellter dazukam, um die Sache wieder ins Lot zu bringen, hatte einer dem anderen den Rücken zugedreht und schüttelte sich vor Lachen.
  ›Worum geht der Spaß? Warum sieht Ihr Partner so wütend aus?‹, fragte der Helfer in der Zeichensprache.
  Der Stumme erwiderte auch in der Zeichensprache: ›Weil er mich beschimpfen will, aber ich mich weigere hinzusehen!‹«
- »Etwas sollten wir sogenannten guten Freunden immer abzulernen versuchen: ihre Scharfsinnigkeit für unsere Fehler.«

- »Das Vertrauen ist etwas so Schönes, dass selbst der ärgste Betrüger sich eines gewissen Respekts nicht erwehren kann vor dem, der es ihm schenkt.«
- »Wenn jeder dem anderen helfen wollte, wäre allen geholfen.«
- »Alles wird uns heimgezahlt, wenn auch nicht von denen, welchen wir geborgt haben.«
- »Im Grunde ist jedes Unglück gerade nur so schwer, wie man es nimmt.«

Wenn man die Beispiele betrachtet, so waren dies nicht nur Botschaften an ihr Team, sondern sie hat, nach meinem Eindruck, mit dem Suchen und Auswählen dieser Sprüche, Witze und Anekdoten auch ihre eigene Verletzung behandelt und bearbeitet.

Zwei Jahre später hörte ich, dass sie sich auf eine Stelle an einem der wenigen Arbeitsorte, die für sie in dieser Region infrage kamen beworben und sich gegen 40 Mitbewerber durchgesetzt hatte.

Sie war wirklich eine Kollegin mit Kompetenz und Power, aber durch die grenzenüberschreitenden Schnüffeleien und Demütigungen im Team, die man nicht öffentlich ansprechen konnte, war sie zeitweise mental eingebrochen.

Es ist wohl offensichtlich, dass man den Vorschlag »Ist doch toll, wenn deine Kollegen deine Akten studieren. Häng doch Anekdoten und Buchbesprechungen rein« nicht unmittelbar zu Beginn der Sitzung hätte präsentieren dürfen. Die Kollegin war hier zu verletzt, zu empört und zudem ärgerlich, dass sie in der Supervision so wenig ihre Verletztheit und Verletzlichkeit hatte verbergen können.

Sowohl im Falle der kampfstärksten Schwiegermutter als auch im Falle der aktenschnüffelnden Kollegen wurde eine systemisch wirkende Interventionstechnik verwendet, ohne dass das System einbezogen und informiert war. Es war weder Team-Supervision noch Mehrgenerationen-Familientherapie nötig. Das Problem wurde nicht einmal angesprochen. Nur die jeweilige Klientin änderte etwas am eigenen Verhalten, ohne dass jemand anderes im Team oder in der Familie etwas mitbekam.

Die Vorbereitung der Klienten, die Stärkung der Bereitschaft, der Abbau von Hilflosigkeit und Verletzung, der Aufbau von Hoffnung und Erwartung geschehen dabei regelmäßig durch humorvolle Anekdoten, Fallbeispiele, Witze und Aphorismen.

Der Fall »3 Bonbons für 5 Jungs«, mit dem dieser Band beginnt, ist dafür auch ein sehr gutes Beispiel. Dazu passt auch die folgende Anekdote – eine meiner liebsten –, mit der ich regelmäßig versuche, Patienten aus einer blockierten Resignation herauszuführen und wieder mit ihrem Humor und ihrer pfiffigen Findigkeit in Kontakt zu bringen.

Von Barometern, Hochhäusern und Physikprüfungen

Ein Student des Faches Physik fällt bei der Prüfung durch. Er fühlt sich ungerecht behandelt, ist von der Richtigkeit seiner Antwort überzeugt. Er zieht vor Gericht und bekommt recht. Da sich nun aber die Situation zwischen ihm und seinem Professor ziemlich zugespitzt hat, wird zur Wiederholungsprüfung ein neutraler Professor einer anderen Universität als Beisitzer bestimmt. Die entscheidende Prüfungsfrage besteht schließlich darin, dass der Student erklären soll, wie man mithilfe eines Barometers die Höhe eines Hochhauses bestimmen kann.

Der Prüfling überlegt eine Weile, dann sagt er: »Ich nehme das Barometer und eine lange Schnur. Dann steige ich auf das Dach des Hochhauses, binde das Barometer an die Schnur und lasse es bis zum Boden hinunter. Dann ziehe ich das Barometer wieder hoch und messe die Schnur ab.«

Die Professoren beraten sich. Ohne Zweifel lässt sich so die Höhe eines Hochhauses bestimmen, aber die Antwort lässt keinerlei Rückschlüsse auf die physikalischen Kenntnisse des Studenten zu. Darum wird die Frage erneut gestellt mit der Aufforderung, eine weitere Lösung zu präsentieren, die auf mehr physikalisches Wissen schließen lässt. Der Student bekommt weitere fünf Minuten, um eine Lösung vorzubereiten.

Es vergehen drei, es vergehen vier Minuten, der Prüfling sitzt nachdenklich da. Schließlich wird der beisitzende Professor ungeduldig und erkundigt sich, ob mit einer Antwort noch zu rechnen sei. Der Student erwidert, er könne sich nur nicht entscheiden, welche seiner Lösungen er präsentieren solle.

Dann beginnt er: »Ich warte, bis die Sonne scheint. Dann stelle ich mein Barometer neben das Hochhaus, messe die Schattenlänge des Hochhauses und die des Barometers. Da ich weiß, wie hoch mein Barometer ist, kann ich mithilfe einer einfachen Verhältnisgleichung die Höhe des Hauses bestimmen.«

Die beiden Professoren werten schließlich die Prüfung als bestanden – die Lösung hat ein gewisses physikalisches Wissen gezeigt und war eine korrekte Möglichkeit. Der Prüfling verlässt zufrieden den Raum. Auf dem Gang holt ihn der Beisitzer ein und meint: »Nun bin ich aber doch neugierig: Welche anderen Lösungsmöglichkeiten hatten Sie denn noch in Betracht gezogen?«

Der Prüfling ergänzt: »Ich hätte zum Beispiel wieder auf die Spitze des Gebäudes steigen und das Barometer hinunterfallen lassen können. Mit einer Stoppuhr hätte ich die Zeit bis zum Aufprall stoppen und damit die Höhe des Hauses berechnen können.

Eine andere – zugegeben sehr einfache – Methode wäre gewesen, das Barometer als eine Art kleinen Meterstab zu verwenden, also im Treppenhaus abzuzählen, wie oft ich das Barometer übereinanderstellen muss, bis ich oben bin, also das Hochhaus in Barometereinheiten zu messen.

Physikalisch sehr anspruchsvoll hätte man es noch messen können, wenn man das Barometer an eine lange Schnur gebunden und damit ein Pendel geschaffen hätte. Hätte man dann den Unterschied der Pendelbewegung unten und oben gemessen und die Erdanziehungskraft miteinberechnet, hätte man die Höhe des Gebäudes rein theoretisch auch berechnen können.

Wenn Sie jedoch nicht so auf eine physikalische Antwort bestanden hätten – ich hätte eine ganz andere Lösung bevorzugt. Ich wäre zum Hausmeister gegangen und hätte zu ihm gesagt: ›Sehen Sie dieses wunderschöne Barometer? Ich schenke es Ihnen, wenn Sie mir sagen, wie hoch das Haus ist.‹«[27]

Als Vorbereitung zur Lösung des eigentlichen präsentierten Problems in der Therapie könnte man die Hausaufgabe geben, weitere Lösungen für die Barometer-Frage zu finden. Neulich habe ich im Internet auf

27 Diese Geschichte, die ich hier etwas verändert nacherzählt habe, fand ich bei Gell-Mann (1996). Die Geschichte wird dort dem Physikprofessor Dr. Alexander Calandra von der Washington University Saint Louis zugeschrieben. Ursprünglich wurde sie in *Teacher's Edition of Current Science* 49 (6) (10.1.1964) publiziert.

einer Homepage mit Mathematiker- und Physiker-Witzen noch weitere Möglichkeiten zur Lösung dieses Problems entdeckt:

> *Man kann das Barometer wieder vom Dach des Hauses schmeißen. Dieses Mal allerdings in einen Eimer mit Wasser. Aus der Temperaturerhöhung des Wassers kann man über die kinetische Energie die Höhe des Hauses berechnen.*
>
> *Oder man lässt das Barometer wieder einmal von oben runterfallen und berechnet aus der Verformung des Barometers die Fallhöhe.*
>
> *Man könnte auch das Barometer aus einer bekannten Höhe fallen lassen. Aus dem elastischen Aufprall, also wie unterschiedlich hoch es auftopst im Vergleich zum Hochhaus, könnte man auch die Höhe berechnen.*
>
> *Besonders originell die Variante: Man benutzt das Barometer wie einen Briefbeschwerer, während man die Baupläne durchschaut.*
>
> *Oder: Man verkauft das Barometer und besorgt sich mit dem Geld eine brauchbare andere Ausrüstung.*
>
> *Natürlich ist auch die Variante möglich, nach der die Professoren ursprünglich wohl mal gefragt hatten: Man misst den Luftdruck unten und oben und berechnet daraus die Höhe.*

Im Falle von Beziehungsproblemen in der Familie oder Mobbing am Arbeitsplatz frage ich manchmal nach dem Erzählen dieser Barometer-Geschichte: »Wäre es nicht spannend, wenn wir Ihre Schwiegermutter (oder Ihren Chef) in diesem Sinne als Denksportaufgabe betrachten würden?«

Humor und humorvolle Anekdoten schaffen Hoffnung und stützen eine positive Erwartungshaltung der Patienten. Es wird deutlich: Es ist möglich, etwas zu ändern.

Literatur

Bohnet-von der Thüsen, H. (Hrsg.) (1996): Denkanstöße 97. München, Zürich (Piper).

Erickson, M., E. L. Rossi u. S. L. Rossi (1978): Hypnose. Induktion. Psychotherapeutische Anwendung. Beispiele. München (Pfeiffer).

Gell-Mann, M. (1996): Wie löse ich ein Problem? In: H. Bohnet-von der Thüsen (Hrsg.): Denkanstöße, 97. München/Zürich (Piper).

Lankton, S. a. C. Lankton (1983): The answer within. A clinial framework of Ericksonian hypnotherapy. New York (Brunner/Mazel).

Trenkle, B. (2016): Die Löwen-Geschichte. Heidelberg (Carl-Auer), 7. Aufl.

Wickless, C. a. I. Kirsch (1989). Effects of verbal and experimental expectancy manipulations on hypnotic susceptibility. *Journal of Personality and Social Psychology* 57: 762–768.

Carl Rogers und Milton Erickson – Gemeinsamkeiten und Unterschiede

Einleitung

Im Jahr 1985 fand in Phoenix, Arizona die erste Evolution of Psychotherapy Conference statt, auf der sich zum ersten Mal die noch lebenden Gründer der großen Psychotherapieschulen trafen. 7000 Teilnehmer besuchten diese historische Konferenz. Joseph Wolpe und Carl Rogers begegneten sich dort erstmalig persönlich. Die *Los Angeles Times* titelte: »Das Woodstock der Psychotherapie«. Auf diesem von der Milton Erickson Foundation initiierten und organisierten Kongress konnte ich Carl Rogers persönlich erleben. Außer durch einen Vortrag, auf den ich mich hier mehrfach beziehen werde, beeindruckte er mich besonders mit einer Live-Demonstration.

Von 1975 bis 1982 studierte ich im Rahmen eines Zweitstudiums Psychologie. Anlass dafür war, dass Helm Stierlin, dessen Bücher ich schon in meinem Wirtschaftsingenieurstudium gelesen hatte, in Heidelberg eine Professur annahm. Durch Stierlin hatte ich 1975 auch zum ersten Mal von Milton Ericksons faszinierender Arbeit gehört. Im Hauptstudium studierte ich am Psychologischen Institut in Heidelberg bei Rainer Bastine, einem der führenden Gesprächspsychotherapeuten in Deutschland. So hat mich die Anfrage, etwas zu »Rogers meets Erickson« zu sagen, gleich angesprochen, auch wenn ich das Gefühl habe, dass es in der Milton Erickson Gesellschaft (M. E. G.) zu diesem Thema berufenere Kollegen gibt – etwa Wilhelm Gerl, Anne M. Lang oder Siegfried Mrochen –, die man vielleicht einladen sollte, wenn man sich intensiver mit diesem Thema auseinandersetzen möchte. Für mich bot diese Aufgabe die Möglichkeit, mich noch einmal mit diesen verschiedenen Welten und Wurzeln aus Studienzeiten auseinanderzusetzen.

Milton Erickson und sein Therapieverständnis – Einige Grundlagen

Erickson war ein amerikanischer Psychiater, der über Jahrzehnte in der stationären Psychiatrie gearbeitet hat. Er gilt als der Vater der modernen Hypnose, der die Hypnose und Hypnotherapie rehabilitierte, nachdem Sigmund Freud sie anfangs praktiziert und dann verworfen hatte.

Erickson lebte von 1901 bis 1980, war also ein unmittelbarer Zeitgenosse von Carl Rogers (1902–1987). Die beiden kannten sich laut Rogers aus Studienzeiten, pflegten aber keinen besonders intensiven Kontakt.

Milton Ericksons Einfluss auf die zeitgenössische Psychotherapie entfaltete sich erst nach seinem Tod. Besonders zeigt sich dieser Einfluss in der Familientherapie.

- Die strategische Familientherapie von Jay Haley und Cloé Madanes etwa ist wesentlich aus der Arbeit von Milton Erickson entwickelt. Haley – über lange Zeit der meistzitierte Familientherapeut – sagte einmal auf einer Tagung: »Wenn ich ehrlich bin, benutze ich keine einzige therapeutische Technik, die nicht von Milton Erickson stammt.«
- Der strategische Ansatz der Palo-Alto-Gruppe um Paul Watzlawick, John Weakland, Richard Fisch und Gregory Bateson, die u. a. das Double-bind-Konzept entwickelten, ist maßgeblich von Erickson beeinflusst. Die Entwicklung der Double-bind-Hypothese aus der Zusammenarbeit mit Erickson lässt sich mithilfe des ersten Bands von Ericksons Briefen (Zeig a. Geary 2000) nachvollziehen.
- Die systemische Familientherapie der Mailänder Gruppe um Mara Selvini Palazzoli, Gianfranco Cecchin, Luigi Boscolo und Giuliana Prata wurde unter dem Einfluss der Konzepte von Watzlawick und der Philosophie von Bateson entwickelt. Das Ehepaar Gregory Bateson und Margaret Mead war mit Milton und Betty Erickson über Jahrzehnte befreundet, und es gab eine vielfältige Zusammenarbeit auch bei den anthropologischen Projekten von Margaret Mead.
- Die lösungsorientierte Psychotherapie von Steve de Shazer, Insoo Kim Berg, Ben Furman, Bill O'Hanlon u. a. wurde von einigen Fällen Milton Ericksons abgeleitet und innovativ weiterentwickelt.
- Das NLP von Richard Bandler, John Grinder, Robert Dilts u. a. ging von der Analyse der Psychotherapie Milton Ericksons, Virgina Satirs und Fritz Perls' aus. Die maßgeblichen Konzepte des

ursprünglichen NLP stammen aus der Analyse von Ericksons Arbeit.

- Die sogenannten Neo-Ericksonianer Jeffrey Zeig, Steve Lankton, Steve Gilligan, Michael Yapko, Ernest Rossi u. a. entwickelten Ericksons Arbeit auf unterschiedliche Weise weiter.
- Im deutschsprachigen Raum sind stellvertretend für weitere Kollegen zu nennen:
  - Gunther Schmidt – er gilt als der Begründer des hypnosystemischen Ansatzes.
  - Dirk Revenstorf, Burkhard Peter, Karl Ludwig Holtz kombinieren Verhaltenstherapie und Hypnotherapie.
  - Wilhelm Gerl integriert Focusing und Gruppen-/Gesprächstherapie mit Hypnotherapie.
  - Siegfried Mrochen vereinigt Gruppen-/Gesprächs- und Hypnotherapie in der Kindertherapie.
  - Christian Kinzel, Jochen Peichl und Woltemade Hartman (Südafrika) integrieren analytische Konzepte mit ericksonschen Ansätzen.

Utilisation – zentrales Konzept des ericksonschen Ansatzes

Utilisation – auf Deutsch meist als Nutzbarmachung übersetzt – ist das zentrale Konzept ericksonscher Hypno- und Psychotherapie. Es beinhaltet, dass alles, was ein Klient oder Patient an Eigenschaften oder auch Eigentümlichkeiten mitbringt, als eine mögliche Ressource für das Erreichen therapeutischer Ziele genutzt werden kann. Symptome werden nicht primär analysiert, diagnostiziert und in die Akte geschrieben, sondern das Hauptaugenmerk gilt den Möglichkeiten, darin Veränderungspotenziale zu entdecken. Selbst auf den ersten Blick bizarr wirkende Symptomaspekte können so Ausgangspunkt für Veränderungsprozesse werden.

Von Erickson sind über 300 Fallbeispiele dokumentiert – vermutlich mehr als von irgendeinem anderen Psychotherapeuten. Viele der wesentlichen Beispiele sind in Jay Haleys Buch *Die Psychotherapie Milton H. Ericksons* zusammengefasst und aus dem Blickwinkel von Haley analysiert. In den sechs Bänden der *Gesammelten Schriften von Milton H. Erickson* (Rossi 2015a) sind die meisten Fallbeispiele im Originalton nachzulesen. In vielen dieser Beispiele wird Ericksons kreative und oft geniale Anwendung des Utilisationsprinzips sichtbar, und es ist dieses Utilisationskonzept, das seinen Einfluss auf die zeitgenössische Psychotherapie so nachhaltig bestimmt.

Drei kurze Beispiele zum Thema Utilisation

Jesus als Zimmermann
Ein Patient in der Psychiatrie hält sich für Jesus und nervt alle mit seinem Jesus-Wahn. Erickson spricht ihn an und sagt: »Ich habe gehört, Sie haben gewisse Erfahrung als Zimmermann.« Was soll der Patient darauf antworten? Wenn er Jesus, Sohn von Joseph, sein will, sollte er schließlich etwas Erfahrung als Zimmermann haben. Der Patient bejaht also, was umgehend dazu führt, dass er von Erickson beauftragt wird, ein neues Bücherregal für die Klinik zu bauen. Der Patient schafft das und hat ein Erfolgserlebnis, das einen Start zurück in ein produktives Leben außerhalb der Klinik ermöglicht (Haley 1978, S. 29).

Die Zahnlücke
Eine junge Patientin meldet sich bei Erickson. Sie erzählt, dass sie sich definitiv in einem halben Jahr suizidieren wolle. Ihr Leben habe keinen Sinn, weil sie keinerlei Familie mehr habe. Sie sei die einzige Überlebende der ganzen Sippe. Heiraten würde sie zwar gerne, aber das sei ihr verwehrt. Sie sei nicht attraktiv genug. Sie führt das hauptsächlich auf eine Lücke zwischen ihren Schneidezähnen zurück. Erickson fragt die Patientin, ob sie Geld habe. Es ist offensichtlich, dass sie eine größere Summe auf dem Konto haben muss, da sie einen gut bezahlten Beruf hat, aber zurückgezogen lebt. Erickson wirft die Frage auf, was aus dem Geld werden solle, wenn sie sich umbringe – Angehörige, die erben könnten, gibt es ja keine. Es ist klar, dass die Klientin das Geld ausgeben muss. Es liegt nahe, das Geld loszuwerden, indem sie sich eine neue Garderobe zulegt, zu einem teuren Frisör geht etc. Erickson motiviert die Klientin zu einer Hausaufgabe: Sie sei es sich schuldig, vor ihrem Suizid noch ein bisschen Spaß und Unsinn in ihr Leben zu bringen. Jeden Abend solle sie ins Badezimmer gehen, Wasser in den Mund nehmen und üben, durch ihre Zahnlücke mit Wasser zu spritzen, bis sie es schließlich zwei Meter weit schafft. Was die Patientin nicht weiß, ist, dass Erickson mit dieser neu gewonnenen Fähigkeit insgeheim eine strategische Absicht verfolgt. Er hat die Klientin schon früh gefragt, ob es nicht doch einen Mann gebe, der sich schon für sie interessiert habe. Diesen Mann gibt es tatsächlich. Wann immer die Patientin an ihrem Arbeitsplatz zum Trinken an den kleinen Wasserbrunnen geht, hat mit großer Wahrscheinlichkeit ein bestimmter Mann ebenfalls Durst. Es kam aber bislang nie wirklich zu einem Kontakt. Die Patientin hält sich ohnehin für zu unattraktiv für die Männerwelt, und der Mann ist vielleicht zu schüchtern. Als nun die Patientin schließlich durch ihre Zahnlücke zwei Meter weit

spritzen kann, motiviert Milton Erickson sie, diesen Mann aus zwei Metern Entfernung anzuspritzen und dann wegzulaufen. Der Mann läuft überrascht hinter ihr her, nimmt kurz Körperkontakt auf, dreht dann aber wieder ab. Am nächsten Tag steht er mit einer Wasserpistole in Deckung, spritzt sie nass und lädt sie zum Essen ein. Nach kurzer Zeit ist von Suizid keine Rede mehr. Die beiden heirateten letztlich und bekamen mehrere Kinder (Rossi 2015b, S. 272 ff.).

Dieser Fall ist typisch für Ericksons therapeutische Philosophie. Die Klientin definierte ihre Zahnlücke als zentrale Schwäche, weswegen sie nie einen Mann würde kennenlernen können. Es bliebe ihr nur der Suizid. Erickson arrangierte die Hausaufgabe so, dass sie genau diese »Schwäche« gebrauchend ihren Mann kennenlernte. Aus der Schwäche wurde so eine Ressource, eine Stärke. Aus dem Problem wurde eine Lösung.

Vom Umgang mit Verfolgungswahn

Dieser Fall wird von Erickson als sein erstes psychotherapeutisches Experiment bezeichnet; er muss damals ein junger Berufsanfänger gewesen sein: Ein Paranoia-Patient in der stationären Psychiatrie verbarrikadiert sich in seinem Zimmer und spannt Schnüre zwischen die Gitter vor seinem Fenster, damit keine Feinde eindringen können. Erickson schaut sich das an und meint, dass das nicht sicher genug sei. Er holt Material, um das Fenster noch mehr zu verbarrikadieren. Dann hilft er dem Patienten, die Bodendielen festzunageln und die Tür zu sichern. Danach wirft er die Frage auf, ob es nicht klug wäre, auch die Station zu sichern – sozusagen als äußeren Verteidigungsring. Der Patient verlässt mit Erickson das Zimmer, um die Station sicherer zu machen. Später folgen das Klinikgebäude und das Klinikgelände. Schließlich erklärt Erickson dem Patienten, dass die USA mit dem Pazifik auf der einen und dem Atlantik auf der anderen Seite natürliche Grenzen haben, die es Feinden schwer bis unmöglich machen einzudringen (das war ca. 1929, also noch vor Pearl Harbor). Im Norden leben die traditionell freundlich gesinnten Kanadier und im Süden die Mexikaner, die viel zu schwach seien, um sich mit den mächtigen USA anzulegen. So konnte der Patient schließlich innerhalb der gesicherten Grenzen der USA mit seiner Paranoia leben (vgl. Erickson u. Zeig 2015).

Als ich vor vielen Jahren einen Vortrag zum Thema »Utilisation von Wahnsystemen« gehalten habe, habe ich im *Etymologischen Wörterbuch der deutschen Sprache* nachgeschlagen, was das Wort »Wahn« eigentlich bedeutet. Zu meiner Überraschung habe ich festgestellt, dass im Alt-

und Mittelhochdeutschen das Wort *Wahn* als Substantiv die Bedeutung »Hoffnung, Erwartung« hatte. Nur adjektivisch gebraucht trug es die heutige Bedeutung von »hohl, leer, unvollständig, mangelhaft«. Während in der deutschen Sprache eine Entwicklung von *Hoffnung und positiver Erwartung* in Richtung *hohl und leer* stattgefunden hat, geht Erickson mit seinem Utilisationsansatz genau den umgekehrten Weg: Aus Wahn im Sinne von »hohl« wird plötzlich wieder Hoffnung. Dies zeigte sich beispielhaft in den obigen Fällen der Patientin mit der Zahnlücke oder des Patienten, der sich für Jesus hielt.

Erickson hatte für dieses Arbeiten keine erkennbaren Vorbilder und Lehrer. Es gibt keine Quelle, auf die er sich bezieht. Unterdessen habe ich verstanden, dass Erickson maßgeblich vom Leben und von der Überwindung seiner Krankheiten gelernt hat.

Mit 17 Jahren hatte er eine schwere Kinderlähmung, die er entgegen der Erwartungen der Ärzte überlebte. Mit 50 Jahren erlitt er ein Nachpoliosyndrom und war wieder gelähmt. Vieles von dem, was wir in der hypnotischen Schmerzkontrolle und der Rehabilitationsarbeit benutzen, verdanken wir Ericksons Erfahrungen im Umgang mit seiner Erkrankung. Erickson hatte eine Arrhythmie, eine Dyslexie, und er war partiell farbenblind. Schon früh wurde ihm klar, dass er anders wahrnahm als andere. Zu Schulzeiten hatte er den Spitznamen »Dictionary«, weil er das Wörterbuch immer von vorne nach hinten las. Ihm war lange nicht klar, dass das Ganze alphabetisch aufgebaut ist. Dies resultierte schließlich in einem enormen Wortschatz und in einer detaillierten Kenntnis der englischen Sprache und ihrer vielen Wörter inklusive aller Nebenbedeutungen. Diese Kenntnis wurde später zu einer wichtigen Ressource des Hypnotherapeuten Erickson. Der Hypnotherapeut lenkt die Assoziationen des Patienten über Sprache. In einem Artikel, der in den *Gesammelten Schriften von Milton H. Erickson* dokumentiert ist, analysiert Erickson detailliert Wort für Wort eine seiner Tranceinduktionen. Er konnte dabei zu einzelnen Wörtern viele Zeilen schreiben und begründen, warum er z. B. mehrfach das Wort »recall« benutzt und dann einmal plötzlich »recount« (vgl. Rossi 2015b, S. 425–451).

»Dictionary« Milton war eine Zeit lang Ziel des Gespötts seiner Mitschüler. Für den Rest seines Lebens wurde sein Handicap aber zu einer überragenden Ressource. Sein Leben ist ein facettenreiches Beispiel dafür, wie aus Schwächen schließlich Stärken werden, aus Krankheit Fähigkeiten, aus Handicaps letztendlich Ressourcen und aus Problemen Lösungen erwachsen können.

So genial die Beispiele von Erickson sind, hatte ich für mich schon früh die Hypothese aufgestellt, dass dieses Prinzip nicht wirklich von Erickson erfunden sein konnte. Ich ging davon aus, dass alte Ärzte, Heiler und Schamanen auch schon mit solchen Techniken gearbeitet haben müssen. Die beeindruckendsten Beispiele fand ich schließlich bei den persischen Ärzten Avicenna (980–1037) und Rhases (865–925). Von Avicenna oder Abu Sina gibt es ein entsprechendes Fallbeispiel, das etwa 1000 Jahre alt ist:

> Ein Königssohn hält sich für ein Rind, verweigert menschliche Nahrung und möchte stattdessen auf die Weide geführt werden, um zu grasen. Er verlangt auch, dass man ihn schlachte und sein Fleisch ans Volk verteile. Alle Heilungsversuche schlagen fehl, und man verständigt schließlich den berühmten Arzt Avicenna.
>
> Der kommt, bindet sich – ganz im Sinne eines Utilisationstherapeuten – eine Metzgerschürze um und ruft durch den Palast: »Wo ist das Rind, das ich hier zu schlachten habe?« Er geht in den Raum des Königssohns, wirft diesen nieder, fesselt ihn mit einer Kette und holt mit dem Metzgerschwert aus. Er setzt noch mal ab, um »das Rind« abzutasten und seinen Mästungszustand zu überprüfen. Daraufhin herrscht Avicenna die Diener an, dass sie verrückt seien, ihm ein nicht gemästetes Rind zum Schlachten zu geben. Sie sollten es ordentlich füttern, und dann würde er wiederkommen, schlachten und das Fleisch ans Volk verteilen. In dem alten persischen Fallbericht heißt es dann: »Der Königssohn muhte verzückt, akzeptierte menschliche Nahrung und genas unter der Pflege des Avicenna« (nach Zafari 1989).

Das war im Übrigen sicher nicht die ganze Therapie. Möglicherweise gab es noch diätetische Maßnahmen nach der langen Hungerzeit, Rückfälle, eine Familientherapie? Das Utilisationsprinzip ist oft ein gutes Einstiegsprinzip, um mit Klienten in Kontakt zu kommen.

Auch bei Friedrich Hegel in der *Phänomenologie des Geistes* und bei dem französischen Reformpsychiater Philippe Pinel (*Philosophisch-Medicinische Abhandlung über Geistesverirrungen oder Manie*, 1801) finden sich Beispiele für Utilisation.

Utilisation: Elemente und verwandte Konzepte

Wollte man wesentliche Elemente und verwandte Konzepte herausdestillieren, die Bestandteile des Utilisationskonzeptes sind, so könnte man das vielleicht wie folgt tun:

1) Begegne dem Klienten in seinem Weltbild (Pacing, Joining)

Das NLP bezeichnet dies als »Pacing« und die Familientherapeuten als »Joining«. Also: akzeptiere das Weltbild des Klienten und begegne ihm in seinem Weltbild. Die Gesprächspsychotherapie kennt das als »Spiegeln«. Wir haben es im obigen Fallbeispiel des Patienten gesehen, der sich für Jesus hält, aber auch im Beispiel des persischen Arztes Avicenna.

2) Das Weltbild (minimal) erweitern

Man bleibt dabei im Weltbild des Klienten, und trotzdem wird der Spielraum erweitert. Dies zeigte sich im Beispiel des Paranoia-Patienten, der sich ursprünglich in seinem Zimmer verbarrikadiert hatte und schließlich innerhalb der sicheren Grenzen der USA leben konnte.

3) Einen Aspekt des Wahnsystems zur Änderung nutzen

Die Heidelberger Ärztin Elisabeth Lutz erzählte 1994 auf einer Tagung in Saarbrücken folgenden Fall:

> Ein 17-jähriger Patient in der stationären Psychiatrie hat die Wahnvorstellung, dass die Weltfriedensverhandlungen über seinen Kopf geschaltet sind. Die geplante Familientherapie lehnt er ab, genauso wie Besuche seiner Eltern. Die Ärztin diskutiert mit ihm über Politik, und es zeigt sich, dass er hervorragend informiert ist. Sie fragt ihn schließlich, wie lange das schon gehe mit diesen Weltfriedensverhandlungen. Antwort: »Sieben Monate.« Die Therapeutin fragt: »Ohne Pause?« Der Patient bestätigt: sieben Monate ohne Pause. Die Therapeutin: »Dann tut es mir leid, dann können es nicht die echten Verhandlungen sein.« Der Patient ist geschockt. Die Therapeutin begründet: »Jeder, der sich in der Politik gut auskennt, weiß, dass große Friedensverhandlungen, wie beispielsweise zwischen Arabern und Israelis in Camp David, drei Tage, vielleicht sogar mal sieben oder gar zehn Tage dauern können. Aber spätestens dann gehen die Delegationen zurück in ihre Heimatländer, um die Angelegenheit zu Hause mit ihren Parlamenten und Regierungen abzustimmen. Die können doch nicht sieben Monate dauernd verhandeln. Das wird doch zu Hause nie ratifiziert.«
>
> Der Patient wurde wenige Tage später klar. Eine Verhandlungspause trat ein. Interessanterweise akzeptierte er dann das Einbestellen der Eltern zur Familientherapie. Die Friedensverhandlungen konnten dort beginnen, wo sie eigentlich indiziert waren. In den folgenden

neun Monaten, in denen die Therapeutin noch Kontakt hatte, ging der Patient nicht mehr in sein Wahnsystem zurück.

4) Ressourcenorientiertes Umdeuten: Mache Schwächen zu Stärken

Dieser Teilaspekt ist Element vieler Therapieansätze. Reframing ist ein Konzept, das diesen Aspekt benennt. Nossrat Peseschkian beschreibt in seinem Pionierwerk *Der Kaufmann und der Papagei* eine Klientin, die sich selbst als »frigide« definiert. Peseschkian sagt ihr: »Sie sind nicht frigide, sie haben die Fähigkeit, mit ihrem Körper Nein zu sagen.« Diesen Aspekt des Utilisationsansatzes haben wir auch im Fallbeispiel der jungen Frau mit der Zahnlücke gesehen.

Eine radikale Ausformulierung dieses Vorgehens zeigt der folgende Aphorismus:

> »Keiner ist so schlecht, dass er nicht wenigstens als schlechtes Beispiel dienen kann« (Trenkle 2012, S. 50).

5) Elemente von strategisch geplanten dramatischen Inszenierungen

Dramatische Inszenierung haben wir im Beispiel von Avicenna gesehen, der mit der Metzgerschürze kam und das Schlachten des »Rindes« inszenierte. Es gibt bei Erickson mehrere Fallbeispiele, die solche dramatische Inszenierungen beinhalten.

6) Provozieren und Übertreiben

Provozierendes Übertreiben ist ein weiteres Element des Utilisationsansatzes. Darin ist, neben Milton Erickson, der amerikanische Erfinder des provokativen Stils Frank Farrelly Meister. »Verrücktheiten« werden sozusagen wörtlich genommen und übertrieben. Das geht über die Strategie von Avicenna noch hinaus. Ein Fall von Frank Farrelly mag das illustrieren (nach Farrelly u. Brandsma 1986):

Ein junger Mann aus guter katholischer Familie treibt seine Familie an den Rand des Wahnsinns, indem er behauptet, wer an seinem Penis lutsche, werde unsterblich. Man bringt den jungen Mann in die Psychiatrie. Farrelly bespricht zuerst in allem Ernst in Einzelsitzungen die Implikationen, die diese neu gewonnene Fähigkeit des jungen Mannes für die Gesellschaft haben wird. Bevölkerungspolitisch etwa werde dies zu einer Überbevölkerung führen. Farrelly schildert dem Patienten gegenüber die Vision, dass die Gläubigen aller Weltreligionen auf den Knien vor ihm durchrutschen werden, um in den Genuss der Unsterblichkeit zu kommen. Der Patient muss über Farrellys Bilder mehrfach lachen. Dann kommt es zu einer Familiensitzung und Farrelly beginnt diese in etwa in der folgenden Art:

»Ich weiß nicht, wie ich es sagen soll. Aber schließlich haben doch Vater und Mutter gewissermaßen mit Samen und Eizellen ... es ist schwer, das auszusprechen, aber es ist doch unbestritten, dass der Patient auf jeden Fall seinem Vater und seiner Mutter das Leben verdankt. Von daher gesehen, wenn es überhaupt jemanden gibt – es fällt mir wirklich schwer, das zu sagen ... aber es ist unbestritten, er verdankt Vater und Mutter sein Leben – also wenn es überhaupt jemanden gibt, der mit Berechtigung als Erstes in den Genuss dieser neu gewonnenen Fähigkeit ... aber es fällt mir wirklich schwer, es auszusprechen ... aber es ist definitiv so, wenn überhaupt jemand als Erstes ..., dann doch die Eltern ...«

Schließlich hält der Patient die sich aufbauende Spannung nicht mehr aus. Farrelly scheint das wirklich ernst zu meinen. Er unterbricht Farrelly: »Das ist doch alles Unsinn!« Farrelly darauf: »Kannst du das noch mal wiederholen?«

Das Utilisationsprinzip in einem Witz

Abschließen möchte ich diese Betrachtung des Utilisationsansatzes mit einem Witz zu diesem Thema. Ich kannte den Witz zwar, aber erst eine Kollegin vom polnischen Milton Erickson Institut, Kasia Szymańska, brachte mich auf die Idee, das auf das Utilisationskonzept zu beziehen.

Ein Stotterer kommt zur Bibelgesellschaft: »Bbbb bitte ich mmömmmmmöchte BiBeBiBBibibibibeln vöveveveverkkkaufen.« Man will ihn zuerst abwimmeln. Er ist jedoch sehr hartnäckig. Er möchte Bibeln verkaufen. Man gibt ihm schließlich zwei Bibeln und zwei Quittungen. Er ist jedoch nicht zufrieden: »Nnnnnein. Ich mmmömömömmmöchte gggegegerne zezezehn BiBibbbbibibbbbeln vöveverkkkkaufen.« Das Sprechen ist von heftigen Zuckungen begleitet. Man hat schließlich Mitleid mit dem jungen Mann und gibt ihm einen Karton mit zehn Bibeln und einen ganzen Quittungsblock. Er wird noch aufgefordert, in sechs Wochen einmal abzurechnen. Die Überraschung ist jedoch groß: Bereits am Nachmittag desselben Tages kommt er mit Quittungsdurchschlägen und dem Geld – alle zehn Bibeln sind verkauft. Der junge Mann nimmt gleich zwei Kartons mit. Am nächsten Tag gegen Abend kommt er wieder mit dem Geld – er hat alles verkauft. Der Geschäftsführer der Bibelgesellschaft ist fassungslos: »Sie, ich bin hier seit über 14 Jahren Geschäftsführer. Das hat noch keiner geschafft. 30 Bibeln an zwei Tagen! Wie schaffen Sie das? Wie machen Sie das?! Von Ihnen können wir was lernen.« Der Stotterer lächelt: »Dddaddaaddas ist gggggaggagggggaanz eieineieinfffach. Ich kkkekkklingle. Wwwenn jjejemand aufmmmacht dddann ssassage ich. Ich hhhhh hhhhh hhhhahaahaabe hhhhhi hihihi hihier eieine Bbbbibbbiibibibbbbel. WwwoWwwoWwwollen Sssssie eieieine Bbbbibbbiibibibbbbel kaukaukaukaufffen. O o o oder sssoll ich Iiiiihnnen dddeddddaraus vvvvovvorlesen?« (Trenkle 2010, S. 194 ff.).

Rogers und Erickson: Gemeinsamkeiten und Unterschiede

Erickson und die Hypnotherapie nutzen explizit Hypnose und Trancephänomene

Ein großer Unterschied zwischen Rogers und Erickson liegt vor allem in deren Nutzung von Hypnose. Erickson hypnotisierte die Patienten offiziell mit formellen Tranceinduktionen und nutzte Trance und Trancephänomene zur Erreichung von therapeutischen Zielen. Solche Trancephänomene sind: Halluzination, Katalepsie, Altersregression, Dissoziation, Zeitverzerrung, Amnesie, Hypermnesie. Für jemanden, der in der Lage war, eine Zahnlücke oder einen Jesus-Wahn genial zu utilisieren, war es vermutlich schwer einzusehen, wieso man die therapeutischen Potenziale und Ressourcen, die in diesen Trancephänomenen stecken, nicht zur Erreichung von Therapiezielen nutzen sollte. Trancephänomene wie Halluzination, Dissoziation, Amnesie etc. sind auch Merkmale psychiatrischer Krankheitsbilder. Erickson war auch hier ein Meister und machte aus Symptomen Ressourcen für therapeutische Fortschritte. Die *Gesammelten Schriften von Milton H. Erickson* sind voller Beispiele für seine diesbezügliche Fähigkeit.

Beispiel für die Nutzung eines Trancephänomens in der Therapie

Nach viereinhalb Jahren an der Stimm- und Sprachabteilung des Universitätsklinikums Heidelberg (1982–1986) arbeite ich jetzt seit über 25 Jahren mit erwachsenen und jugendlichen Stotterern. Ich benutze dabei den verhaltenstherapeutisch-logopädischen Ansatz von Charles

Van Riper und kombiniere ihn mit hypnotherapeutischen Techniken. Das Verhältnis von Verhaltenstherapie und Hypnotherapie ist dabei in etwa wie im Sport: Mentales Training ersetzt kein körperliches Training, und Hypnotherapie kann nicht die meist mühevolle Kleinarbeit am Symptom Stottern ersetzen.

Vor einigen Jahren hatte ich einen 15-jährigen, hochintelligenten Klassenprimus an einem Gymnasium in Therapie, der ein schweres und kommunikativ enorm störendes Stottern hatte. Ich vermittelte ihm u. a. eine Selbsthypnosetechnik, damit er seine Sprechübungen auch mental in Trance wiederholen konnte. Dabei kam ich spontan auf die Idee, ihm Zeitverzerrung zu suggerieren. Ich kannte Fälle von Erickson, in denen er das Trancephänomen des veränderten Zeiterlebens für therapeutische Zwecke utilisiert hatte. Mein stotternder Patient sollte in Trance in objektiv kurzer Zeit wie im Traum subjektiv sehr lange üben. Zu meinem Erstaunen bewegten sich seine Lippen in Trance in großer Schnelligkeit – kleine, minimale Bewegungen, aber sehr schnell.

Für einen 15-Jährigen übte er ungemein konsequent zu Hause und praktizierte auch täglich seine Selbsthypnose. Nach einem Jahr war er praktisch symptomfrei. Als Fachmann konnte ich die Stellen hören, an denen er früher gestottert hätte. In der Kommunikation waren diese minimalen Pausen und Unflüssigkeiten für einen Unwissenden jedoch absolut nicht mehr wahrnehmbar. Eine so schnelle Veränderung der Symptomatik hatte ich zuvor in keinem anderen Fall gesehen. In der verhaltenstherapeutischen Stottertherapie von Erwachsenen und Jugendlichen geht man von einer durchschnittlichen Therapiedauer von drei bis vier Jahren aus. Mit hypnotischen Techniken lässt sich das beschleunigen.

Steve und Carol Lankton analysierten 1983 in ihrem Buch *The answer within* ein Videoband von Carl Rogers. Die Klientin mit Namen Gloria geht dabei nach Ansicht der Lanktons auch durch das therapeutische Verhalten und die indirekten Suggestionen von Carl Rogers in eine hypnotische Altersregression. Zuvor wurden im Buch weitere Videos von Nicht-Hypnotherapeuten untersucht. Lankton und Lankton schließen ihre Betrachtung mit der Meinung, dass alle effektiven Therapien dieselben Elemente indirekter Suggestion und hypnotischer Trancephänomene beinhalten. Hier die Stelle im Original:

> »Rogers' approach is not Erickson's approach and yet in Rogers' work, as in the work of the other therapists briefly analyzed here, we find a preponderance of hypnotic interaction at the psychological level of communication. We speculate that all effective therapies, hypnotic or otherwise, involve the same elements of indirect suggestion and hypnotic trance phenomena. This psychological level of communication directs the framework of trance phenomena and ultimately the understandings and experiences conveyed. We expect that this situation is true with all or nearly all ›normal‹ communication« (Lankton a. Lankton 1983).

Inzwischen konnte die Hirnforschung zeigen, dass Hypnose ein wirklich veränderter Bewusstseinszustand ist, der sich vom Wach- und vom Schlafzustand unterscheidet. Dies hat auch therapeutische Implikationen, wie zum Beispiel das ausgezeichnete Heft »Hirn und Hypnose« der Zeitschrift *Hypnose und Kognition* zeigt (editiert von der Freiburger Neuropsychologin Ulrike Halsband, 2004). Die Nutzung von Trancephänomenen in Hypnose dürfte demnach zumindest teilweise andere Wirkungen haben als die Nutzung von Trancephänomenen in der Gesprächssituation. Auf der anderen Seite kann das therapeutische Geschehen auch in nicht hypnotischen Therapien vielleicht gelegentlich eine »hypnotische« Intensität annehmen, auch wenn das vom Therapeuten nicht mit formellen Hypnosetechniken induziert wurde.

»Rogers, Kohut und Erickson: Eine persönliche Betrachtung über einige Ähnlichkeiten und Unterschiede«

Das war der Titel des Vortrags von Carl Rogers[28] auf der oben genannten Evolution of Psychotherapy Conference im Jahr 1985. Rogers vergleicht dabei überwiegend seine Arbeit und Therapiephilosophie mit der von Milton Erickson. In einigen Aspekten bezieht er sich auch auf Kohut. Auf S. 300 zitiert er sich selbst mit einer Arbeit von 1957:

> »Meine Ansichten über die jedem Menschen innewohnenden grundlegenden Charakteristika haben sich durch meine Erfahrungen in der Psychotherapie gebildet […] Mir ist immer wieder aufgefallen, dass die Gattung Mensch über bestimmte inhärente Eigenschaften verfügt, die oft mit Begriffen wie *positiv, sich weiterentwickelnd, konstruktiv, realistisch oder vertrauenswürdig* beschrieben werden können (Rogers 1957, S. 199)«.

28 Veröffentlicht in: Zeig, J. K. (Hrsg.) (1991): Psychotherapie: Entwicklungslinien und Geschichte. Tübingen (DGVT), S. 299–313.

Weiter heißt es:

> »Wenn es einem gelingt, dem Inneren eines Menschen nahe zu kommen, wird man dort immer ein vertrauensvolles, positives Zentrum berühren.«

Rogers vergleicht dies mit einer Aussage von Milton Erickson:

> »Unbewusste Prozesse können auf eine intelligente, selbstständige und kreative Art und Weise wirksam werden […] Die Menschen haben im Unbewussten all die Ressourcen zur Verfügung, die erforderlich sind, um ihr Empfinden und Erleben umzugestalten« (Rogers 1991, S. 300 f.).

Rogers fährt fort:

> »In der klientenzentrierten Therapie können die Klienten jeden nur denkbaren Weg einschlagen, tatsächlich entscheiden sie sich aber immer nur für solche, die positiv und konstruktiv sind. Ich kann mir dies nur damit erklären, dass dem menschlichen Organismus eine richtungweisende Kraft innewohnt – eine Tendenz zu wachsen, sich zu entwickeln und die ihm gegebenen Möglichkeiten voll auszuschöpfen« (ebd., S. 301)

und schließt den Gedanken dann wie folgt ab (ebd., S. 302):

> »Ein Aspekt dieser elementaren Tendenz ist die Fähigkeit des Individuums, sich in einer wachstumsfördernden Atmosphäre in Richtung Selbsterkenntnis und Selbstbestimmung bewegen zu können. Wenn ich mich mit Ericksons Arbeiten beschäftige, stelle ich fest, dass auch er diesem richtungweisenden Aspekt im Menschen vertraut und auf ihn baut. Dies zeigt sich auch in dem weiter oben angeführten Zitat. Wir haben beide herausgefunden, dass wir uns ganz elementar auf die Weisheit des Organismus verlassen können.«

Anschließend bezieht sich Carl Rogers auf eine Arbeit von Hugh Gunnison aus dem Jahre 1985 mit dem Titel »The uniqueness of similarities: parallels of Milton H. Erickson and Carl Rogers«, die im *Journal of Counseling and Development* erschien. In derselben Zeitschrift antwortete Carl Rogers auf diesen Artikel unter dem Titel »Reactions to Gunnison's article on the similarities between Erickson and Rogers«. Beide Arbeiten wurden 1987 in dem Buch von Richard A. Leva *Psychotherapy. The listening voice – Rogers and Erickson* noch einmal publiziert. Dort finden sich auf knapp 300 Seiten viele weitere Aspekte von Gemeinsamkeiten und Unterschieden zwischen den Ansätzen der beiden.

In seinem Vortrag auf der Evolution Conference von 1985 geht Rogers auch auf die Arbeit von Gunnison ein:

> »Erickson brachte das, was er von der inneren Welt seiner Patienten verstand, auf andere Weise als Rogers zum Ausdruck« (Rogers 1991, S. 303);

und zitiert aus dieser Arbeit:

> »... durch das Zurückgreifen auf den Wortschatz des Klienten, das Einstellen auf seinen Bezugsrahmen sowie durch Pacing (Folgen) und Matching (Anpassen) entfaltete er eine derart wirksame Form von Empathie, dass eine tief reichende zwischenmenschliche Beziehung möglich wurde. Ihm war bewusst, dass Rogers einen ganz ähnlichen therapeutischen Ansatz verfolgte« (Gunnison 1985, S. 562).

Liest man diese Stelle bei Gunnison nach, so stellt man fest, dass dieser dort eine Passage aus dem Buch *Hypnotherapy* von Erickson und Rossi (1979) zitiert:

> »At this level our approach might appear similar to the non-directive client centered approach of Rogers (1951).«

Carl Rogers zur Rolle der Intuition in der Therapie

Im weiteren Verlauf seines Vortrages von 1985 geht Carl Rogers auf die Rolle der Intuition im therapeutischen Prozess ein. Diese Passage hat mich damals sehr beeindruckt. Rogers sagte, indem er eine weitere Arbeit von sich zitierte:

> »Als Therapeut stelle ich fest, dass von allem, was ich tue, eine heilende Wirkung auszugehen scheint, wenn ich meinem inneren intuitiven Selbst am nächsten bin, wenn ich irgendwie in Berührung bin mit dem Unbekannten in mir, wenn ich mich vielleicht in einem leicht veränderten Bewusstseinszustand befinde. Dann ist für andere schon meine Anwesenheit allein befreiend und hilfreich. Ich kann nichts tun, um dieses Erleben zu forcieren, aber wenn ich mich entspannen kann und dem transzendentalen Kern meiner selbst nahe komme, dann kann es vorkommen, dass ich mich in der jeweiligen Beziehung in einer Art und

> Weise merkwürdig und impulsiv verhalte, die ich rational nicht begründen kann und die mit meinen Gedankengängen nichts zu tun hat. Diese seltsamen Verhaltensweisen erweisen sich jedoch merkwürdigerweise als richtig. In solchen Augenblicken scheint meine Seele über mich hinauszugreifen und die Seele des anderen zu berühren. Unsere Beziehung transzendiert sich dabei selbst und wird zu einem Teil von etwas anderem Größeren. Bei diesem Geschehen kommen tiefer reichende Energien, Wachstums- und Heilungskräfte zum Tragen (Rogers 1986, pp. 188–189)« (zit. nach Rogers 1991, S. 304).

Rogers fährt dann fort:

> »Man braucht nur einige von Ericksons Fallberichten zu lesen, um sich die meisterhafte Qualität seiner intuitiven Reaktionen und Antworten im Umgang mit seinen Patienten vor Augen zu führen. Deren tiefste Gefühle zu erspüren und auf sie in einer geistreichen, spontanen und kreativen Weise einzugehen, in diesen Fähigkeiten scheint er mir unübertrefflich zu sein [...]«
>
> Dann zitiert er Gunnison: »Er war mit seiner eigenen inneren Erfahrung derart in Kontakt und vertraute so sehr auf die ›Weisheit seines Unbewussten‹, dass er zu einem unglaublichen Verstehen der Welten seiner Patienten fähig war« (Gunnison 1985, p. 562).

Rogers kritisiert an dieser Stelle in einer Fußnote Ericksons Schüler:

> »Wenn Ericksons Schüler und Anhänger nun jeden Mucks des Meisters analysieren und Pacing, Matching, Seeding und andere bis ins kleinste Detail gehende Aspekte seiner Arbeit erlernen, laufen sie Gefahr, die Spontaneität seiner Intuitionen vollkommen aus den Augen zu verlieren« (Rogers 1991, S. 304).

Aus heutiger Sicht ist dazu zu sagen, dass Rogers hier teilweise, aber auch nur teilweise recht hatte. Erickson selbst hat seine Intuition und sein therapeutisches Handwerkszeug mit großer Akribie und vielen Experimenten geschult. Der Erickson-Schüler Steve Gilligan versöhnte diese Standpunkte einmal in einem Workshop in Heidelberg, indem er sagte: »Ein guter Therapeut bereitet sich gut vor und bereitet sich gut nach und vergisst in der Therapiestunde am besten alles.« Das heißt, man kann sich vorbereiten, Supervision einholen, Fachbücher lesen und danach alles reflektieren, aber in der Therapiestunde selbst soll man sich vollkommen auf den Prozess und den Moment einlassen und seiner Intuition vertrauen.

An anderer Stelle wurde zum Thema Intuition und veränderte Bewusstseinszustände beim Therapeuten während seiner Arbeit auch empirisch geforscht. Die Gruppe um die ungarische Professorin und frühere Präsidentin der Internationalen Hypnosegesellschaft Éva Bányai hat in einer Untersuchung an der Universität Budapest Klienten wie Therapeuten während der Hypnose an Messgeräte angeschlossen. Sie konnte so nachweisen, dass in einer guten Hypnose sowohl der Klient als auch der Therapeut sich in einem Trancezustand befindet.

Jeder Klient ist ein Individuum

Erickson gilt gewöhnlich als Atheoretiker, der den Anspruch hatte, jeden Patienten individuell zu behandeln und der gegen das Gründen von Therapieschulen war. Gunnison fasst die beeindruckende Ähnlichkeit der Sichtweisen von Rogers und Erickson in diesem Punkt wie folgt zusammen:

> »Rogers (1959) developed a theory for a person-centered approach, but he warned that theories can become dogma and highly rigid (Evans 1975). I can recall, in a personal discussion with Rogers, at St. Lawrence University in 1978, his emphasis on the person and on the concept ›that the person becomes your theory‹. He also related to me that what he had ›ultimately learned about people, was from people‹. Erickson, when queried as to where he obtained his psychiatric knowledge, responded, ›from patients‹ (Secter 1982, p. 451).«

Rogers fasste diese Parallelen zu seiner Haltung zusammen, indem er auf der Evolution Conference sagte:

> »Es besteht kein Zweifel daran, dass auch für Erickson Therapie eine höchst persönliche Angelegenheit, immer wieder neu auf die jeweilige Person ausgerichtet, und eine tief berührende Erfahrung war. Er dachte intensiv über seine Patienten nach und reagierte auf sie mit seiner ganzen Persönlichkeit. Er konnte herausfordernd, schroff, hart, weich oder geduldig sein – er war im Interesse seiner Klienten immer er selbst. Manche von ihnen nahm er mit zu sich nach Hause, bezog die Haustiere mit ein oder erzählte aus seinem eigenen Leben, tat einfach alles, was ihn in einen nahen persönlichen Bezug bringen konnte« (Rogers 1991, S. 305).

Milton Erickson war in der Tat in jeglicher Hinsicht sehr flexibel und handhabte die therapeutische Beziehung und den jeweiligen Klienten sehr individuell.

> Der Pionier der Selbsthypnose Brian Alman erzählte mir einmal, wie er als junger angehender Psychologe im Zusammenhang mit Schmerztherapie Milton Erickson aufsuchte. Bei diesen Besuchen durfte er ab und zu bei Ericksons Therapien hospitieren. Eine Therapeutin war mit ihrer Klientin aus New York angereist. Erickson sollte mit beiden arbeiten, um die therapeutische Beziehung zu verbessern. Diese Klientin »moserte« schon im Wartebereich hörbar darüber, wo sie hier hingeraten sei: keine Klimaanlage, keine Schallisolierung etc.
>
> Als sie den Therapieraum betrat, meckerte und kritisierte sie gleich weiter. Erickson schaute ihr schweigend in die Augen und richtete seinen Arm und den Zeigefinger langsam in Richtung Ausgangstür. Er blieb in dieser Haltung, sagte kein Wort, bis die beiden das Haus verlassen hatten. Alman berichtete mir, dass Erickson ihm anschließend erklärte: »Die beiden haben jetzt auf ihrem Heimflug nach New York im gemeinsamen Ärger auf mich viel Zeit, um ihre therapeutische Beziehung zu verbessern.«

Dieser Fall von »ultimativer Kurztherapie« kontrastiert extrem mit dem folgenden Fall, den Jeff Zeig in seinem Buch *Einzelunterricht bei Erickson* (2016) beschreibt.

> Erickson half einem psychotischen Klienten, sich von seinem Elternhaus zu individuieren und besorgte ihm ein kleines Appartement. Er sorgte sich, weil der Klient nur unzuverlässig in die Sitzungen kam, und befürchtete, er würde lebenslang in die geschlossene Abteilung einer Psychiatrie abgleiten. Da Erickson wahrnahm, dass der Klient Interesse an seinem Hund hatte, motivierte er ihn, einen Hund aus dem Tierheim zu holen. Erickson wusste, was dem Klienten nicht klar war, nämlich, dass er das Tier niemals in seinem kleinen Appartement würde halten können. Der Hauseigentümer schritt auch bald ein. Nun wollte man den armen Hund nicht mehr ins Tierheim zurückbringen (genauso wenig, wie der Klient wieder zurück in die Psychiatrie sollte), und Erickson bot ihm an, den Hund auf seinem Grundstück zu halten. Bedingung war, dass der Klient zweimal täglich nach dem Hund schauen, ihn füttern und mit ihm Gassi gehen musste. Damit hatte Erickson gesichert, dass er den Klienten regelmäßig sah.

Diese therapeutische Beziehung erstreckte sich über mehr als zehn Jahre, und die letzten sieben Jahre seines Lebens sah Erickson mit diesem Klienten jeden Abend zwei Stunden fern. Jeff Zeig hat 42 Limericks gefunden, die Erickson für diesen Klienten geschrieben hatte, und viele Briefe von Ericksons Hund an den Hund des Klienten. Der Klient lebt übrigens immer noch und kümmert sich regelmäßig um Haus und Garten der unterdessen über 90-jährigen Frau Erickson.[29]

Jeff Zeigs Buch beschreibt seine Lehrjahre bei Erickson, und man erfährt dort sehr viel über Milton Erickson als Mensch, seine Lebens- und Krankheitsgeschichte, seine Kunst des Therapierens, Lehrens und Supervidierens. Wenn man es liest, bekommt man eine Ahnung davon, warum eine Zeit lang spekuliert wurde, Carlos Castañeda habe mit seinem Schamanen Don Juan eigentlich Milton Erickson beschreiben wollen. Sowohl Castañeda als auch Erickson haben dies allerdings als Unsinn zurückgewiesen.

Jeder Therapeut sollte seine eigene Therapieschule gründen

In seinem Vortrag auf der Evolution Conference betonte Carl Rogers noch eine weitere Parallele zwischen sich und Milton Erickson, indem er Jay Haley zitierte:

> »Erickson legte allergrößten Wert auf die Flexibilität von Denken und Handeln und warnte vor Verpflichtungen gegenüber Methoden, Schulen, Lehrern oder Techniken. Er riet: ›Beherzigen Sie, dass, welchen Weg Sie auch einschlagen, Sie immer auf Ihre persönliche Weise arbeiten müssen. Weil Sie einen anderen doch niemals perfekt imitieren können‹(Haley 1967, S. 535)« (Rogers 1991, S. 308).

Einen ähnlichen Satz gebe ich oft Studenten oder Weiterbildungsabsolventen mit auf den Weg:

> »Es gibt tatsächlich die beste Therapieschule. Es ist diejenige, die Sie für sich selbst entwickeln und die auf einer kontinuierlichen kritischen Prüfung der Wirkungen, die Sie durch Ihre Seinsweise in der Beziehung erzielen können, aufbaut.«

---

29 So jedenfalls verhielt es sich zum Zeitpunkt des ersten Erscheinens dieses Artikels im Jahr 2008.

Im weiteren Verlauf seines Vortrages kritisierte Rogers Kohuts Glauben, dass die Analyse der Ursache, die genetische Deutung, für die Heilung wesentlich sei. Carl Rogers sagte dazu nichts in seinem Vortrag, aber auch Erickson war eher gegenwarts- und vor allem ziel- und lösungsorientiert. Auch für Erickson waren die Ursache und die Analyse von Problemen weniger wichtig als die Ziele und das lösungsorientierte Ändern der Situation.

Anwendung therapeutischer Prinzipien in Großsystemen

Zum Ende seines Vortrags geht Rogers auf seine Erfahrungen ein, die er in politischen Konfliktsituationen in Nordirland, Mittelamerika und Südafrika gemacht hatte (Rogers 1991, S. 311):

> »Ich habe auch bemerkt, dass der Atmosphäre, die in der therapeutischen Beziehung ja so ungemein wichtig ist, auch in der Erziehung, bei Behörden und bei der Behandlung von rassischen, interkulturellen oder sogar internationalen Konflikten, genau die gleiche Bedeutung zukommt. Das betrachte ich als eine lohnende Erfahrung. Die Gelegenheit gehabt zu haben, therapeutische Prinzipien an dreien der ›heißesten Punkte‹ der Erde, nämlich Nordirland, Mittelamerika und Südafrika, einer Bewährungsprobe unterziehen zu können, war etwas ganz Besonderes.«

Erickson war in diesem Punkt sicher sehr viel unpolitischer, auch wenn er im Zweiten Weltkrieg zusammen mit der Anthropologin Margaret Mead für die amerikanische Regierung Studien über den deutschen und den japanischen Charakter erstellte. Erickson war aber meines Wissens nie daran interessiert, seine Techniken in größeren Kontexten und Systemen zu erproben.

Zusammenfassung

Als ich meinen langjährigen M. E. G.-Vorstandskollegen Wilhelm Gerl nach seinen Unterlagen zum Thema Erickson und Rogers fragte, verwies er auf seinen Artikel »Gesprächspsychotherapie und Hypnotherapie nach Milton H. Erickson – Formen indirekter Suggestion in der Gesprächspsychotherapie«, den er zusammen mit Burkhard Peter verfasst hatte (in: Howe 1982, S. 256–257; das Buch enthält auch einen Artikel von Wilhelm Gerl über Gemeinsamkeiten und Ähnlichkeiten von Focusing und dem Therapiekonzept von Milton Erickson). Peter und Gerl fassen dort als wesentliche Punkte der Gemeinsamkeiten von Rogers und Erickson zusammen:

- die *individuellen* Rechte und Potenziale jeder Person
- die *Akzeptierung* der Einzigartigkeit jeder Person
- die Notwendigkeit, die Person in ihrer einzigartigen *subjektiven Realität* aufzusuchen und zu verstehen
- die »Sprache des Klienten« zu lernen und das manifeste Verhalten, wie die noch nicht symbolisierten (unbewussten) Inhalte des Erlebensprozesses anzunehmen und zu *nutzen*
- das *Vertrauen* in die Potenziale der Person
- die Bereitschaft, alles, was vom Klienten kommt, unvoreingenommen wahrzunehmen und zur *Basis für den therapeutischen Wandel* zu machen (gerade auch das »Symptom«!)
- die *Prozesshaftigkeit* des Erlebens und des therapeutischen *Geschehens*
- die für das Schaffen einer Beziehung (Rapport) und der therapeutischen Aufmerksamkeitshaltung hilfreiche Funktion des Gesprächs
- die Notwendigkeit, die an Sprache gebundenen Weltbilder/Konzepte durch mehr *erlebnishaft-sinnliche Erfahrungen* anzureichern und zu korrigieren
- die Bedeutsamkeit eines therapeutischen Raums, eines *therapeutischen Klimas,* in dem dann der Klient seine therapeutische Arbeit tun kann
- die Notwendigkeit, sich am Klienten und an dessen Bedürfnissen zu orientieren, anstatt sich die eigenen Ideen zu bestätigen
- die Bereitschaft des Therapeuten, *offen* zu sein für *neue* Entwicklungen und sein Handeln jederzeit umzuorganisieren
- die Bereitschaft, Neues zu *wagen* und sich *korrigieren zu lassen*
- das Interesse an der *Person als ganzer* (nicht nur an ihrer intellektuellen oder emotionalen Seite).

Die Leiterin der M. E. G.-Regionalstelle in Bonn und Gründerin des Instituts Systeme Anne M. Lang habe ich ebenfalls zu diesem Thema befragt. Sie sandte mir spontan folgende E-Mail:

> »Carl Rogers und Milton Erickson – Unterschiede und Gemeinsamkeiten: Das Thema ist sehr spannend, und ich habe oft gedacht, dass man

das unbedingt mal verfolgen sollte. Bei den GesprächspsychotherapeutInnen und mir selbst (meine erste Therapieausbildung war eine GT) merke ich immer wieder, wie dadurch der Glaube in Prozesse erfahrbar gemacht worden ist. Gesprächspsychotherapeuten, die dann ericksonsches Vorgehen kennenlernen, wissen, wie man sich auf das Anstoßen von individuellen Prozessen verlassen kann. Dies deutlich anders als VerhaltenstherapeutInnen, die immer noch sehr am therapeutischen Inputprogramm hängen, möglichst mit Vorgabe und Standardansage. Es gibt viele Gemeinsamkeiten, wie z. B. den Glauben an innere Kräfte und Wissen, einerseits Ressourcen genannt, von Rogers dann Selbstaktualisierungstendenz.

Die Hauptgemeinsamkeit ist wohl die Anerkennung einer inneren individuellen Welt des anderen, die nicht ohne Weiteres zu diagnostizieren ist, was Rogers auch nicht tut. Er war der erste Schulengründer, der – obwohl sehr erfahren in Diagnostik – diese nicht seinen GT-Therapien vorschaltete, sondern sich auf einen Prozess mit einem Menschen einließ, den er dann mit Fragebögen evaluierte.

Von der Theorie der Selbstaktualisierungstendenz leitet Rogers die Basisvariablen im Vorgehen ab, die ebenfalls wie bei Erickson nicht im Interpretieren, in der Einsicht und im ›Es für den anderen besser wissen‹ bestehen. Rogers ist aber sehr auf die Unterstützung des Erlebens und die Erweiterung des Fühlens ausgerichtet, im Gegensatz zu Erickson, der mehr ins Tun bringen will.

Dennoch würde ich nicht sagen, ericksonsche Therapie ist eine humanistische Therapie – wie ich es auch schon gelesen habe, und wie es die Gesprächspsychotherapie eben mit dem Schwerpunkt Erleben und Fühlen ist. Auch die Toolkiste ist anders, und man sollte VEE (Verbalisieren emotionaler Erlebnisinhalte) nicht mit Pacen verwechseln.

Die Rolle der Therapeutin in ihrer Bandbreite ist bei Erickson viel größer, bis hin ins Direktive; Utilisation gibt es bei Rogers nicht, auch nicht Lernen über Eingaben wie Metaphern, Aufgaben usw.

Was ich aber bei der Gesprächspsychotherapie wie bei keiner anderen Therapieausbildung so gelernt habe, ist genaues Hinhören (bei Erickson ergänzt durch Hinsehen) und unbedingte Empathie für andere Wirklichkeiten.

Das ganze Therapietraining von GT-lern, die Stunden- und Therapieevaluation ist ausgesprochen gut.«

Vom Fundament und dem Bau

Den Aspekt, den Anne Lang am Schluss darlegt, betonte auch Richard Leva in seinem Buch *Psychotherapy: The listening voice*. Dort spekulierte er, dass Erickson das Etikett »client-centered« bzw. »person-centered«

auch für seinen Ansatz benutzt hätte, wenn Rogers es nicht zuvor getan hätte (Leva 1987, p. 194). Er zitiert dabei einige Passagen aus *Hypnotherapy* (Erickson a. Rossi 1979, p. 53) das ein Jahr vor Ericksons Tod erschienen ist, und betont, wie nah diese Aussage in Bezug auf die Bedeutung von Empathie der Sicht von Rogers ist:

> »The initial step in the utilization approach, as in most other forms of psychotherapy, is to accept the patients' manifest behaviour and to acknowledge their personal frames of reference. This openness and acceptance of the patients' worlds facilitate a corresponding openness and acceptance of the therapist by the patients.«

Leva (1987) zitiert dann eine weitere Passage und konstatiert dabei: Wenn man »rogerian counseling« statt Tranceinduktion und »counselor« statt »hypnotist« schreiben würde, dann wäre man erstaunt über die Ähnlichkeit der Ansätze.

> »The development of the trance state is an intrapsychic phenomenon, dependent upon internal processes, and the activity of the hypnotist serves only to create a favourable situation. As an analogy an incubator supplies a favourable environment for hatching the eggs but the actual hatching derives from the development of life processes within the egg (Erickson a. Rossi 1979, p. 54).«

Im selben Buch findet Leva eine weitere Passage, die die erstaunlichen Parallelen der Sichtweisen von Rogers und Erickson illustriert (ebd., p. 194):

> »The most effective means of focusing and fixing attention in clinical practice is to recognize and acknowledge the patient's current experience. When the therapist correctly labels the patient's on-going here-and-now experience, the patient is usually immediately grateful and open to whatever else the therapist may have to say (Erickson a. Rossi 1979, p. 5)«.

Leva schließt hier (ebd., p. 195):

> »The foundation of Erickson's techniques are basic Rogerian ideas.«

Bereits im Vorwort des Buches schreibt Leva (ebd., p. VII):

> »My own feeling is that many who study Erickson forget that before successful interactions can be made, a foundation for therapy must be built. Rogers gave us the foundation, and Erickson allows the construction.«

Damit möchte ich die Betrachtung von Unterschieden und Gemeinsamkeiten von Rogers und Erickson schließen. Weitere Ideen zum Thema finden sich außer bei Leva in dem Buch *Begegnung* des viel zu früh verstorbenen Jürgen Wippich (1983)[30].

Literatur

Bányai, É. I. (1998) The interactive nature of hypnosis: research evidence for a social-psychobiological model. *Contemporary Hypnosis* 15 (1): 52–63.

Erickson, M. H. u. E. L. Rossi (1997): Hypnotherapie. Stuttgart (Klett-Cotta).

Erickson, M. H. u. J. K. Zeig (2015): Symptomverschreibung zur Erweiterung der Weltsicht eines Psychotikers. In: E. L. Rossi (Hrsg.): Gesammelte Schriften von Milton H. Erickson, Bd. 6: Innovative Hypnotherapie II. Heidelberg (Carl-Auer), S. 74–77.

Farelly, F. u. J. M. Brandsma (1986): Provokative Therapie. Berlin (Springer).

Gunnison, H. (1985): The uniqueness of similarities: parallels of Milton and Carl Rogers. *Journal of Counseling and Development* 63 (9): 561–564.

Haley, J. (1978): Die Psychotherapie Milton H. Ericksons. München (Pfeiffer).

Haley, J. (2002): Die Psychotherapie Milton H. Ericksons. Stuttgart (Klett-Cotta).

Halsband, U. (Hrsg.) (2004): Themenheft: Hirn und Hypnose. *Hypnose und Kognition* 21 (1/2).

Hegel, G. W. F. (1807): Phänomenologie des Geistes. Bamberg, Würzburg (Joseph Anton Goebhardt).

Howe, J. (Hrsg.) (1982): Integratives Handeln in der Gesprächstherapie – Ein Kompendium zur Kombination therapeutischer Verfahren. Weinheim (Beltz).

Kluge, Friedrich (1995): Etymologisches Wörterbuch der Deutschen Sprache. Berlin, New York (Walter de Gruyter). 23. erw. Aufl.

Lankton, S. R. u. C. H. Lankton (1983): The answer within: A clinical framework of Ericksonian hypnotherapy. New York (Brunner/Mazel).

Leva, R. A. (1987): Psychotherapy: The listening voice – Rogers and Erickson. Muncie (Accelerated Development).

Peseschkian, N. (2003): Der Kaufmann und der Papagei. Orientalische Geschichten in der Positiven Psychotherapie. Frankfurt a. M. (Fischer).

Peter, B. u. W. Gerl (1982): Gesprächspsychotherapie und Hypnotherapie nach Milton H. Erickson – Formen indirekter Suggestion in der Gesprächspsychotherapie. In: Jürgen Howe (Hrsg.): Integratives Handeln in der Gesprächstherapie – Ein Kompendium zur Kombination therapeutischer Verfahren. Weinheim (Beltz), S. 256–257.

30 Bei Ingrid Derra-Wippich, Arbor.vitae@t-online.de, kann man noch Restexemplare bekommen

Pinel, P. (1801): Philosophisch-Medicinische Abhandlung über Geisterverirrungen oder Manie. Wien (Schaumburg u. Co.).

Rogers, C. R. (1957): A note on the nature of man. *Journal of Counseling Psychology* 4: 199–203.

Rogers, C. R (1986): Client centered therapy. In: I. L. Kutash a. A. Wolf (eds.): Psychotherapist's Casebook: Theory and technique in the practice of modern therapies. San Francisco (Jossey-Bass), pp. 197–208.

Rogers, C. R. (1991): Rogers, Kohut und Erickson: Eine persönliche Betrachtung über einige Ähnlichkeiten und Unterschiede. In: Zeig, J. K. (Hrsg.) (1991): Psychotherapie: Entwicklungslinien und Geschichte. Tübingen (DGVT), S. 299–313.

Rossi, E. L. (Hrsg.) (2015a): Gesammelte Schriften von Milton H. Erickson. Heidelberg (Carl-Auer).

Rossi, E. L. (Hrsg.) (2015b): Gesammelte Schriften von Milton H. Erickson, Bd. 4: Untersuchung psychodynamischer Prozesse mittels Hypnose. Heidelberg (Carl-Auer).

Trenkle, B. (2010): Das zweite Ha-Handbuch der Witze für Psychotherapie und Hypnose. Heidelberg (Carl-Auer), 4. Aufl.

Trenkle, B. (2012): Das Aha!-Handbuch der Aphorismen und Sprüche für Therapie, Beratung und Hängematte. Heidelberg (Carl-Auer), 4. Aufl.

Varga, K., É. I. Bányai, A. C. Gősi-Greguss (1994): Parallel application of the experiential analysis technique with subject and hypnotist: A new possibility for measuring interactional synchrony. *International Journal of Clinical and Experimental Hypnosis* 42 (1): 130–139.

Wippich, J. (1983): Begegnung. Arbeitsgrundlagen des personenzentrieten Handelns und neurolinguistischen Programmierens zur komplexen Psychotherapie Milton H. Ericksons. Konstanz (Rößler).

Zafari, A. M. (1990): Psychosomatische Aspekte in der mittelalterlichen Medizin des Irans. Köln (Univ. Diss.).

Zeig, J. K. (1991): Psychotherapie: Entwicklungslinien und Geschichte. Tübingen (DGVT).

Zeig, J. K. (2016): Einzelunterricht bei Erickson: Hypnotherapeutische Lektionen bei Milton H. Erickson. Heidelberg (Carl-Auer), 5. Aufl.

Zeig J. K. a. Geary, B. (eds.) (2000): The letters of Milton H. Erickson. Phoenix (Zeig, Tucker & Theisen, Inc.).

Ordeal-Therapie als Element wirkungsvoller strategischer Hypnotherapie

Ordeal-Therapie ist ein Ansatz, den Haley aus der Arbeit von Milton Erickson abgeleitet hat (Haley 1984, dt. 1989). Es gibt kein vernünftiges deutsches Wort dafür. In großen Wörterbüchern finden sich als deutsche Übersetzungen von *ordeal:* Leidensweg, Nervenprobe, Qual, Tortur, Gottesurteil. Die deutsche Übersetzung von Jay Haleys Buch behielt wohl deswegen den englischen Originaltitel »Ordeal«. Mit Verwunderung habe ich kürzlich zur Kenntnis genommen, dass auch die französische Übersetzung diesen englischsprachigen Titel behalten hat. Als Untertitel haben die französischen Kollegen »Schocktherapie« *(thérapie de choc)* gewählt. Als deutsche Umschreibung der Technik könnte man vielleicht »therapeutische Zumutung« wählen. Also den Klienten aus therapeutischen Gründen etwas so Heftiges zumuten, dass lieber das Symptom aufgegeben wird, als so etwas durchführen zu müssen.

Ein Ordeal sollte also unangenehmer sein als das Symptom aufzugeben, aber es sollte für den Klienten in der Durchführung noch in Ordnung und nützlich sein.

Ein typischer Fall von Milton Erickson

Ein junges Paar, um die 20 Jahre alt, fand neun Monate nach der Heirat heraus, dass beide in der Nacht noch regelmäßig das Bett einnässten. Beide hatten es nicht gewagt, dies dem Partner vor der Heirat mitzuteilen. Beide waren nach der Heirat sehr glücklich, dass der Partner jeweils schweigend über das täglich nasse Bett hinwegsah. Die Liebe wurde durch diese große Toleranz sehr gestärkt. Nach neun Monaten kamen sie ins Gespräch darüber. Einer der beiden meinte, dass es Zeit für ein Baby sei, dann gäbe es ja endlich einen Grund für täglich nasse Betten. Darüber stellten sie dann fest, dass es beide waren, die jede Nacht einnässten. Sie waren mit Medizinstudenten befreundet, die Milton Erickson kannten. Diese Freunde empfahlen eine Behandlung mit Hypnose. Das Paar kam dann zu Dr. Erickson. Sie sagten ihm vorab, dass es da ein Problem gäbe, weil sie eigentlich nicht das Geld hätten, um die Behandlung zu bezahlen, und auch dass sie nicht mit Hypnose behandelt werden wollten. Erickson erwiderte, dass das kein Problem sei. Falls sie erfolgreich sein sollten und das Bettnässen aufhören werde, sei er durch den Erfolg belohnt. Wenn sie allerdings nicht erfolgreich wären, müssten sie ihm die Behandlung bezahlen. Dann bot ihnen Erickson anstelle von Hypnose eine experimentelle Therapie an. Erickson verlangte als Vorbedingung für die Übernahme der Therapie vorab den Schwur, dass sie alles durchführen würden, was er ihnen auftrüge. Das Paar besprach sich und sagte, aufgrund ihres religiösen Glaubens sei es ihnen nicht erlaubt zu schwören, sie würden aber bei allem was ihnen heilig ist versprechen, dass sie alles durchführen würden, was er ihnen auftrüge.

Daraufhin präsentierte Erickson die Ordealbehandlung:

»Sie sind beide religiös, und Sie haben mir beide ein Versprechen gegeben, das Sie halten werden. Sie haben ein Transportproblem, das es schwierig macht, regelmäßig zur Therapie zu mir zu kommen. Ihre finanzielle Situation macht es Ihnen praktisch unmöglich, mich häufig aufzusuchen.

Sie erhalten eine experimentelle Therapie, und Sie sind verpflichtet, daraus entweder Ihren Nutzen zu ziehen oder mir ein angemessenes und von mir zu bestimmendes Honorar zu zahlen. Sollten Sie einen Nutzen daraus ziehen, so soll der Erfolg meiner Therapie mein Entgelt für meine Bemühungen und Ihr Gewinn sein. Sollten Sie keinen Nutzen daraus ziehen, werde ich für meine Bemühungen lediglich ein Honorar erhalten, und das wird für Sie ein doppelter Verlust sein, für mich jedoch nichts weiter als eine lehrreiche Enttäuschung.

Folgendes haben Sie zu tun: Nehmen Sie jeden Abend jede Menge Flüssigkeit zu sich. Nachdem Sie ein Glas Wasser getrunken haben, schließen Sie zwei Stunden, bevor Sie ins Bett gehen, das Badezimmer ab. Zur Schlafenszeit schlüpfen Sie in Ihre Schlafanzüge und knien sich dann nebeneinander in Richtung Kissen auf das Bett und machen bewusst und absichtlich gemeinsam das Bett nass. Das wird Ihnen vielleicht schwerfallen, aber Sie müssen es tun. Dann legen Sie sich hin und schlafen und wissen ganz genau, dass das Bettnässen für diese Nacht erledigt ist, dass nichts das Bett noch merklich nasser machen kann.

Tun Sie das jeden Abend, gleichgültig wie sehr Sie es auch hassen – Sie haben es versprochen, wenn Sie auch nicht wussten, was das Versprechen beinhaltete, Sie haben sich jedoch verpflichtet. Machen Sie das zwei Wochen lang jeden Abend, das heißt bis zum Sonntag, den 17. Am Sonntag können Sie eine Pause einlegen. Sie dürfen sich in dieser Nacht in ein trockenes Bett legen und einschlafen.

Am Montagmorgen, dem 18., stehen Sie auf, schlagen die Decken zurück und schauen das Bett an. *Nur wenn Sie ein nasses Bett vor sich sehen, und nur dann,* wissen Sie, dass Sie noch einmal drei Wochen mit Knien und Bettnässen vor sich haben.

Sie haben nun Ihre Anweisungen. Diskutieren Sie sie nicht untereinander und reden Sie nicht darüber, schweigen Sie. Sie haben nur zu gehorchen, und Sie wissen *und werden es wissen, was Sie zu tun haben.* In fünf Wochen sehen wir uns wieder. Sie werden mir dann einen vollständigen und höchst erstaunlichen Bericht geben. Auf Wiedersehen!« (Erickson 2015, 142 f.)

Das Paar kam nach 5 Wochen zurück und berichtete, wie furchtbar diese Aufgabe gewesen sei. In der ersten Nacht hätten sie eine Stunde im Bett gekniet, bevor sie dann endlich in der Lage waren zu urinieren. Auch die darauffolgenden Nächte seien eine Tortur gewesen und sie hätten wirklich mit einer zunehmenden Sehnsucht besagten Sonntag, den 17. herbeigesehnt. Am Morgen des 18. seien sie erstaunt gewesen, dass das Bett trocken war und dann, dass es auch alle weiteren Nächte bis zu diesem nächsten Termin so blieb. Ein Jahr später besuchten sie Milton Erickson mit ihrem kleinen Sohn. Sie berichteten, dass das Bett seither nie mehr nass gewesen sei.[31]

Ericksons strategisches Genie zu studieren ist wirklich die Mühe wert. Neben der Ordeal-Verschreibung selbst ist es ebenso beeindruckend, wie er in diesem Fall das Geldproblem des Paares utilisiert hat. In seinem Artikel erwähnt er die Umkehrung von »Heile mich oder ich werde nicht bezahlen« als oft sehr erfolgreich. Mit dieser Technik bleibt die Verantwortung für das Problem beim Klienten. Wir können uns in diesem Fall auch vorstellen, dass zuvor viele Leute einschließlich der Eltern sich vergeblich an der Veränderung des Bettnässens versucht hatten. Erickson beginnt hier also etwas völlig Neues, das nicht viel mit dem zu tun hat, was zuvor Eltern oder andere Therapeuten versucht hatten.

Jay Haley und Cloé Madanes nutzten diese Technik in Paar- und Familientherapien. In den 1990er-Jahren organisierte ich zwei große Workshops mit Cloé Madanes in Heidelberg. In einem dieser Workshops unterrichtete sie eine Variation dieser Ordeal-Technik für Paare, bei denen der Mann seiner Frau gegenüber gewalttätig ist.[32]

31 Erickson publizierte diesen Fall 1954 im *Journal of Clinical and Experimental Hypnosis;* dt. in: Rossi 2015, Band 5, S. 141–145.
32 Die von Madanes entwickelte Strategie ist in Kapitel 7 ihres Buches *The violence of men* (1995) beschrieben.

In einer E-Mail vom 5.2.2012 fasste Cloé Madanes ihre Strategie in der folgenden Weise zusammen:

»**Schritt 1:** Der Therapeut bespricht mit dem Paar, wen im erweiterten Familienkreis es am meisten mag und wen am wenigsten. Für den Ehemann ist Letzteres oft die Schwiegermutter oder eine Schwägerin.

Schritt 2: Der Therapeut drückt sein Mitgefühl gegenüber dem Ehemann aus, im Hinblick darauf, dass es schmerzhaft sein muss, die Frau zu schlagen, die man liebt, seine Frau und die Mutter seiner Kinder. Und dabei noch den Respekt der Kinder zu verlieren und den Respekt der Familie und Gemeinde.

Schritt 3: Der Mann versichert dem Therapeuten, dass er die Gewalttätigkeit stoppen will.

Schritt 4: Der Therapeut sagt: Es gibt eine Versicherung gegen Gewalt. Falls der Mann akzeptiert, was der Therapeut vorschlägt, werde er die völlige Gewissheit haben, dass es keine Gewalt mehr gibt.

Schritt 5: Der Therapeut erklärt, wie besagte Versicherung funktioniert: Nach Ende der Sitzung oder am nächsten Tag eröffnet der Mann ein Bankkonto zusammen mit seiner Schwiegermutter (oder mit jemand anderem, den er nicht leiden kann). Auf dieses Bankkonto wird er einen gewissen Betrag einzahlen. (Die Höhe des Betrags hängt vom Paar ab, es sollte allerdings ein Betrag sein, dessen Verlust wehtut. Ich habe das mit $ 500 gemacht aber auch schon mit $ 50 000.)

Sollte er seine Frau wieder schlagen, dann wird seine Schwiegermutter das Geld vom Konto abheben, und es steht ihr frei, was sie damit machen will. Und dann wird er umgehend wieder einen Betrag der gleichen Höhe auf das Konto einzahlen.

Schritt 6: An diesem Punkt sagt der Mann typischerweise, das sei nicht fair, weil seine Frau ihn provoziere, und das sei das wirkliche Problem.

Schritt 7: Der Therapeut sagt, dass er das verstehe und dass der Mann in diesem System entscheide. Wenn er seine Frau schlägt, und wenn er selbst entscheidet, dass das ohne Provokation geschehen ist, dann geht das Geld an seine Schwiegermutter. Falls er entscheidet, dass seine Frau ihn provoziert habe, dann geht das Geld an einen wohltätigen Zweck – und zwar einen Zweck, für den er normalerweise nichts geben würde.«

Ich erinnere mich an einen Fall von Madanes, den sie in einem Workshop erzählte, in dem sie eine ähnliche Strategie benutzte. Jedes Mal wenn der Mann seine Frau schlug, hatte er an seine Schwiegermutter und auch an die beiden Kinder aus der ersten Ehe seiner Frau einen Betrag auszubezahlen. Sowohl die Kinder als auch vor allem seine Schwiegermutter konnte er nicht leiden. Bei jeder weiteren Gewalttätigkeit verdoppelte sich der Betrag. Der Mann war sehr wohlhabend und sehr geizig. Die Gewalttätigkeiten hörten unmittelbar auf. In der E-Mail von Madanes vom Februar 2012 konnte sie mir keine Referenz zu diesem Fall nennen, und sie konnte sich auch nicht mehr erinnern, diesen Fall Jahrzehnte vorher erzählt zu haben.

Die Kunst, einen Ordeal-Vertrag auszuhandeln

Von zentraler Bedeutung für die Ordeal-Technik ist das strategisch durchdachte Aushandeln des Vertrags. Dies wurde schon am Beispiel des bettnässenden Ehepaares deutlich.

Die Dramaturgie solcher Vertragsverhandlungen illustriert das folgende Fallbeispiel (Trenkle 2016; 2001):

Eine Mutter meldet ihre Familie zur Therapie an: Sie sei in Sorge darüber, dass der jähzornige Vater einem ihrer Söhne etwas antun könnte. Am Telefon schildert sie das Problem wie folgt: Der 17-jährige Sohn sei seit zwei Jahren spielsüchtig und verspiele dort sein ganzes Geld an Geldautomaten. Im Zusammenhang damit habe er auch schon an seiner Lehrstelle als Koch in die Kasse gegriffen und Geld entwendet. Dabei sei er von seinem Chef ertappt worden, der ihm angedroht habe, dass er im Wiederholungsfall die Lehrstelle verlieren würde. Außerdem habe ihr Sohn auch seine Geschwister, eine 15-jährige Schwester und einen 20-jährigen Bruder, bestohlen. Seit Kurzem fehlten auch Edelmetalle im Zahnlabor des Vaters, die eigentlich nur er entwendet haben könne. Im Zuge dessen habe der Vater angedroht, ihn zu erschlagen, sollte er ihn beim Stehlen im elterlichen Betrieb ertappen. Die Familie habe aufgrund dieser Probleme bereits zwei Mal eine Familientherapie absolviert, die aber bezüglich der Spielsucht und der begleitenden Probleme keine Veränderungen gebracht habe. Nun sei die Familie verzweifelt, und die Mutter bringt auch ihre Colitis ulcerosa in Zusammenhang mit der angespannten Familiensituation.

Zum Erstgespräch kommt die ganze Familie: die Eltern, der 17-jährige spielsüchtige Sohn und die beiden Geschwister. Der Sohn äußert früh seine Unzufriedenheit darüber, dass schon wieder die ganze Familie in einer Therapie sitze; er habe schließlich das Problem, nicht seine Familie. Niemand habe ihm bisher dabei helfen können, seine Spielsucht in den Griff zu bekommen. Alle suchten immer nach Problemen in der Familie, dabei habe er das Problem.

Der junge Mann betont seinen Wunsch, von seiner Spielsucht loszukommen, erwähnt, dass er vorhabe, mit dem eingesparten Geld von zu Hause wegzugehen und mit seiner Freundin zusammenzuziehen. Die Mutter hat bei diesem Thema Tränen in den Augen. Also stelle ich der Mutter die Frage: »Angenommen, zur Wahl stünde Folgendes: Aufhören mit Spielen und Ausziehen oder Weiterspielen, auf die schiefe Bahn geraten, aber zu Hause wohnen bleiben. Welche der Möglichkeiten würden Sie wählen?«

Sie ignoriert die Frage, erzählt von anderen Dingen und schimpft über ihren Sohn. Als ich die Frage wiederhole und auf einer Antwort beharre, beginnt sie zu weinen. Ich erfahre, dass sowohl der Vater als auch die Mutter kein Elternhaus gehabt haben und ihre ganze Energie in das Ziel gesteckt haben, mit dem schönen neuen Haus ihren Kindern das Zuhause bieten zu können, das sie sich selbst so sehr gewünscht hatten. Wenigstens bis zu ihrer Heirat sollten die Kinder doch zu Hause wohnen bleiben.

Angesichts der zwei gescheiterten Familientherapien entschließe ich mich, eine Einzeltherapie mit dem Sohn in Anwesenheit der Familie durchzuführen. Ich frage den Sohn, ob es ihm wirklich ernst sei mit dem Aufhören, da ich nur in diesem Fall einen Sinn darin sehe, mit der therapeutischen Arbeit zu beginnen. Er versichert mir das etwas trotzig und ärgerlich, da er es doch bereits gesagt habe. Dann eröffne ich ihm, dass es zwei Möglichkeiten gebe, zwei Wege, die zur Lösung des Problems führen: einen schnellen und einfachen und einen langen und beschwerlichen. Leider halte ich allerdings für ihn nur den langen und beschwerlichen für gangbar. Der leichte Weg sei für ihn vermutlich nicht drin, aber ich werde ihn trotzdem anhand eines Beispiels benennen.

»Es kam einmal eine Frau zu mir in die Therapie. Sie wollte hypnotisiert werden, um mit dem Rauchen aufhören zu können. Ich hypnotisierte sie, und sie hörte tatsächlich für einige Tage mit dem Rauchen auf. Bald begann sie aber wieder. Zwei Jahre später traf ich sie zufällig wieder, und sie erzählte mir, dass sie endgültig mit dem Rauchen aufgehört habe. Natürlich war ich neugierig, wie sie das geschafft hatte. Da berichtete sie mir, dass sie zu einer Routineuntersuchung beim Frauenarzt gewesen sei, und der ihr zur Schwangerschaft gratuliert habe. Die Zigarette, die sie vor der Tür der Arztpraxis rauchte, sei die letzte gewesen, dann habe sie einfach aufgehört, weil sie das Kind nicht gefährden wollte. Sie habe sich schon lange ein Kind gewünscht und schon gar nicht mehr damit gerechnet, dass es noch klappen könnte.«

Das sei also der schnelle und einfache Weg: Man hört einfach auf. Es scheine ja nur eine Frage der Motivation zu sein. Für ihn gebe es allerdings wohl diese Möglichkeit nicht, er müsse wohl den schweren und langen Weg gehen.

Daraufhin erzähle ich ihm zwei Beispiele, bei denen Ordeals zur Veränderung benutzt wurden. Eines davon ist das folgende:

»Es gab da eine Krankenschwester, die nach ihren harten Arbeitstagen nicht einschlafen konnte. Um endlich schlafen zu können, dachte sie sich einen Trick aus, der ihr helfen könnte. Sie überlegte sich, was in dieser Situation das Schlimmste für sie wäre, was sie auf keinen Fall tun wollte. Dabei kam sie auf die Idee, dass es ganz furchtbar wäre, wenn sie mitten in der Nacht das Treppenhaus des Schwesternwohnheims putzen müsste. So beschloss sie: ›Wenn ich um 23 Uhr noch das Zifferblatt meines Weckers sehe, dann stehe ich wieder auf und putze das ganze Treppenhaus nass durch.‹ Und sie schloss wirklich einen Vertrag mit sich.

Ganz wichtig bei einem solchen Vertrag ist es, dass man ihn unbedingt und ausnahmslos einhält. Wenn die Krankenschwester um 22.50 Uhr zu sich gesagt hätte: Ich verschiebe das Ganze um eine Stunde, dann hätte der ganze Vertrag keinen Sinn gehabt. Vertrag ist Vertrag. Und weil sie es wirklich ehrlich meinte und tatsächlich um 23 Uhr das Treppenhaus geputzt hätte, sah sie nie mehr um 23 Uhr das Zifferblatt ihres Weckers.«

Ich erzähle ihm noch ein zweites Ordeal-Beispiel und betone auch hier die Wichtigkeit der absoluten Vertragstreue. Nach den zwei Beispielen versichert mir der junge Mann erneut, dass er wirklich aufhören wolle. Ich frage seinen Vater, was sein Sohn ganz besonders hasse, vergleichbar mit dem Treppenhausputzen bei der Krankenschwester. Der Vater lacht und nennt Arbeiten in Haus und Garten – am neuen Haus gebe es noch viel zu tun: Keller weißeln, Zaun streichen, Rasen mähen ... Ich gebe dem Vater die Aufgabe, eine Liste solcher möglichst unangenehmen Arbeiten zu erstellen. Dem Sohn schlage ich vor, einen Ordeal-Vertrag mit sich selbst zu schließen. Zuvor provoziere ich ihn aber erneut, indem ich die Möglichkeit der zwei Wege erwähne, den schnellen, einfach aufzuhören, der ihm ja leider nicht offen stehe, und den schweren über viel Arbeit. Ich schlage ihm das folgende Ordeal vor:

Jedes Mal, wenn er den Fuß in den Spielsalon setzt, muss er Arbeiten von der Liste des Vaters abarbeiten. Und zwar in der Weise, dass er beim ersten Mal eine Stunde, beim zweiten Mal zwei Stunden arbeitet. Dann hänge es von ihm ab, ob er schneller oder langsamer von der Spielsucht loskommen wolle. Wenn er schnell vorankommen wolle, sei eine Steigerung entsprechend einer geometrischen Reihe 1, 2, 4, 8 ... Stunden sinnvoll. Die Familie leide aber schon so lange unter seiner Spielsucht, dass sie sicher die Geduld aufbringen werde, etwas länger zu warten. Er könne also den Vertrag auch so formulieren, dass er die Arbeitsleistung immer um eine Stunde steigere.

Ich erwähne hin und wieder noch, dass er nun mal nicht der Typ sei, der sofort aufhören könne und deshalb viel dafür arbeiten müsse. Zu diesem Zeitpunkt interveniert der Vater mit der Bemerkung: »Wer soll denn das mit der Vertragstreue überhaupt kontrollieren?«

Ich antwortete ihm, dass dies weder seine noch meine Aufgabe sei, sondern die Aufgabe seines Sohnes. Er müsse den Vertrag mit sich selbst schließen. Dies sei das Wichtige an der Aufgabe. Irgendwann merkt der junge Mann, dass es nun wirklich ernst wird und die Einhaltung und Durchführung des Vertrags relevanten Einfluss auf das Spielverhalten und die Spielfreude haben würden. Er beginnt, sich etwas zu winden, und versucht, Schlupflöcher zu finden. Er versucht auszuhandeln, dass der Vertrag nur für das Spielen an Geldautomaten, nicht aber für das Flippern gelten solle. Sein älterer Bruder interveniert mit der Bemerkung, dass dies ein Trick sei. Nach einigen Minuten heftiger Diskussion zwischen den beiden Brüdern sagt der spielsüchtige junge Mann schließlich selbst, dass es besser sei, das bloße Betreten eines Spielsalons als Kriterium zu nehmen. Allerdings will er schlussendlich mit einer halben Stunde beginnen und dann um jeweils eine halbe Stunde steigern. Ich akzeptiere dies sofort mit der Bemerkung, dass es sein Vertrag sei, den er mit sich selbst schließe. Auch mit dieser langsamen Steigerung werde er schließlich an den Punkt kommen, an dem das Spielen einfach »zu teuer« wird. Ich versuche, ihn noch ein letztes Mal zu provozieren, indem ich anmerke, dass das nur meinen Eindruck noch verstärke, dass für ihn nur der lange, mühsame Weg infrage komme, der über viel Arbeit zum Ziel führe. Andere könnten einfach aufhören und bräuchten nicht so viel zu arbeiten.

Der nächste Termin folgt sieben Wochen später. Der junge Mann kommt auf mich zu und meint: »Sie haben sich getäuscht.« Als ich ihn verwundert ansehe, sagt er: »Ich habe sofort aufgehört.«

Er hat also während dieser Zeit kein einziges Mal gespielt und dementsprechend auch keine einzige halbe Stunde die Liste des Vaters abgearbeitet. Die Familie gibt mir jedoch keine Zeit, meine Anerkennung für diese rasche Veränderung auszusprechen. Sofort attackiert die Mutter ihren Sohn, weil er sich tags zuvor, ohne zu fragen, das Mofa seiner Schwester ausgeliehen habe, um Zigaretten zu holen. Der junge Mann hat Tränen in den Augen und meint: »Sehen Sie das jetzt? Ich bin in der Familie immer der Arsch. Erst war es das Spielen, jetzt ist es eben das Mofa oder etwas anderes. Ist doch eh alles scheißegal.«

Mir kommt dabei die Befürchtung, dass er aus Enttäuschung und Trotz in die Spielsucht zurückfallen könnte. Deshalb stelle ich viele Fragen im Stile des zirkulären Fragens: Was müsste der Vater tun, damit der Sohn wieder das Bedürfnis danach entwickeln würde zu spielen? Was kann die Mutter tun, damit er das Gefühl bekommt, es ist doch besser, nicht mehr zu spielen? Was müsste der Sohn tun, damit seine Mutter sich so verhält, wie er es eigentlich nicht mag?

In dieser zweiten Sitzung versuche ich also, über die Fragen so viele Rückfallrisiken wie möglich zu thematisieren und auszuschließen.

Katamnese: Ein halbes Jahr später ruft mich die Mutter wieder ziemlich verzweifelt an. Ihr Sohn habe heute, an seinem 18. Geburtstag, sein ganzes Geld von der Bank abgehoben – über 3000 DM. Meine Frage, ob er denn wieder spiele, verneint sie. Aber er könne doch nicht einfach sein ganzes Geld abheben. Sie wisse nicht, was er vorhabe. Ich versuche, der Mutter klarzumachen, dass es keine Möglichkeit gebe, etwas zu unternehmen, da ihr Sohn nun volljährig sei.

Mehr als zwei Jahre später rufe ich bei der Familie an, um zu hören, wie sich alles entwickelt habe. Unmittelbarer Anlass ist die Frage, ob ich das Video des Erstgesprächs in einem Seminar zeigen dürfe. Die Mutter ist weiterhin voll des Klagens über ihren undankbaren Sohn. Dieser habe sich bald nach seinem 18. Geburtstag abgesetzt, und sie habe viele Monate nicht gewusst, wo er war. Erst nach neun Monaten, an Heiligabend, sei er mit Geschenken wieder aufgetaucht.

Er habe die Lehre abgeschlossen und wohne jetzt mit seiner Freundin zusammen. Er spiele nicht mehr. Nach der Lehre habe er eine Stellung im Restaurant eines Supermarkts gefunden. Die Arbeit am Tage mit geregelter Arbeitszeit sei ihm lieber als die oft undefinierte Arbeit bis spät in die Nacht in einem normalen Restaurant.

Wie man auch an diesem Beispiel sehen kann, ist die Ordeal-Technik eine ideale Ergänzung des Interventionsrepertoires eines Hypnosetherapeuten.

Klienten wünschen oft eine wundersame Kur oder eine Lösung, die vom Therapeuten mittels Hypnose auf magische Art zur Verfügung gestellt werden soll. Über die therapeutische Utilisation kann solchen Hoffnungen und Erwartungen auch oft nachgekommen werden. In diesem Fall aber – wie oft in der Arbeit mit Suchtpatienten – ging es um eine klare Entscheidung, wirklich aufhören zu wollen. Der Klient muss die Verantwortung für sein Tun übernehmen. Lässt sich der Therapeut darauf ein, sich von den Wünschen des Patienten dirigieren zu lassen, gerät er leicht in eine Dilemmasituation. Wirkt die vom Patienten gewünschte Hypnose nicht, spielt er z. B. trotzdem weiter, dann wird die Verantwortung auf die zu schwache, zu wenig tiefe Hypnose geschoben. Mit der Ordeal-Technik hat der Therapeut ein effizientes Instrument, die Verantwortung wieder in die Hände des Patienten zu geben.

Ein anderes Problem, speziell bei der Suchtproblematik, liegt darin, dass solche Patienten oft schon eine Serie von Kämpfen gegen die eigene Sucht hinter sich haben. Der Mechanismus läuft so, dass der Patient spielt und sich dann vornimmt: »Das war das letzte Mal, jetzt höre ich endgültig auf!« Nach einiger Zeit wird die Sucht wieder stärker und das Suchtverhalten wieder durchgeführt. Beschämt registriert der Patient, dass er schon wieder verloren hat, das schwächt sein Selbstwertgefühl. Dieses geschwächte Selbstwertgefühl verstärkt dann wieder die Notwendigkeit, sich mit dem Suchtverhalten abzulenken oder sich aufs Neue zu stimulieren. Für den Patienten gibt es in der Regel nur zwei Kategorien: süchtig oder *nicht* süchtig – Eins oder Null. Der im Fallbeispiel beschriebene Ordeal-Vertrag bricht dieses Muster: Der Patient darf plötzlich spielen, aber verbunden mit einem unangenehmen Preis. Dieser Preis kann anfangs noch recht niedrig sein, der bisher bestehende Zirkel der guten Vorsätze und nachfolgender beschämender Einsicht funktioniert nicht mehr; es scheint, dass die Sucht dadurch an Macht verliert und besser handhabbar wird. Zusätzlich erlangt der Patient eine längere Übergangszeit, bei der er sich besser auf den inneren psychischen Umbau und das Finden einer neuen Identität ohne das Suchtverhalten konzentrieren kann.

Im obigen Beispiel kam es zusätzlich zu einer Veränderung der familialen Interaktionen. Bisher war das Suchtverhalten ein Dauerthema in der Familie gewesen, das andere dahinter liegende Probleme, wie die anstehende Ablösung der Kinder, verdeckte und verdrängte. Durch die Aushandlung des Ordeal-Vertrages sind auch hier die Spielregeln verändert worden. Der Vater stellte die Frage danach, wer denn die Einhaltung des Vertrages kontrollieren solle. Wir stellten dann gemeinsam fest, dass niemand außer dem Patienten selbst kontrollieren kann und darf. Denn er möchte aufhören, er schließt einen Vertrag mit sich, den er ehrlich einhalten wird. Spielt der Sohn, arbeitet er dafür in Haus und Hof, und so kann das Spielen nicht mehr als Anlass für Vorwürfe und Abwertungen genommen werden.

An dieser Stelle möchte ich noch auf einige weitere Punkte eingehen, die bei der Kunst der Vertragsaushandlung eine Rolle spielen. Es ist entscheidend für den Erfolg, dass alle möglichen Schlupflöcher geschlossen werden. Das Gelingen der Therapie kann unter Umständen entscheidend davon abhängen, ob solche Schlupflöcher rechtzeitig gefunden und geschlossen worden sind. An dem Beispiel eines Kollegen lässt sich zeigen, was durchaus auch in meinem Fall hätte passieren können, weil beide Verträge eine vergleichbare Lücke aufweisen.

Ein Kollege brachte einen jugendlichen Spieler in die Supervision ein. Dieser war politisch sehr engagiert und sehr dogmatisch auf eine politische Gruppierung festgelegt. Der Ordeal-Vertrag bestand darin, für jedes Spielen einen Betrag auf das Spendenkonto der verhassten politischen Gegner einzuzahlen. Es sollte mit 10 DM begonnen und dann der Betrag für jedes weitere Mal verdoppelt werden. Als der Klient drei Monate später zur nächsten Supervisionsstunde kam, stellte sich heraus, dass er unterdessen mehrere Tausend Mark an die Gegner zu überweisen gehabt hätte, einen Betrag, der seinen Kontostand weit überstieg und den er auch nicht überweisen konnte. Die Lücke im Vertrag bestand darin, dass vergessen worden war festzuschreiben, dass der Betrag unmittelbar nach dem Spielen zu überweisen sei und erst dann das nächste Mal gespielt werden dürfe.

Auch ich hatte diese Möglichkeit nicht in Betracht gezogen. Der 17-Jährige hätte im Prinzip auch einfach spielen und die abzuarbeitenden Stunden auf eine ferne Zukunft verschieben können. Nachbesserungen an solchen Verträgen halte ich für prinzipiell schwierig, man sollte, so gut es geht, alle Schlupflöcher zu Beginn schließen.

Außerdem erfordert es einen Patienten, der einmal geschlossene Verträge auch einhält. Das muss für einen 17-jährigen Jugendlichen nicht immer leicht sein. Das Therapeutenverhalten darf in einem solchen Fall weder zu gutmütig noch zu hart sein. Denn ein zu gutmütiges Verhalten führt eventuell zur Nichteinhaltung des Vertrages; ist man hingegen zu hart, kann es sein, dass gerade ein rebellischer Jugendlicher eine Reaktanz entwickelt. In meinem Fall wurde dies auch durch das Erzählen der vorbereitenden Fallbeispiele vermieden. In diesen habe ich eindringlich darauf hingewiesen, dass die wesentliche Voraussetzung für das Funktionieren der Technik die absolute Vertragstreue ist (»Und weil die Krankenschwester tatsächlich um 23 Uhr das Treppenhaus geputzt hätte ...«). Es muss klar sein, dass das, was dann im Vertrag steht, auch gilt. Dadurch, dass diese grundlegenden Regeln, auf die der junge Mann auch rebellisch hätte reagieren können, suggestiv in die Geschichten eingebaut waren, ließ sich eine solche Reaktion verhindern.

Die garantierte Kur

Eine gute Verhandlungsstrategie ist auch das, was Haley die »garantierte Heilung« nannte. Diese Strategie beginnt damit, dass der Therapeut behauptet, etwas zu kennen, was das Problem auf jeden Fall lösen wird. Allerdings sei es schwierig durchzuführen und auch nicht angenehm. Diese garantierte Kur – oder auch Rosskur – wird immer mal wieder erwähnt, sodass der Klient neugierig wird. Der Therapeut benennt die Vorgehensweise aber nicht, solange der Klient nicht hoch und heilig zugesichert hat, dass er sie auf jeden Fall durchführen werde.

Ordeal-Therapie mit Kindern

Ein siebenjähriger Junge beginnt Geld aus dem Geldbeutel der Mutter zu stehlen. Sobald ihn die Mutter konfrontiert, verspricht er, es nicht mehr zu tun. Wenn es dann wieder geschieht, erklärt er, dass nicht er das tue, sondern seine Hand.

Die Mutter fragt um Rat und wir erzählen ihr von der Ordeal-Technik. Der Junge ist deutlich an Geld interessiert. Die Großmutter hat ihm viel über Spardosen, Sparkonten und Zinsen beigebracht. Der Junge besitzt ein Sparkonto, und die Großmutter gibt ihm regelmäßig Geld, das auch größtenteils immer ins Sparschwein wandert. Die Mutter erklärt dann dem Jungen, dass sie sich ab jetzt immer merkt, wie viel Geld in ihrem Geldbeutel ist. Wenn dann die Hand des Jungen wieder

Geld nehme, dann werde das Geld aus dem Sparschwein geholt und wieder zurück in den Geldbeutel der Mutter gebracht. Aber wenn das passiere, werden beim ersten Mal noch zusätzlich 5 DM aus dem Sparschwein in den Geldbeutel der Mutter gebracht. Bei zweiten Mal dann zwei Mal die 5 DM. Der Vertrag werde sich immer verdoppeln. Beim dritten Mal also schon 20 DM. Wenn nicht genügend Geld im Sparschwein sein sollte, dann müsse man zur Bank gehen und es vom Sparkonto holen. Der Junge kann schon etwas rechnen. Er sitzt längere Zeit da und denkt nach. Dann sagt er zu seiner Mutter: »Du, ich glaube, das stoppt es.«

Nachdem ihm klar geworden ist, wie teuer das recht schnell werden könnte, will er dann doch lieber mal ernsthaft mit seiner Hand reden, die bisher solche Sachen machte.

Die Ordeal-Technik ist eine sehr gute Ergänzung zum Interventionsrepertoire eines strategischen Hypnotherapeuten.

Ein Hypnotherapeut bekommt oft den Auftrag, mittels Hypnose etwas zu stoppen, wofür aber letztlich der Klient selbst verantwortlich ist. Zum Beispiel: »Hypnotisieren Sie mich, damit ich meine Kinder nicht mehr schlage.« Oder: »Hypnotisieren sich mich, damit ich nicht mehr so viel trinke.« Und wenn der Klient seine Kinder doch wieder schlägt, dann kann er sagen: »Ich habe alles versucht. Ich habe mich sogar hypnotisieren lassen. Aber wenn die Hypnose nicht stark genug ist, und wenn der Therapeut nicht gut genug ist – was soll ich da machen?«

Die Ordeal-Technik bringt auf entschiedene Weise die Verantwortlichkeit zum Klienten zurück. Variationen dieser Technik können in vielen therapeutischen Situationen hilfreich sein.

Vor langer Zeit arbeitete ich am Universitätsklinikum in Heidelberg. Wenige Klienten sah ich zusätzlich privat in meinem Wohnzimmer. Einer dieser Klienten war ein wohlhabender Bankdirektor, der zudem aus einer bekannten Unternehmerfamilie stammte. Ich war ein junger Psychotherapeut am Anfang meiner Karriere. Mein Klient war in einer tief greifenden persönlichen Krise. Ich gab ihm meine private Telefonnummer, für den Fall, dass er schnell Unterstützung brauche. In kurzer Zeit rief er mich drei Mal an. Das dritte Mal sogar an einem Sonntag sehr früh am Morgen.

Dann sagte ich ihm: »Ich versprach Ihnen, in schwierigen Situationen für Sie ansprechbar zu sein. Deswegen gab ich Ihnen meine Privatnummer. Das habe ich mit anderen Klienten auch schon getan. Nun, obwohl noch einige weitere Klienten meine Privatnummer haben, hat mich im vergangenen Jahr niemand von den anderen Klienten jemals angerufen. Sie hingegen haben mich jetzt in wenigen Tagen schon drei Mal angerufen. Zu meiner Zusage, für Sie erreichbar zu sein, möchte und werde ich stehen, aber ich werde eine finanzielle Regelung dafür einführen. Die Zeit, in der wir am Telefon reden, werde ich Ihnen nach wie vor wie vereinbart in Rechnung stellen. Zusätzlich – ab jetzt: Für den ersten Anruf werde ich pauschal 40 DM zusätzlich in Rechnung stellen. Für den 2. Anruf dann 80, für den dritten 160 DM, plus die Zeit, die wir sprechen. So; es ist weiterhin Ihre Entscheidung. Mein Versprechen steht. Ich nehme mal an, schon nach dem dritten Anruf von Ihnen bleibe ich dann immer in der Nähe des Telefons und hoffe, dass Sie wieder anrufen, ab dem vierten Anruf wird das für mich dann finanziell wirklich interessant.«

Der Bankdirektor lächelte und stimmte zu. Er hat nie mehr angerufen und kam einfach weiter zu den regulären Sitzungen. Falls Anrufe wirklich nötig gewesen wären, dann wäre er ohne Zweifel wohlhabend genug gewesen, sich mehrere zu leisten. Auch die therapeutische Arbeitsbeziehung war nach dieser Intervention nach meinem Eindruck besser.

Literatur

Erickson, M. H. (2015): Eine klinische Anmerkung zur indirekten Hypnosetherapie. In: Rossi, E. L. (Hrsg.): Gesammelte Schriften von Milton H. Erickson, Bd. 5: Innovative Hypnotherapie I. Heidelberg (Carl-Auer), S. 141–145.

Haley, J. (1984): Ordeal Therapy: unusual ways to change behavior. San Francisco (Jossey-Bass). [dt. (1989): Ordeal-Therapie: ungewöhnliche Wege der Verhaltensänderung. Hamburg (iskopress).]

Madanes, C. (1995): The violence of men: new techniques for working with abusive families: a therapy of social action. San Francisco (Jossey-Bass).

Trenkle, B. (2001): Three candies for five boys and other strategic and solution oriented approaches for children and adolescents. In: B. Geary a. J. Zeig (eds.): The handbook of Ericksonian psychotherapy. Phoenix (The Milton H. Erickson Foundation Press), pp. 469–486.

Trenkle, B. (2016): Lösungsorientierte und Strategische Ansätze in der Therapie von Kindern und Jugendlichen. In: K. L. Holtz, S. Mrochen, P. Nemetschek u. B. Trenkle (Hrsg.): Neugierig aufs Großwerden. Praxis der Hypnotherapie mit Kindern und Jugendlichen. Heidelberg (Carl-Auer), 4. Aufl., S. 75–94.

Quellennachweise und editorische Hinweise

3 Bonbons für 5 Jungs – Strategische Hypnotherapie

Als ich nach einem Titel für dieses Buch gefragt wurde, machte ich mehrere Vorschläge. Alle bezogen sich auf prägnante Fallgeschichten in diesem Buch. In Abstimmung mit dem Verlag entschieden wir uns für den Titel »3 Bonbons für 5 Jungs«. Nun – das Buch war dann irgendwann sehr weit fortgeschritten, als mir plötzlich auffiel: Der Fall »3 Bonbons für 5 Jungs« war gar nicht in den ausgewählten Artikeln enthalten. Er stammt aus einem Beitrag für das Buch *Neugierig aufs Großwerden* (Holtz et al. 2016). Und da dieses Buch aktuell beim Carl-Auer Verlag erhältlich ist, hatte ich mich entschieden, diesen Artikel nicht in den neuen Sammelband aufzunehmen. Der Buchtitel war gemeldet, das Design des Buches stand – also habe ich ein neues kurzes Kapitel nur zu diesem Fall und der darin verwendeten Technik geschrieben. Das passt zur Eröffnung auch sehr gut. Es illustriert, was ich mit strategischer Hypnotherapie meine: Hypnotherapeutisches Wissen und Techniken werden benutzt, um innovative Wege zu gehen, auch wenn nicht im klassischen Sinne hypnotisiert wird. Diese Wege werden durch das Erzählen illustrativer Geschichten strategisch vorbereitet. Der Therapeut durchdenkt und plant – wie beim Schachspiel – mehrere Spielzüge im Voraus.

Das Fallbeispiel ist auch in meinem Beitrag zu dem Buch *Neugierig aufs Großwerden* (Holtz et al. 2016) enthalten. Dort habe ich vier Ebenen ericksonscher Psychotherapie beschrieben, die auch in diesem Fallbeispiel sichtbar werden: strategische Inszenierung, Lösungsorientierung, Utilisation und die Unterbrechung alter, gewohnter Denkhaltungen.

Ericksonsche Psychotherapie und Familientherapie: Möglichkeiten der Integration

Dieser Beitrag von Gunther Schmidt und mir stammt aus dem Jahr 1983 und ist das Erste überhaupt, was wir beide zum Thema ericksonsche Hypnotherapie geschrieben haben.

Gunther Schmidt definierte hier erstmalig seinen heute so erfolgreichen hypnosystemischen Ansatz, und für mich war dieser Artikel der erste, den ich im psychologischen Feld publiziert habe.

Wie es dazu kam, ist eine eigene Geschichte. Als ich Gunther Schmidt fragte, ob ich diesen allerersten Artikel von uns beiden in dieses Buch aufnehmen und auch die dazugehörige Story erzählen dürfe, war er sofort begeistert: »Das wird viele ermutigen, wenn sie sehen, dass man sich entwickeln kann und unsere heutige Bühnenpräsenz damals alles andere als selbstverständlich war!«

Meine ganze Schul- und Studienzeit hindurch bin ich ziemlich schüchtern und zurückhaltend gewesen. In einem Schuljahr fiel meine Gesamtnote im Fach Deutsch »wegen fehlender mündlicher Leistung« entschieden schlechter aus, als meine schriftlichen Leistungen es nahelegten. Mein Deutschlehrer wollte nicht respektieren, dass ich mich in der Öffentlichkeit nicht so gerne mündlich äußerte. Wenn er mich aufrief, stand ich auf und schwieg trotzig. Rückblickend würde ich sagen, dass das mit meiner leichten Stotterproblematik zusammenhing, die ich aber lange erfolgreich dissoziierte. – Es gibt da ja einen Witz: »Stottern Sie eigentlich immer? Nein, eigentlich nur wenn ich spreche.« – Auch in 26 Semestern Studium kann ich mich nicht erinnern, mich einmal gemeldet und freiwillig etwas gesagt oder gefragt zu haben. Gruppen über zehn Personen waren damals sehr schwierig für mich. Ich schwitzte, wurde rot, und man konnte jeden Pulsschlag inklusive der hohen Herzfrequenz an meinem Pullover ablesen.

Ab Januar 1980 begannen Gunther Schmidt und ich, gemeinsam Workshops mit den führenden Schülern von Milton Erickson zu organisieren. Wir hatten die Rollen untereinander klar aufgeteilt: Zu meinen Aufgaben zählte es, die Werbung zu produzieren, die Seminarräume zu besorgen, die Teilnehmer zu registrieren, die Finanzen im Griff zu haben usw. Gunther machte dann während des Seminars die Show. Er begrüßte die Teilnehmer und machte alle organisatorischen Ansagen. Ich flüsterte ihm dann während des Seminars Dinge zu wie: »Es parkt jemand auf dem Parkplatz des Hausmeisters, der muss da wegfahren. Kannst du das ansagen?« Gunther war immer in seinem Element, wenn er vor Gruppen sprach. Wenn er dann mal nicht da war, stand ich schwitzend vor der Gruppe und versuchte selbst, die Ansagen zu machen.

Auf Dauer hat mich das nicht so ganz befriedigt. Ich machte so viel Arbeit und war irgendwie für die Teilnehmer wenig sichtbar. Außerdem wollte ich eigentlich ja auch mal selbst referieren. Wenn da nicht meine Angst vor Gruppen mit über zehn Personen und vor allem vor Mikrofonen gewesen wäre. Im Januar 1981 fragte ich dann jedenfalls Jeffrey Zeig, ob ich im Dezember 1983 auf der 2. Internationalen Konferenz für Ericksonsche Hypnose und Psychotherapie in Phoenix, Arizona referieren dürfte. Jeff Zeig stimmte sofort zu. Davon erzählte ich Gunther Schmidt, der gleich vorschlug: »Machen wir doch was zusammen!« Ich antwortete: »Mach doch du was Eigenes, sonst kommen wir gleich wieder in die alte Rollenverteilung – ich schreibe was, und du trägst es dann vor.« Gunther, den ich im Gegensatz zu mir sonst als so sicher, mutig und mir überlegen erlebte, hatte plötzlich Bedenken: »Gemeinsam haben wir doch viel mehr Ideen, dann wird das was wirklich Gutes.« Ich erwiderte: »Ja, Mensch, du mit deiner Verknüpfung von Erickson und Bateson, von Hypnotherapie und Systemischer Therapie, das wird doch auf der Konferenz der große Renner.« Gunther konterte: »Dann mach du doch das Thema, wenn du so davon überzeugt bist.« Von mir bekam er daraufhin zu hören: »Aber das ist doch dein Thema – das kann ich doch gar nicht!«

Gunther war weiter unsicher und machte großen Druck, um mich zu überzeugen, ein gemeinsames Paper zu verfassen. »Da haben wir doch einfach mehr Ideen«, war sein Argument. Ich ließ mich schließlich breitschlagen, obwohl ich mein Ziel, endlich mal meine Sprechängste zu überwinden, gefährdet sah.

Wir vereinbarten schließlich, dass wir ein dreiteiliges Werk einreichen würden: Teil 1 – Bernhard, Teil 3 – Gunther und schließlich einen mittleren Teil 2, den wir gemeinsam gestalten wollten.

Teil 1 sollte mehr Hypnotherapie in Kombination mit strategischer Therapie beinhalten und Teil 3 das umreißen, was wir heute als hypnosystemische Ansätze kennen. Teil 2 enthielt weitere Ideen, die nicht in dieses Schema passten. Ich begann früh, an meinem Teil zu arbeiten. Zuerst schrieb ich alles auf Deutsch, dann übersetzte ich ins Englische und gab dieses Erstlingswerk einer Kommilitonin, die Muttersprachlerin war, zum Feinschliff. Länger als ein halbes Jahr hatte ich an diesem Werk geschrieben und immer wieder versucht, es weiter zu optimieren. Gunther hatte derweil noch keine Zeile geschrieben, sich aber gelegentlich Sorgen gemacht, mein Teil könnte zu lang sein. Ich versuchte, Gunther zu motivieren, seinen Teil 3 endlich zu schreiben, weil der gemeinsame Teil 2 ja auch noch vor uns lag. Schon wochenlang hatte ich mich nebenher immer mal wieder in Gedanken damit beschäftigt, was wir denn in Teil 2 schreiben würden. Mitte Oktober wachte ich eines Tages gegen vier Uhr morgens auf und hatte das

Gefühl, ich sollte mal einen Entwurf für Teil 2 schreiben. Ich setzte mich hin und legte gleich auf Englisch los. Etwa acht bis neun Stunden später war ich fertig. In einem Telefonat verständigte ich Gunther, dass ich schon mal einen ersten Entwurf geschrieben hatte.

Nun, Gunther schrieb seinen Teil 3 während des Langstreckenfluges in die USA und ich habe ihm das dann auf der Hotelschreibmaschine getippt. Teil 2 blieb unverändert in der Variante, die ich einfach in einem Zug runtergeschrieben hatte.

Dann kam der Tag unseres Auftritts in Phoenix. Jeff Zeig wollte mir eine Flooding-Therapie in Bezug auf meine Sprechängste zugutekommen lassen. Er hatte Schmidt und Trenkle mit dem gemeinsamen Thema nacheinander im Großen Saal angesetzt. Dabei muss man wissen: der Plenarsaal war die von Frank Lloyd Wright erbaute Symphoniehalle in Phoenix – 3000 Sitzplätze in futuristischer Architektur mit einer riesigen Bühne. Nachdem ich also diese Bühne und diesen Saal bei meinem ersten Auftritt mit Mikrofon überlebt hatte, konnte mich so schnell nichts mehr schrecken.

Mit unserem dreiteiligen Werk erlebten wir dabei zwei Überraschungen: die eine vor der Konferenz und die andere sieben Monate danach.

Die erste, kleinere Überraschung gab es, als meine amerikanische Kommilitonin anrief, die meinen Artikel in gutes Englisch übertragen hatte. Als ich ihr den zweiten Teil gab, den ich in wenigen Stunden direkt auf Englisch verfasst hatte, war sie erstaunt: »Woher kannst du plötzlich so gut Englisch?« Ich hätte zwar die typischen grammatikalischen Fehler drin, die alle Deutschen machen, aber ansonsten sei das um Klassen besser als der erste Teil.

Die größere Überraschung kam sieben Monate später. Jeff Zeig war wieder zum Workshop in Heidelberg. Er bat uns in sein Zimmer und wirkte gestresst. Er gab uns unser dreiteiliges Werk plus zwei Stellungnahmen von zwei amerikanischen Professoren. Beim Lesen brach eine Welt für mich zusammen: Übereinstimmend wurde mein 1. Teil, an dem ich so lange und so intensiv herumgefeilt hatte, als nicht publikationswürdig angesehen. Gunther Schmidts 3. Teil, den er einfach so im Flieger runtergeschrieben hatte, sollte auf jeden Fall so publiziert werden. In einem der Gutachten stand schließlich über meinen 2. Teil: »Viel zu schade für so eine Kurzform, der Autor sollte ein Buch daraus machen.«

Nun gut, daraus habe ich gelernt: Warum über Monate und Monate »hirnen« und hart arbeiten, damit am Schluss niemand mehr versteht, was ich gemeint habe? Dann doch besser lange darüber nachdenken und immer wieder drüber schlafen, und dann schließlich alles flüssig und vielleicht sogar unterhaltsam runterschreiben.

Als ich Jeff Zeig die Idee meines so hart erarbeiteten 1. Teils erklärte, hat er ihn dann doch unverändert in den Band über den 2. Internationalen Kongress aufgenommen. Und wenn ich jetzt, nach über 30 Jahren, unser Erstlingswerk lese, kann ich in Bezug auf meinen Teil 1 das Feedback der beiden Gutachter sogar verstehen. Gunther Schmidt hat in seinem Teil schon früh unglaublich viel von dem dargestellt, wofür er später so bekannt und anerkannt wurde.

Und ist es rückblickend nicht interessant, dass er sich unsicher war, ob diese seine so innovativen Ideen allein für 20 Minuten Vortrag und einen Buchbeitrag reichen würden?

Vor einigen Jahren redeten wir in unserer Familie über den Erziehungsstil in der Familie Trenkle. Das schönste Kompliment, das ich von meinem Sohn Andreas dabei bekam war: »Das Wichtigste, was du mir mitgegeben hast, war, dass ich bei dir gesehen habe, wie sehr man sich entwickeln kann.«

In der Folge nun also Teil 1 und Teil 3 jenes »legendären« Werks, mit dem Schmidt und Trenkle ihre Laufbahn starteten.[33] Es handelt sich hier um die erweiterte deutsche Version des Vortrags, den die Autoren auf dem 2. Internationalen Kongress für Ericksonsche Hypnose und Psychotherapie gehalten haben, der vom 30. November bis zum 4. Dezember 1983 in Phoenix, Arizona stattfand. Das englische Original erschien in J. K.: Zeig (ed.) (1985): Ericksonian Psychotherapy, Vol II: Clinical Applications. New York (Brunner/Mazel).

Erstveröffentlichung auf Deutsch: B. Trenkle, G. Schmidt (1985): Ericksonsche Psychotherapie und Familientherapie: Möglichkeiten der Integration. *Hypnose und Kognition* 2 (1): 5–26.

Anekdoten und Metaphern – Indirekte ericksonsche Techniken in Psychotherapie, Medizin und Familientherapie

Dieser Artikel bildete meinen Beitrag zur ersten deutschsprachigen Konferenz für Ericksonsche Hypnose und Psychotherapie 1984

33 Was aus Teil 2 wurde, erfahren Sie im Artikel »Hypnose und Familientherapie – Erfahrungen, Ideen, Möglichkeiten« in diesem Band.

in München. Die M. E. G.-Gründer Burkhard Peter und Wilhelm Gerl hatten diesen Kongress initiiert. Burkhard Peter hatte Gunther Schmidt und mich auf der 2. Internationalen Konferenz für Ericksonsche Hypnose und Psychotherapie in Phoenix, Arizona angesprochen, uns auf die Konferenz in München eingeladen und uns gefragt, ob wir nicht in der M. E. G. mitarbeiten wollten. Auf dieser Konferenz fanden Vorstandswahlen statt. Der Gründungspräsident Peter übergab den Vorsitz an Prof. Dirk Revenstorf, Gunther Schmidt wurde 2. Vorsitzender und ich selbst wurde Gründungsherausgeber des M.E.G.a.Phons. Das war der Start der Erfolgsgeschichte der M. E. G., zu der viele beigetragen haben. Die Namensgebung des M.E.G.a.Phons verlief anfangs kontrovers. Ursprünglich wollte ich das Heft ganz bescheiden »Newsletter« nennen. Es gab allerdings einige Gegenstimmen, die das für »zu englisch« hielten. Gut, dachte ich, dann nehmen wir was Griechisches, und da es mein Wunsch war, dass das M.E.G.a.Phon bald laut und deutlich erklingen sollte, trug der neue Markenname unterschwellig lautspielerisch auf Englisch doch noch eine mitschwingende Botschaft: *Make a phone*. (Meine Freude an Wortspielen, Geschichten und Metaphern zieht sich durch meine hypnotherapeutische und publizistische Arbeit.) Der Artikel aus dem Jahr 1984 war meine zweite hypnotherapeutische Publikation überhaupt.

Erstveröffentlichung: B. Trenkle (1985): Anekdoten und Metaphern: Indirekte Ericksonsche Techniken in Psychotherapie, Medizin und Familientherapie. In: B. Peter (Hrsg.): Hypnose und Hypnotherapie nach Milton Erickson, München (Pfeiffer), S. 128–144.

Hypnose und Familientherapie – Erfahrungen, Ideen, Möglichkeiten

Im Kommentar zum Erstlingswerk von Gunther Schmidt und mir wird ein Teil 2 erwähnt, der nicht in die Publikation einbezogen war. Elemente dieses Teils flossen später in diesen Artikel ein.

Zum Zeitpunkt des Verfassens im Jahr 1988 lagen mehr als vier Jahre Arbeit an der Stimm- und Sprachabteilung des Universitätsklinikums Heidelberg hinter mir. Deswegen beziehen sich die Fallbeispiele auf dort häufig anzutreffende Probleme wie etwa Stottern.

Beim neuerlichen Lesen nach so langer Zeit fand ich es interessant zu reflektieren, wie neu die Idee, hypnotische Techniken in familientherapeutisches Arbeiten einzubeziehen, in der damaligen Zeit gewesen war. So erkläre ich in diesem Artikel einiges grundlegend, was heute eher schon selbstverständlich ist.

Erstveröffentlichung: B. Trenkle (1988): Hypnose und Familientherapie: Erfahrungen, Ideen, Möglichkeiten. *Systhema* 3: 14–26.

Milton Erickson meets Charles Van Riper – Gemeinsamkeiten und Unterschiede

Von 1982 bis 1986 arbeitete ich an der Stimm- und Sprachabteilung des Universitätsklinikums Heidelberg. Auch in den 30 darauf folgenden Jahren habe ich immer wieder Klienten aus diesem Bereich therapeutisch behandelt, sowohl Stotterer als auch Stimmpatienten. Wesentliche Teile dieses Artikels zu Gemeinsamkeiten der Therapieansätze von Milton Erickson und Charles Van Riper habe ich auf einer Therapietagung für den Stimm- und Sprachbereich vorgestellt, die von Geert Lotzmann 1984 organisiert wurde. Sie wurden später unter dem Titel »Möglichkeiten in der Behandlung von Sprechangst nach Charles Van Riper und Milton Erickson – Prinzipien und Techniken« in einem Sammelband über Sprechangst veröffentlicht (Lotzmann 1986). Meine damalige Kollegin an der Stimm- und Sprachabteilung des Universitätsklinikums Heidelberg, Dipl.-Psych. Monika Brunner, hatte auf der Tagung ebenfalls referiert, die Inhalte des Artikels sind jedoch weitestgehend von mir. Das vorliegende Kapitel ist die überarbeitete und aktualisierte Version des Beitrags zum Buch von Geert Lotzmann.

Die Fortentwicklung des Ansatzes von Van Riper mit hypnotherapeutischen Elementen blieb mein Arbeitsfeld. Später habe ich zu diesen Themen auch in den USA publiziert (Trenkle 1988). Es würde sich lohnen, die Möglichkeiten der Hypnotherapie im Stimm- und Sprachbereich in einem eigenen Buch zu beleuchten.

Erstveröffentlichung: B. Trenkle u. M. Brunner (1986): Möglichkeiten in der Behandlung der Sprechangst nach Charles Van Riper und Milton H. Erickson: Prinzipien und Techniken. In: G. Lotzmann (Hrsg.): Sprechangst in ihrer Beziehung zu Kommunikationsstörungen. Berlin (Marhold).

Hypnose und Psychotherapie nach Milton H. Erickson bei der Behandlung einer Stimmstörung – Eine Fallstudie

In meiner Zeit an der Stimm- und Sprachabteilung des Universitätsklinikums Heidelberg lag die Behandlung der Stimmpatienten meist in den Händen spezialisierter Logopädinnen. Manchmal waren wir Psychologen ergänzend einbezogen. Dies, wenn es in der logopädischen Behandlung nach längerer Zeit keine Fortschritte gegeben hatte oder für den HNO-Arzt bei der Erstuntersuchung offensichtliche psychologische Belastungsmomente erkennbar waren.

In diesem und dem folgenden Beitrag sind mehrere Fallbeispiele mit Stimmpatienten enthalten.

Erstveröffentlichung: B. Trenkle (1987): Hypnose und Psychotherapie nach Milton H. Erickson bei der Behandlung einer Stimmstörung: Eine Fallstudie. In: H. Gundermann (Hrsg.): Aktuelle Probleme der Stimmtherapie. Stuttgart (Fischer).

Macht des Therapeuten – Macht der Systeme

Erstveröffentlichung: B. Trenkle (1989): Macht des Therapeuten – Macht der Systeme. In: E. J. Brunner u. D. Greitemeyer (Hrsg.): Die Therapeutenpersönlichkeit. Zweites Weinheimer Symposium. Berlin (Bögner-Kaufmann), S. 85–94.

Die deutsche Nationalhymne und andere Symbolisierungen

Der hier beschriebene Fall ist rückblickend eine der ungewöhnlichsten therapeutischen Geschichten, die ich in meiner Laufbahn erlebt habe. Es geht dabei um eine sehr seltene Symptomatik und ungewöhnliche therapeutische Interventionen. Genauso kreativ und ungewöhnlich reagierte der Patient. Außergewöhnlich war auch, dass der Patient lange Jahre nach Ende der Therapie und viele Jahre nach Publikation sich telefonisch mit einer überraschenden Mitteilung bei mir meldete, die dem Fall noch einmal eine ganz neue Wendung gab.

Dieser Fall wurde auch auf Englisch und Italienisch publiziert.

Erstveröffentlichung: B. Trenkle (1990): Die deutsche Nationalhymne und andere Symbolisierungen. Behandlung eines Patienten mit Gaumensegelmyoklonus und chronischen Gesichtsschmerzen. *Hypnose und Kognition* 7: 16–25.

Der Utilisationsansatz in der ericksonschen Rehabilitationsarbeit mit Gelähmten

Diesen und den folgenden Artikel habe ich wenige Jahre nach meiner Zeit am Universitätsklinikum in Heidelberg geschrieben. Sie sollten die ermutigenden Ergebnisse mit Hypnose bei Lähmungen nach Schlaganfällen und Hirnoperationen dokumentieren. Mein Ziel war es, darauf hinzuweisen, dass man hier in der Rehabilitationsarbeit zusätzliche Möglichkeiten hat. Über die letzten 25 Jahre habe ich dann immer wieder gehört, dass diese Grundidee aufgegriffen bzw. unabhängig entwickelt wurde. Als Michael Schumacher seinen tragischen Skiunfall hatte, wurde über die Medien von jemandem der Vorschlag gemacht, Erinnerungen an seine Autorennen zur Rehabilitation in die Arbeit mit einzubeziehen. Später habe ich dann gelesen, dass man ihm im Koma immer wieder Originalfunkverkehr von seinen wichtigsten Autorennen vorgespielt hat. Die Idee hierbei ist die gleiche wie die, die ich, ausgehend von ericksonschen Ansätzen, damals am Universitätsklinikum Heidelberg mit Erfolg von Patient zu Patient jeweils unterschiedlich eingesetzt habe.

Milton Erickson erkrankte mit siebzehn Jahren an Polio und später, mit 50 Jahren, noch einmal an einem Nachpoliosyndrom. Beide Male war er durch Lähmungen sehr stark beeinträchtigt. Entgegen der medizinischen Prognose gelang es ihm jeweils in erstaunlichem Maße, seinen Körper zu reaktivieren. Die Techniken, die er dabei entwickelte, erwiesen sich als sehr wertvoll für meine Arbeit mit Patienten mit Schluck- und Zungenlähmungen. Diese Lähmungen resultierten aus Schlaganfällen oder Hirn-Operationen. Die dabei gewonnene Erkenntnis, dass es einen Unterschied zwischen der Arbeit mit Imaginationen und der Arbeit mit realen Erinnerungen gibt, prägt in vielerlei Hinsicht meine eigene hypnotherapeutische Arbeit. Dieses Kapitel zeigt auch so etwas wie eine Schnittstelle der Arbeiten aus dem Stimm- und Sprachbereich und dem Bereich »Medizinische Hypnose«.

Erstveröffentlichung: B. Trenkle (1994): Der Utilisationsansatz in der Ericksonschen Rehabilitationsarbeit mit Gelähmten. *Hypnose und Kognition* 11 (1/2): 107–119.

Hypnose bei der Behandlung chronifizierter Hornhautverletzungen

Die Geschichte der »rätselhaften« Heilung eines lange chronifizierten Hornhautrisses wurde im Rahmen einer Fernsehsendung dokumentiert. Das führte dazu, dass mich vermehrt Anfragen von Patienten mit Augenproblemen erreichten. Das Kapitel ist die Erweiterung und Fortsetzung eines Artikels, der in Deutschland und in Schweden (auf Englisch im schwedischen Hypnose-Journal *Hypnos*) publiziert wurde.

Erstveröffentlichung: B. Trenkle (2004): Hypnose bei der Behandlung einer chronifizierten Hornhautverletzung. In: H. Ebell u. H. Schukall (Hrsg.): Warum therapeutische Hypnose? Aus der Praxis von Ärzten und Psychotherapeuten. München (Pflaum), S. 131–138.

Krokodil-Trance

Mit dem Phänomen des Zähneknirschens – auch Bruxismus genannt – beschäftigen sich sowohl Zahnärzte als auch Psychologen. Der Beitrag beleuchtet eine hypnotherapeutische Behandlungsvariante dieses Symptoms.

Erstveröffentlichung in diesem Band.

Medizinische Hypnose und Selbsthypnose in der Rolle des Patienten – Lernerfahrungen

Seit den frühen 1980er-Jahren habe ich Erfahrungen damit gesammelt, Hypnose während medizinischer Behandlungen bei mir selbst einzusetzen oder einsetzen zu lassen. Anfangs waren das überwiegend Zahnbehandlungen und später auch andere medizinische Behandlungssituationen. Ich reflektiere diese Behandlungen unter Hypnose in diesem Beitrag aus der Doppelperspektive des Patienten und des Hypnosefachmanns.

Dieser Artikel war bisher nur auf Englisch und auf Ungarisch in einem hervorragenden Mehrautoren-Buch zugänglich, das die ungarische Kollegin Katalin Varga herausgegeben hat.

Erstveröffentlichung: B. Trenkle (2011): Being a patient and utilizing and experiencing hypnosis and self-hypnosis during medical procedures. In: K. Varga (ed.): Beyond the words: Communication and suggestion in medical practice. New York (Nova Science), pp. 351–362.

Selbsthypnosetraining als Tranceinduktion – Die Löwen-Geschichte

Während meiner Zeit am Universitätsklinikum Heidelberg begann ich eine besondere Form des Selbsthypnosetrainings zu entwickeln. Ich erkläre dabei den Klienten zuerst den Ansatz und demonstriere dann Selbsthypnose. Die Klienten lernen also am Modell. Allmählich verschiebt sich jedoch der Fokus von meiner Selbsthypnose auf eine heterohypnotische Sitzung. Es ist einerseits weiterhin Selbsthypnosetraining, aber gleichzeitig auch eine Induktion zu einer ersten tiefen Tranceerfahrung. Diesen Ansatz habe ich ausführlich in meinem Buch *Die Löwen-Geschichte* (1997) dargestellt.

Erstveröffentlichung: B. Trenkle (1992): Selbsthypnosetraining als Tranceinduktion: Die Löwen-Geschichte. In: B. Peter u. G. Schmidt (Hrsg.): Erickson in Europa. Europäische Ansätze der Ericksonschen Hypnose und Psychotherapie. Heidelberg (Carl-Auer), S. 173–184.

Humor, Hoffnung und Hypnose

Im Vorfeld der Evolution of Psychotherapy Conference 1994 in Hamburg, die Jeff Zeig und ich organisierten, hatte ich viel Zeit investiert, um Otto Kernberg erstmalig als Referenten zu gewinnen. Zu dieser Konferenz erschien auch mein erstes Witzbuch. Otto Kernberg berichtete mir, dass er die halbe Nacht im Bett gesessen und gelacht hätte. Wir hatten im Laufe der Zeit einige Treffen, die immer sehr humorvoll verliefen. Als er zusammen mit Birger Dulz und Jochen Eckert das Buch *Wir – Psychotherapeuten über sich und ihren »unmöglichen« Beruf* vorbereitete, fragte er mich zu einem Beitrag zum Thema Humor an.

Ein Kabarettisten-Duo aus Dresden und Leipzig mit Namen *Duo Sonnenschirm* hat ein Buch veröffentlicht, dessen Titel den Inhalt dieses Kapitels gut zusammenfasst: *Zuversicht ist des Schiffers Uferlicht* [D. Beckert u. J. B. Wolff (1997): Zuversicht ist des Schiffers Uferlicht: Duo Sonnenschirms drittes Buch der Brachialromantik. Leipzig/Dresden (Ballhornsche Verlags-Anstalt)].

Erstveröffentlichung: B. Trenkle (2005): Humor – Hoffnung – Hypnose. In: O. Kernberg, B. Dulz, u. J. Eckert (Hrsg.): WIR – Psychotherapeuten über sich und ihren »unmöglichen« Beruf. Stuttgart (Schattauer), S. 307–326.

Carl Rogers und Milton Erickson – Gemeinsamkeiten und Unterschiede

Milton Erickson und Carl Rogers – eigentlich sollte man denken: Das sind die größtmöglichen Gegensätze. Auf der einen Seite der Großmeister der Empathie und des vorsichtigen Sicheinfühlens und auf der anderen Seite der strategische Meisterkommunikator mit seinen hoch entwickelten hypnotisch-suggestiven Ansätzen. Für eine Jahrestagung der Gesprächspsychotherapeuten im Jahr 2008 wurde ich gebeten, dieses Thema im Rahmen eines Hauptvortrags zu beleuchten. Ich hatte in Heidelberg studiert, mein Professor für Klinische Psychologie war Rainer Bastine gewesen, einer der führenden Vertreter der Gesprächspsychotherapie in Deutschland. Für mich war das eine gute Gelegenheit, diese Ansätze selbst noch einmal zu reflektieren, und es trat Erstaunliches zutage.

Erstveröffentlichung: B. Trenkle (2008): Carl Rogers und Milton Erickson: Gemeinsamkeiten und Unterschiede. *Gesprächspsychotherapie und personenzentrierte Beratung* 39 (3): 131–138.

Ordeal-Therapie als Element wirkungsvoller strategischer Hypnotherapie

Strategische Hypnotherapie beinhaltet auch, sich aus strategischen Gründen gegen den Einsatz von Hypnose zu entscheiden und stattdessen andere Techniken anzuwenden. Die von Erickson entwickelte und von Jay Haley benannte Ordeal-Technik ist eine strategisch überragende Ergänzung des hypnotherapeutischen Repertoires. Im Verlauf des Kapitels wird auch klar, auf welche Art viele ericksonsche Interventionen strategisch vorbereitet werden müssen.

Erstveröffentlichung: B. Trenkle (2012): La thérapie par l'épreuve comme complément d'une hypnothérapie éfficace. *Hypnose & Thérapies Brèves* 25.

Über den Autor

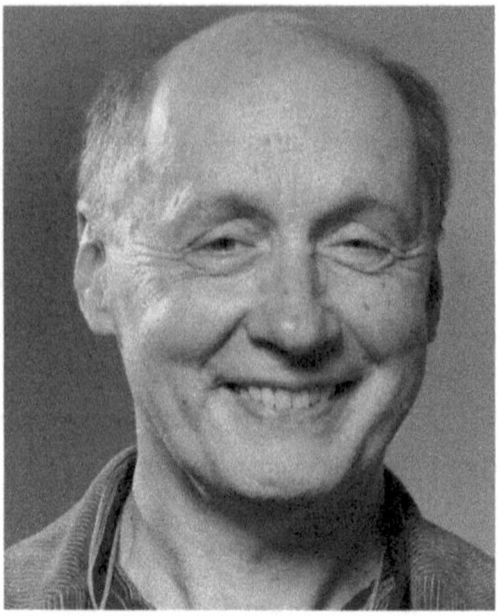

© Timo Volz

Bernhard Trenkle, Dipl.-Psych., Dipl.-Wi.-Ing.; Psychologischer Psychotherapeut und Lehrtherapeut mit eigener Praxis in Rottweil; 1984–2003 Vorstandsmitglied der Milton Erickson Gesellschaft für Klinische Hypnose (M. E. G.); Gründungsherausgeber des M.E.G.a.Phon (1984–1998); 1986 Gründer des Milton Erickson Instituts Rottweil; President Elect der International Society of Hypnosis (ISH) und der Milton Erickson Foundation, Phoenix, USA. 1999 erhielt er den Life Time Achievement Award der Milton Erickson Foundation und 2012 den Milton-Erickson-Preis der M. E. G. sowie den Pierre Janet Award for Clinical Excellence der International Society of Hypnosis (ISH), 2016 erhielt er den Nezindlovu Award des Milton Erickson Instituts Südafrika für die Förderung der Hypnose auf dem afrikanischen Kontinent. Veröffentlichungen u. a.: *Das Ha-Handbuch der Psychotherapie* (9., korr. Aufl. 2013), *Das Aha!-Handbuch der Aphorismen und Sprüche für Therapie, Beratung und Hängematte* (4. Aufl. 2012), *Die Löwen-Geschichte* (7. Aufl. 2016), *Dazu fällt mir eine Geschichte ein – Direkt-indirekte Botschaften für Therapie, Beratung und über den Gartenzaun* (2. Aufl. 2014).

Kontakt: *www.bernhard-trenkle.de*